専門医のための
眼科診療クオリファイ

シリーズ総編集
大鹿哲郎
筑波大学
大橋裕一
愛媛大学

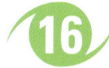

糖尿病眼合併症の新展開

編集
白神史雄
香川大学

中山書店

シリーズ刊行にあたって

　21世紀はquality of life（生活の質）の時代といわれるが，生活の質を維持するためには，感覚器を健康に保つことが非常に重要である．なかでも，人間は外界の情報の80％を視覚から得ているとされるし，ゲーテは「視覚は最も高尚な感覚である」（ゲーテ格言集）との言葉を残している．視覚を通じての情報収集の重要性は，現代文明社会・情報社会においてますます大きくなっている．

　眼科学は最も早くに専門分化した医学領域の一つであるが，近年，そのなかでも専門領域がさらに細分化し，新しいサブスペシャリティを加えてより多様化している．一方で，この数年間でもメディカル・エンジニアリング（医用工学）や眼光学・眼生理学・眼生化学研究の発展に伴って，新しい診断・測定器機や手術装置が次々に開発されたり，種々のレーザー治療，再生医療，分子標的療法など最新の技術を生かした治療法が導入されたりしている．まさにさまざまな叡智が結集してこそ，いまの眼科診療が成り立つといえる．

　こういった背景を踏まえて，眼科診療を担うこれからの医師のために，新シリーズ『専門医のための眼科診療クオリファイ』を企画した．増え続ける眼科学の知識を効率よく整理し，実際の日常診療に役立ててもらうことを目的としている．眼科専門医が知っておくべき知識をベースとして解説し，さらに関連した日本眼科学会専門医認定試験の過去問題を"カコモン読解"で解説している．専門医を目指す諸君には学習ツールとして，専門医や指導医には知識の確認とブラッシュアップのために，活用いただきたい．

大鹿　哲郎
大橋　裕一

序

　本巻では『糖尿病眼合併症の新展開』と題して，中途失明の主要な原因疾患の糖尿病眼合併症をとりあげた．糖尿病はわが国でも年々増加傾向にあり，その合併症は減少傾向にあるといえども，眼合併症は今もなお重篤な疾患である．本巻では，そのなかで重篤である網膜症を主体にとりあげ，疫学から治療に至るまで，アップデートな知識を網羅したつもりである．特に，最近では光干渉断層計の進化によって黄斑部の病態を詳細に知ることが可能になり，失明に直結する黄斑症の診断・治療効果の判定が，正確で迅速に行えるようになった．また治療面においては，抗血管内皮増殖因子（VEGF）抗体の出現によって，多くの症例に対して良好な視力を維持できるとともに，重篤な症例に対しても失明を防止することが可能になった．抗VEGF抗体は，現在はまだベバシズマブの保険外使用しか選択の余地はないが，この1，2年のうちに，ラニビズマブ，アフリベルセプトが承認され，保険使用が可能になる予定である．また，硝子体手術の進化もめざましく，現在では25Gや23Gの小切開で低侵襲手術が可能になり，視力予後もよくなってきている．こういったアップデートな情報を本書ではとりあげ，眼科専門医にとって不可欠な知識を得ることができるような内容になっている．そのほか，角膜障害，白内障，ぶどう膜炎，血管新生緑内障などに関しても，眼科医専門医として一般診療に必要な知識を網羅した．特に血管新生緑内障に関しては，以前なら失明が確実であったような症例でも，前述の抗VEGF抗体の使用によって失明を避けることが可能になった．

　糖尿病眼合併症は眼科領域の重要な疾患であり，眼科専門医認定試験にも過去に多く出題されている．それらに関して，本巻の"カコモン読解"で執筆者にていねいに解説していただいた．出題しやすい分野であり，今後受験する研修医にとって，本書はしっかりと知識を吸収するには絶好の成書である．また，すでに専門医である眼科医にとっても，日常診療で遭遇しやすい疾患であり，前述の光干渉断層検査や抗VEGF抗体の使用，硝子体手術の進化など最新の知識を本書から得てほしい．本棚に置いておかずに，日常診療の診察机に置いて，いつでも読むことが可能な状況にしておいてほしい一冊であることを最後に強調しておきたい．

2013年2月

香川大学医学部眼科学講座／教授
白神　史雄

専門医のための眼科診療クオリファイ
16 ■ 糖尿病眼合併症の新展開
目次

1 網膜症

疫学	安田美穂	2
CQ 中途失明の原因疾患として，糖尿病網膜症の位置づけについて教えてください	安田美穂	9
糖尿病網膜症／病態と病理　カコモン読解 18臨床2	宮崎勝徳	10
眼底所見と分類　カコモン読解 20一般45	池田誠宏	17
CQ インターフェロンの網膜症への影響について教えてください	森本雅裕, 佐藤 拓	24
蛍光眼底造影所見と網膜微小循環　カコモン読解 18臨床26	竹田宗泰	26
ERGの有用性	國吉一樹	37
カコモン読解 18一般16	竹田宗泰	40
非増殖糖尿病網膜症の治療／内科的治療	藤原真子, 松原修司	42
CQ 非増殖糖尿病網膜症の治療／腎症と網膜症の因果関係について教えてください	丸子一朗	47
非増殖糖尿病網膜症の治療／眼科治療	石﨑英介	50
増殖糖尿病網膜症の治療／汎網膜光凝固の適応	戸田淳子, 加藤 聡	54
増殖糖尿病網膜症の治療／汎網膜光凝固の実際　カコモン読解 19一般100	志村雅彦	59
CQ 最新のパターンスキャンレーザーの利点について教えてください	野本浩之	67
増殖糖尿病網膜症の治療／硝子体手術の適応	岡野内俊雄	70
増殖糖尿病網膜症の治療／硝子体手術の方法	國方彦志	76
増殖糖尿病網膜症の治療／硝子体手術の治療と予後　カコモン読解 19一般97	井上 真	82
CQ 網膜症におけるベバシズマブ投与の実際について教えてください	山地英孝	87
EV ETDRSのまとめ	佐藤幸裕	90
黄斑症の分類と検査所見　カコモン読解 23一般45	大越貴志子	94

カコモン読解 過去の日本眼科学会専門医認定試験から，項目に関連した問題を抽出し解説する"カコモン読解"がついています．（凡例：21臨床30→第21回臨床実地問題30問，19一般73→第19回一般問題73問）
試験問題は，日本眼科学会の許諾を得て引用転載しています．本書に掲載された模範解答は，実際の認定試験において正解とされたものとは異なる場合があります．ご了承ください．

CQ "クリニカル・クエスチョン"は，診断や治療を進めていくうえでの疑問や悩みについて，解決や決断に至るまでの考え方，アドバイスを解説する項目です．

EV "エビデンスの扉"は，関連する大規模臨床試験について，これまでの経過や最新の結果報告を解説する項目です．

黄斑症の治療／薬物治療　カコモン読解 19臨床44	安川　力	103
CQ 黄斑症に対する薬物療法の将来性について教えてください	近藤峰生	109
黄斑症の治療／光凝固　カコモン読解 18一般98	村田敏規	111
黄斑症の治療／硝子体手術　カコモン読解 22臨床48	福田恒輝	119
EV 黄斑症治療に関する最新のRCT	森實祐基	125
EV 糖尿病治療と網膜症の進行	宮本　聡, 四方賢一	131

2 角膜障害

角膜上皮障害／ドライアイ	近間泰一郎	136
角膜上皮障害／点状表層角膜症	臼井智彦	139
角膜上皮障害／再発性角膜上皮びらん	細谷比左志	142
角膜上皮障害／遷延性角膜上皮欠損　カコモン読解 19一般33	重安千花, 山田昌和	147
角膜上皮障害／ハリケーン角膜炎, epithelial crack line	原　祐子	150
角膜内皮障害	中川紘子, 稲富　勉	153

3 ぶどう膜炎

糖尿病虹彩炎　カコモン読解 第18一般39	北市伸義	158
内因性眼内炎	臼井嘉彦	163

4 白内障

糖尿病白内障の成因と診断	髙村佳弘	168
糖尿病患者の白内障手術	林　研	176
CQ 糖尿病網膜症症例に対する眼内レンズ選択法について教えてください	小早川信一郎	186

5 血管新生緑内障

予防	安藤伸朗	190
病態と診断	石橋真吾	194
治療／薬物療法	廣岡一行	199
治療／手術	馬場哲也	203

6 視神経症

糖尿病関連視神経症 ………………………………………………… 中村　誠　210
糖尿病患者の瞳孔異常 ………………………………………………… 市邉義章　218

7 眼科・内科連携

糖尿病眼手帳の内容と意義 ………………………………… 小暮朗子，堀　貞夫　224
糖尿病治療における内科管理 ………………………………………… 古家大祐　228
黄斑浮腫治療と全身因子 ……………………………………………… 北野滋彦　232

8 ロービジョンケア

糖尿病患者のロービジョンケア ……………………………………… 藤田京子　238

文献*　243
索引　259

＊"文献"は，各項目でとりあげられる引用文献，参考文献の一覧です．

編集者と執筆者の紹介

シリーズ総編集	大鹿　哲郎	筑波大学医学医療系眼科
	大橋　裕一	愛媛大学大学院医学系研究科視機能外科学分野（眼科学講座）
編集	白神　史雄	香川大学医学部眼科学講座
執筆者 (執筆順)	安田　美穂	九州大学大学院医学研究院眼科学分野
	宮崎　勝徳	九州大学大学院医学研究院眼科学分野
	池田　誠宏	兵庫医科大学眼科学教室
	森本　雅裕	群馬大学大学院医学系研究科病態循環再生学講座眼科学
	佐藤　拓	群馬大学大学院医学系研究科病態循環再生学講座眼科学
	竹田　宗泰	桑園むねやす眼科
	國吉　一樹	近畿大学医学部眼科学教室
	藤原　真子	香川大学医学部内分泌代謝・血液・免疫・呼吸器内科
	松原　修司	香川大学医学部附属病院卒後臨床研修センター
	丸子　一朗	福島県立医科大学眼科学講座
	石﨑　英介	大阪医科大学眼科学教室
	戸田　淳子	東京女子医科大学糖尿病センター眼科
	加藤　聡	東京大学大学院医学系研究科眼科学
	志村　雅彦	東京医科大学八王子医療センター眼科
	野本　浩之	野本眼科
	岡野内俊雄	倉敷成人病センター眼科
	國方　彦志	東北大学大学院医学系研究科神経感覚器病態学講座眼科学分野
	井上　真	杏林大学医学部眼科学教室
	山地　英孝	三豊総合病院眼科
	佐藤　幸裕	自治医科大学糖尿病センター眼科
	大越貴志子	聖路加国際病院眼科
	安川　力	名古屋市立大学大学院医学研究科視覚科学
	近藤　峰生	三重大学大学院医学系研究科臨床医学系講座眼科学
	村田　敏規	信州大学医学部眼科学教室
	福田　恒輝	香川大学医学部眼科学講座
	森實　祐基	岡山大学大学院医歯学総合研究科機能制御学講座眼科学
	宮本　聡	岡山大学大学院医歯薬学総合研究科腎・免疫・内分泌代謝内科学
	四方　賢一	岡山大学病院　新医療研究開発センター
	近間泰一郎	広島大学大学院医歯薬保健学研究院視覚病態学
	臼井　智彦	東京大学大学院医学系研究科眼科学
	細谷比左志	社会保険神戸中央病院眼科
	重安　千花	国立病院機構東京医療センター感覚器センター
	山田　昌和	国立病院機構東京医療センター感覚器センター
	原　祐子	愛媛大学大学院医学系研究科視機能外科学分野（眼科学講座）
	中川　紘子	京都府立医科大学眼科学教室
	稲富　勉	京都府立医科大学眼科学教室
	北市　伸義	北海道医療大学個体差医療科学センター眼科学／ 北海道大学大学院医学研究科炎症眼科学
	臼井　嘉彦	東京医科大学眼科
	髙村　佳弘	福井大学医学部眼科学講座
	林　研	林眼科病院

小早川信一郎	東邦大学医療センター大森病院眼科
安藤　伸朗	済生会新潟第二病院眼科
石橋　真吾	産業医科大学眼科学教室
廣岡　一行	香川大学医学部眼科学講座
馬場　哲也	香川大学医学部眼科学講座
中村　　誠	神戸大学大学院医学研究科外科系講座眼科学分野
市邉　義章	北里大学医学部眼科学教室
小暮　朗子	東京女子医科大学眼科学教室
堀　　貞夫	東京女子医科大学眼科学教室／西葛西井上眼科病院
古家　大祐	金沢医科大学糖尿病・内分泌内科学
北野　滋彦	東京女子医科大学糖尿病センター眼科
藤田　京子	駿河台日本大学病院眼科

1．網膜症

疫学

久山町研究と舟形町研究

糖尿病網膜症（diabetic retinopathy）は，先進国において失明や視力低下の主原因である．近年，糖尿病の増加とともに患者数が増加することが予想され，ますます重要な問題となっている．糖尿病網膜症は神経網膜が病変の主座であり，網膜症が進行し網膜がいったん障害されると現在の最善の治療を施しても視機能の回復が困難なため，現時点において最善の治療は予防であり，疾患の予防対策が重要視されている．糖尿病網膜症の疫学として，その有病率の変化や発症率，および危険因子を明らかにすることは，その疾患を理解し予防するうえで重要である．しかし，わが国において一般住民を対象とした糖尿病網膜症の有病率の変化や発症率の報告は少なく，福岡県久山町で地域一般住民を対象として行われている"久山町研究"と，山形県舟形町で地域一般住民を対象として行われている"舟形町研究"のみである．これらの疫学調査の結果から明らかとなった，わが国での網膜症の疫学について概説する．

久山町研究：福岡県久山町は福岡市東部に隣接する人口約8,400人の都市近郊型農村地域で，人口の年齢分布や職業構成および生活様式や疾病構造（高血圧，高脂血症，肥満，糖尿病など）が全国統計と差異がなく，わが国の平均的な集団であるとされている（**図1, 2**）[1]．1998年より九州大学眼科では福岡県久山町における住民健診に参加し，その後10年以上にわたり2,000人以上におよぶ住民を対象に前向き追跡調査を行い，疫学調査"久山町研究"を行っている．継続的な眼科健診を長期的に行うことにより，地域一般住民を対象とした前向きな疫学研究が可能となり，網膜症の有病率の変化や発症率などが明らかになってきた．

舟形町研究：山形県舟形町は人口約6,200人の農村地域で，糖尿病とその合併症について調査する目的で"舟形町研究"が立ち上げられ，2000～2002年に35歳以上の全住民を対象に住民健診を行い，網膜症の有病率が調査された（**図3，表1**）．

文献はp.243参照．

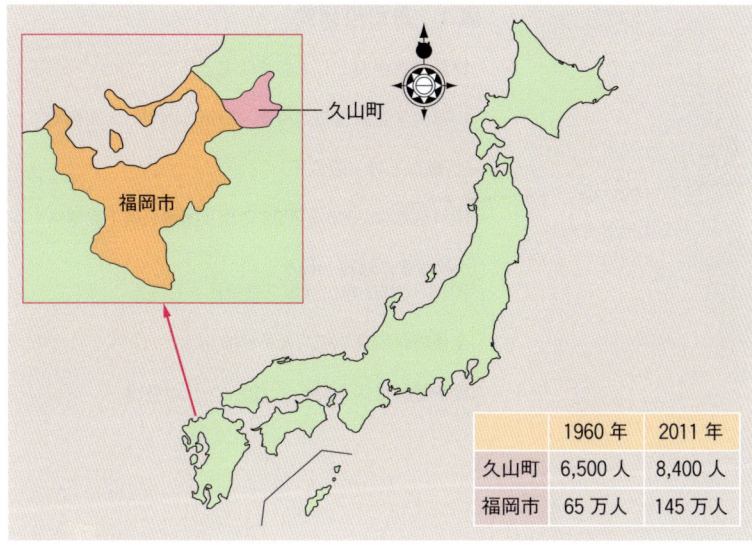

図1 久山町と人口

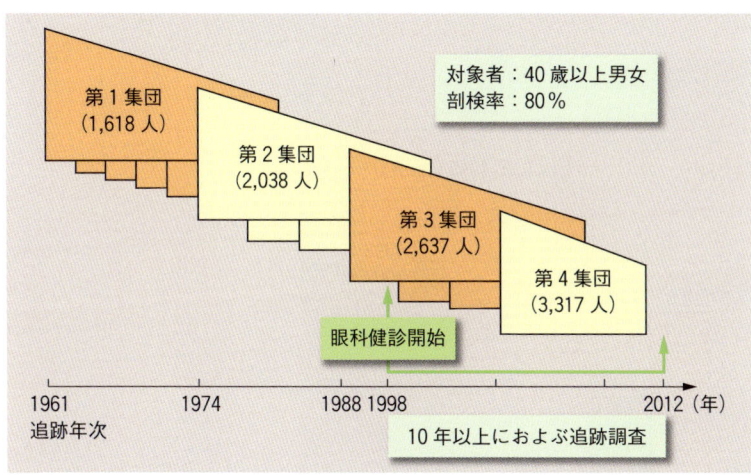

図2 久山町研究

有病率の変化

久山町研究：実際の網膜症の患者数を把握するため，1998年に40歳以上の久山町全住民を対象に網膜症の有病率の調査を開始し，網膜症の有病率は糖尿病患者の16.9％であることがわかった[2]．さらに9年後の2007年に行った調査では，網膜症の有病率は糖尿病患者の15.0％であり，この9年間では患者数はほとんど変化していなかった．しかし，これらの頻度を網膜症の病型別に1998年と2007年で比較してみると，この9年間で単純型の網膜症が有意に増加し，前増殖型と増殖型の網膜症は有意に減少していた（**図4**）．このように網膜症の頻度には変化がないものの網膜症を病型別にみてみると，近年では網膜症の重症化が抑制されていることがわかった．こ

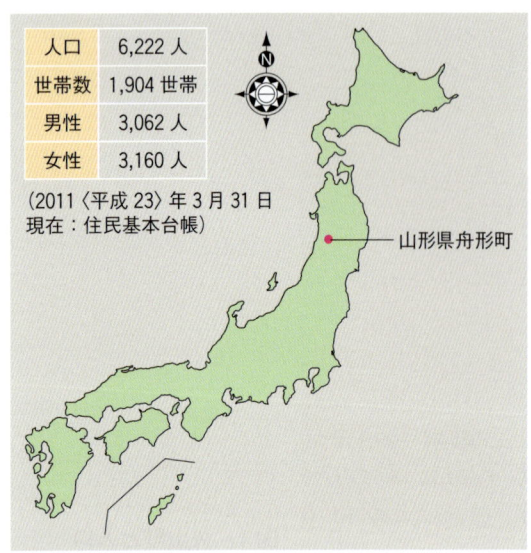

図3 舟形町と人口

表1 舟形町研究

糖尿病を中心とした疫学研究
山形大学生命情報内科学（旧第3内科）と舟形町
35歳以上の一般住民
眼科健診は2000～2002年から開始（第1期健診）
5年おきに健診を行う 2005～2007年には第2期健診を行った
全体健診には1,961人が参加
眼科健診には1,830人（93.3％）が参加

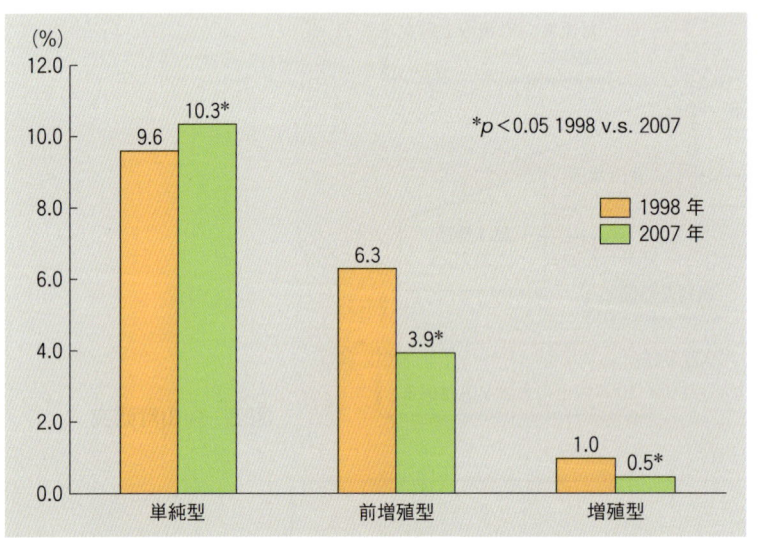

図4 糖尿病網膜症の病型別有病率の変化（久山町，1998～2007年）

のことは，糖尿病患者の眼合併症に対する認識の向上による網膜症の早期発見・早期治療による効果や，糖尿病網膜症に対する網膜レーザー光凝固術や硝子体手術などの眼科治療技術の進歩による重症化の予防などによるものが大きく貢献していると考えられる．

舟形町研究：網膜症の有病率は，糖尿病患者の23.0％と報告されている[3]．

対象集団の年齢分布や受診率の違いにより単純に比較はできないが，久山町研究での報告［16.9％（1998年），15.0％（2007年）］と

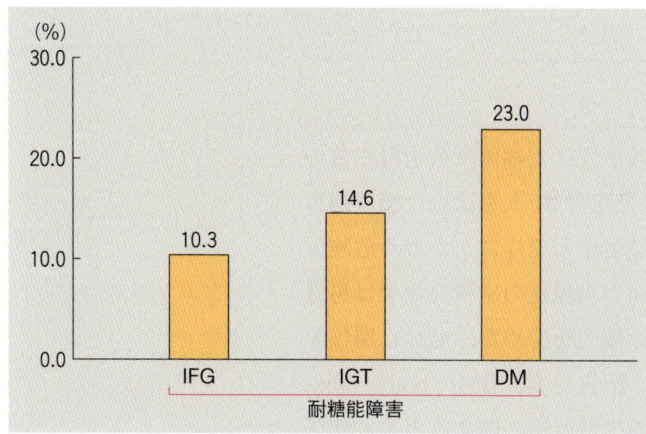

図5 糖尿病網膜症の有病率（舟形町, 2000～2002年, DM：diabets mellitus）

比較すると，舟形町での網膜症有病率は高く，わが国の網膜症の有病率には地域差があることがわかる（図5）.

海外疫学研究：糖尿病網膜症の有病率を調べた海外疫学研究には，白人，黒人，ラテン人，ヒスパニック，マレー人，インド人，中国人などを対象としたpopulation-based studyがある．その有病率は17.6～46.9％であり，民族や人種により有病率が異なることが報告されている．オーストラリアのBlue Mountain Eye Study（49歳以上）において白人の有病率は29.0％，西インド諸島のBarbados Eye Study（40歳以上）において黒人の有病率は28.8％，米国のLos Angeles Latino Eye Study（40歳以上）においてラテン人の有病率は46.9％，同じく米国のVision Evaluation Research（40歳以上）においてヒスパニックの有病率は44.3％と報告されており，欧米では白人や黒人と比較してラテン人やヒスパニックでは網膜症の頻度が高いと報告されている．アジアでの有病率の報告は二つしかなく，インドのChennai Urban Rural Epidemiology Study（20歳以上）ではインド人の有病率は17.6％，シンガポールのSingapore Malay Eye Study（40歳以上）ではマレー人の有病率は35.0％と報告されている．これらの疫学調査は対象年齢や眼底写真撮影方法などに違いがあり単純には比較ができないが，日本人一般住民における糖尿病網膜症の有病率は，久山町研究で1998年が16.9％，2007年が15.0％，舟形町研究で23.0％であり，日本人では白人，黒人，ラテン人，ヒスパニック，マレー人などのほかの人種と比較して有病率が低いことが推定される．糖尿病網膜症の有病率における人種や民族差の原因は明らかではないが，各対象集団における糖尿病患者への血糖コントロールの影響に加えてライフスタイルや環境要因，遺伝的要因

が関与しているのかもしれない．

発症の危険因子

　久山町研究では，1998年に住民健診を受けた福岡県久山町在住の40～79歳の住民のうち，網膜症の既発症者37人を除いた糖尿病患者177人を9年間追跡し，網膜症の発症率と発症にかかわる危険因子を調査した（追跡率79.3％）．9年間の網膜症の累積発症率は男性が18.0％，女性が4.2％で男性に多い傾向を認めた．発症に関係する危険因子を検討すると，高血圧，脂質異常，BMI（body mass index；体格指数），喫煙，飲酒などの生活習慣に関する因子と糖尿病網膜症の発症には有意な関連は認めず，糖尿病罹病期間とヘモグロビンA_{1c}（HbA_{1c}）が網膜症発症の有意な危険因子となった．糖尿病の罹病期間が長くなるほど，またHbA_{1c}の値が上昇するほど網膜症発症のリスクが有意に増加した．糖尿病の罹病期間5年未満をオッズ比1.0とすると，罹病期間5年以上10年未満でオッズ比は1.2（95％信頼区間0.3-10.1），糖尿病の罹病期間が10年以上になると有意に網膜症発症のリスクが増加し，そのオッズ比は4.0（95％信頼区間1.1-13.9）であった．また，HbA_{1c} 6.0％以下をオッズ比1.0とすると，HbA_{1c} 6.0％以上7.0％未満ではオッズ比2.4（95％信頼区間0.5-11.7），HbA_{1c} 7.0％以上から8.0％未満でそのリスクは有意に増加しオッズ比6.8（95％信頼区間1.2-40.5）となり，8.0％以上ではオッズ比15.5（95％信頼区間2.8-85.7）とリスクが大きく増加した．Barbados Eye Study（40歳以上，黒人）では9年間の追跡調査の結果，糖尿病罹病期間は網膜症発症の独立した危険因子であり，罹病期間5年未満と比較して5～10年では多変量調整後，網膜症発症のリスクが約2倍に増加したと報告している．糖尿病罹病期間は持続的な高血糖曝露のマーカーと考えられ，持続的な高血糖による網膜症発症のリスクを反映していると思われる．特に本研究の結果では，罹病期間が10年以上になると網膜症発症のリスクが有意に増加するため，罹病期間10年以上の糖尿病患者では定期的な眼底検査を行うなど網膜症発症には十分注意する必要がある．また，2008年のADA（American Diabetes Association）ガイドラインによると，糖尿病の血糖コントロールの指標としてHbA_{1c} 7.0％未満が推奨されている．筆者らの研究結果でも，HbA_{1c} 7.0％を超えると網膜症発症のリスクが有意に増加した．この結果から，長期にわたり網膜症の発症を予防するためには，HbA_{1c}を7.0％以下に抑える必

表2 糖尿病網膜症発症とHbA1cとの関係
（久山町，1998〜2007年）

HbA1c (%)（ベースライン時）	人数	9年発症率(%)	性・年齢調整オッズ比(95%信頼区間)	p値
<6.0	59	5.1	1.00	
6.0〜7.0	34	11.8	2.38 (0.48-11.7)	0.29
7.0〜8.0	12	25.0	6.83 (1.15-40.5)	0.03
8.0≦	11	45.5	15.5 (2.81-85.7)	0.002
1%増加分ごとのオッズ比			1.61 (1.04-2.50)	0.03

表3 糖尿病網膜症発症と糖尿病罹病期間との関連（久山町，1998〜2007年）

糖尿病罹病期間(年)（ベースライン時）	人数	9年発症率(%)	性・年齢調整オッズ比(95%信頼区間)	p値
<5	71	8.5	1.00	
5〜10	14	14.3	1.18 (0.31-10.1)	0.52
10≦	31	22.6	3.97 (1.14-13.9)	0.03

要があることがわかる（表2, 3）．つまり，HbA1cを低めに維持することが網膜症の発症に最も重要であり，特に10年以上の罹病期間が長い糖尿病患者においては血糖管理を厳しく行うことが網膜症の発症予防に重要であると思われる．

糖尿病の診断基準

1997年にADA，1998年にWHO（World Health Organization）が糖尿病の新しい診断基準を示した[4]．すなわち空腹時血糖値が126 mg/dL以上，または糖負荷後2時間血糖値が200 mg/dL以上と決定された．これらの診断基準は欧米のpopulation-based studyでの血糖値レベルと網膜症の関係から算出されたものである．わが国では一般住民を対象に血糖値レベルと網膜症の関係を調査した研究はなく，欧米での診断基準に基づいて糖尿病の診断基準が決められている．日本人と欧米人では，人種はもちろん体格や食事内容も違うため，欧米での診断基準をそのまま日本人にあてはめるのは適当ではない．そこで日本人において，糖尿病を診断するための空腹時血糖値，糖負荷後2時間血糖値，HbA1c値のそれぞれの診断基準値を決定するために，1998年久山町住民健診で経口血糖負荷試験および眼科健診を受けた40〜79歳の男女1,637人を対象として網膜症有病率を算出し，それぞれの測定値について最適な診断基準値を決定した[2]．具体的には，それぞれの測定値の10分位による網膜症有病率を算出し，さらにROC（receiver operating characteristic）曲線から敏感度（sensitivity）と特異度（specificity）が最大となる空腹時血

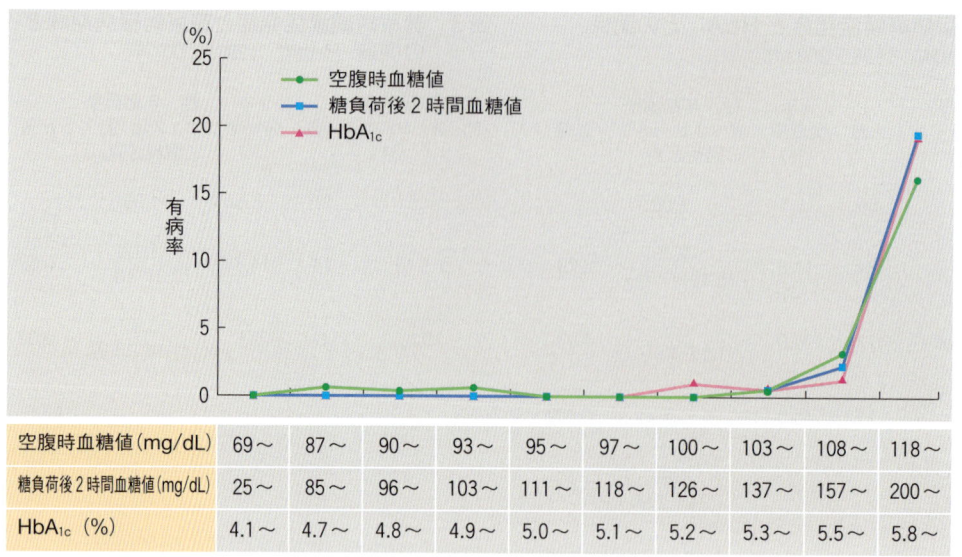

図6 血糖値，HbA$_{1c}$ 10分位別にみた糖尿病網膜症の有病率（久山町，1998年）

糖値，糖負荷後2時間血糖値を算出して最適な診断基準値を決定した．その結果，空腹時血糖値，糖負荷後2時間血糖値，HbA$_{1c}$値の10分位による網膜症有病率はそれぞれ118mg，200mg，5.8％から著明に増加した（図6）．また，ROC曲線を用いて敏感度および特異度が最大となるそれぞれの最適な診断基準値を算出すると，空腹時血糖値が116mg，糖負荷後2時間血糖値が200mgとなり，10分位値ともほぼ一致した（表4）．同様の解析を2007年の健診データで行ったところ結果は同じであった．このことから日本人では，空腹時血糖値が116mg，糖負荷後2時間血糖値が200mgのところにcut-off pointがあり，糖負荷後2時間血糖値は現在の診断基準値と一致するが，空腹時血糖値は現在の診断基準値よりも低いレベルから網膜症の合併症が出現していることがわかった．これらの結果をもとに，今後，日本人における糖尿病の診断基準を見直す必要があると思われる．

表4 糖尿病診断基準値の最適値（久山町，1998年）

	空腹時血糖値	糖負荷後2時間血糖値
最適値（mg/dL）	116	200
敏感度（％）	86.5	86.5
特異度（％）	87.3	89.6

まとめ

糖尿病網膜症の疫学調査の結果では，網膜症の頻度は10年前と変わらないものの，網膜症の重症化が抑えられていることが明らかとなった．今後わが国では糖尿病患者の増加とともに，網膜症患者数はさらに増加することが予想される．地域により網膜症の有病率にも差があり，糖尿病患者への眼科受診の啓発による網膜症の早期発見・早期治療が発症予防に大きく貢献すると考えられる．

（安田美穂）

クリニカル・クエスチョン

中途失明の原因疾患として，糖尿病網膜症の位置づけについて教えてください

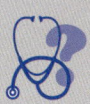

Answer 糖尿病網膜症は，わが国の2005年の調査で中途失明原因疾患の第2位と報告されています．

視覚障害の原因疾患

厚生労働省難治性疾患克服研究事業の網膜脈絡膜・視神経萎縮症に関する調査研究班の班研究で，わが国における18歳以上を対象とした視覚障害の現状を調査した研究報告がある．この調査は，全国を6ブロックに分割し，各ブロック内の1県または1指定都市で1年間に新規に視覚障害と認定された者を対象として，その原因疾患を1991年と2005年に調査したものである．調査の結果，1991年の調査では糖尿病網膜症が視覚障害の原因疾患の第1位となっている．一方，2005年の調査では糖尿病網膜症が視覚障害の原因疾患の第2位となっている．しかしその割合は，18.3％（1991年），19.0％（2005年）とあまり変化しておらず，糖尿病網膜症は20年前と変わらず視覚障害の主な疾患であるといえる（表1）．

わが国の糖尿病の実態

厚生労働省による2007年の糖尿病実態調査では，わが国における糖尿病患者総数は約890万人，糖尿病の可能性が否定できない人は約1,320万人，あわせて約2,210万人と報告されている．毎年，糖尿病患者の数は増加しており，今後もその傾向は変わらないと予想される．糖尿病網膜症（網膜症）は糖尿病の代表的な合併症であり，糖尿病の急増に伴い網膜症患者数も増加することが容易に想像できる．網膜症に対する予防的治療の確立のためには，糖尿病合併症の有無を正確に把握し，長期にわたり経過観察していくことが重要である．

（安田美穂）

表1 わが国における視覚障害の原因疾患

	1991年	
1位	糖尿病網膜症	18.3％
2位	白内障	15.6％
3位	緑内障	14.5％
4位	網膜色素変性	12.2％
5位	高度近視	10.7％

	2005年	
1位	緑内障	20.7％
2位	糖尿病網膜症	19.0％
3位	網膜色素変性	13.7％
4位	加齢黄斑変性	9.1％
5位	高度近視	7.8％

視覚障害者手帳の新規交付状況をもとに算出．
（厚生労働省難治性疾患克服研究事業　網膜脈絡膜・視神経萎縮症調査研究班．）

糖尿病網膜症／病態と病理

所見と病態

　糖尿病網膜症（diabetic retinopathy；DR）とは，高血糖状態が持続または血糖値の著しい変動により，直接曝露される網膜血管の機能的・器質的異常を引き起こし，その結果，網膜および硝子体に多彩な病変を形成する疾患である．検眼鏡的所見として，毛細血管瘤，網膜出血，硬性・軟性白斑，網膜浮腫，新生血管を含む増殖組織の形成，硝子体出血，網膜剝離といった像を呈するが，その発症基盤には網膜血管，特に毛細血管の異常が存在する．その基本病態は，①血管透過性亢進，②微小血管閉塞，および③血管新生の三つに大別される．

正常網膜血管の構造

　病理組織学的に細動脈である網膜動脈は，網膜最表層の神経線維層を走行していて，ここから毛細血管が分枝する．毛細血管は網膜の表層（神経線維層）から深層へ広がり，内顆粒層の外側まで伸び，血管網を形成する（図1）．

　毛細血管は，基本的に内腔を裏打ちする一層の内皮細胞とその基底膜，および内皮細胞の外側に周皮細胞とその基底膜を伴っている．
内皮細胞：内皮細胞は血管の長軸方向にやや長い楕円形を呈し，その外側には基底膜が存在する．細胞質には内腔側にリソソーム，Golgi装置，中心小体，さらに内皮細胞に特徴的なWeibel-Palade小体などが存在する．

　内皮細胞は連続性で，その細胞間には発達した密着結合（tight junction）が存在する．さらに物質輸送を担う小胞（vesicle）やカベオラ（caveolae）の数も少なく，窓構造（fenestration）をもたない無窓型血管である．これらにより血管内腔から網膜内への物質透過を防ぐ，いわゆる血液網膜関門（blood-retinal barrier；BRB）を形成し，網膜は循環系と隔絶され保護されている[1]．逆にいえば，これらの関門が必要なほど，網膜は血管透過性亢進に弱く，この関門

文献は p.243 参照．

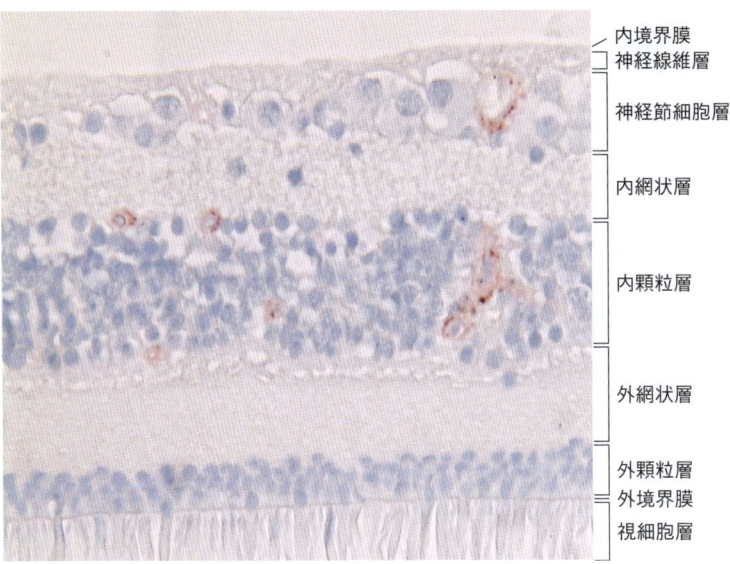

図1 ヒト正常網膜における血管の分布と走行
赤く染色された部分は，von Willebrand factor による血管内皮細胞．

の破綻によりさまざまな病変を引き起こす．

周皮細胞：細小血管の壁細胞である周皮細胞は，平滑筋細胞と同じく間葉系由来の細胞で，内皮細胞の外側を不連続に覆い，基底膜を介して内皮細胞と接している．内皮細胞との細胞間コミュニケーションは，gap junction を介して行われることが知られている[2]．網膜では細胞の比率が他組織と比較して高く，その機能として血流の調節，血管壁の構造の維持，貪食，血管新生制御などが考えられている[3]．

基底膜：網膜毛細血管の基底膜は内皮細胞，周皮細胞の基底膜に分けられる．内皮細胞の基底膜は内皮細胞の外周をとり囲むが，周皮細胞が存在する場合は両者の基底膜が融合する．この融合した基底膜は，内皮細胞と周皮細胞が密着する部でしばしば消失し，不連続となる[4]．

毛細血管の病態と病理所見

糖尿病網膜症における病変の主座は毛細血管である．高血糖状態にある血液に直接接する内皮細胞に，糖尿病の早期から機能的・器質的異常が認められている．また，基底膜の肥厚，周皮細胞の変性・脱落の所見が古くから知られている．

基底膜の変化：従来から糖尿病網膜における基底膜肥厚が報告されている．基底膜の構成成分は，プラスミンやマトリックスメタロプロテアーゼにより分解・代謝され，一定の厚さを保っている．しかしながら，高血糖状態では内皮細胞や周皮細胞による細胞外基質の

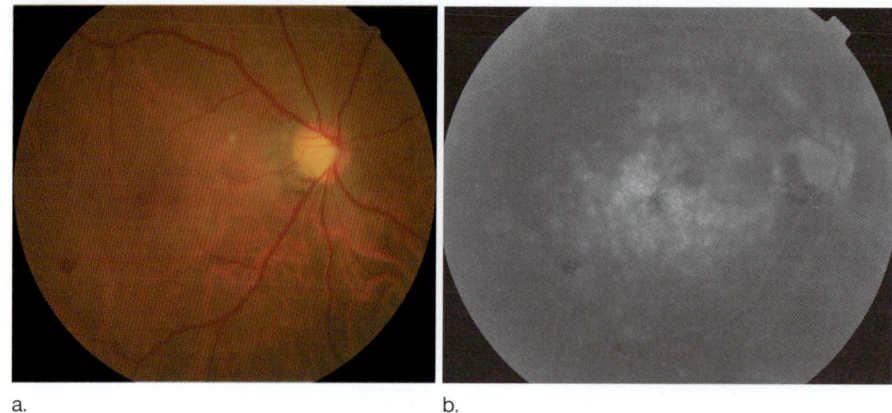

図2 糖尿病黄斑浮腫の眼底写真（a）と蛍光眼底造影検査所見（b）
眼底は点状・斑状出血を認め，単純糖尿病網膜症である．二次元の眼底写真では，黄斑浮腫の確認は困難である．蛍光造影で，黄斑に造影剤の漏出・貯留所見を認める．

過剰産生が生じること，また，内皮細胞の透過性亢進によりアルブミンやフィブリノーゲンなどの血漿蛋白が蓄積することが，肥厚の一因となると考えられている[5]．

周皮細胞の変化：糖尿病網膜症の初期変化として，周皮細胞の変性・消失がある．電子顕微鏡による観察では，細胞質の密度低下や細胞質内小器官の減少が認められ，周皮細胞と内皮細胞との接合部分が減少する．さらに変性が進行すると，核・細胞質が崩壊し，周皮細胞数が減少する．変性の直接的原因としては，ソルビトールの細胞内蓄積と蛋白の非酵素的糖化現象の二つが想定されている．

内皮細胞の変化（1）血管透過性亢進：検眼鏡的な網膜症の出現以前に，最も早期に毛細血管の透過性亢進が起こる（図2）．病理組織学的には，血管内皮細胞間のtight junctionの離開，細胞内輸送を司る細胞質小胞とカベオラの増加，窓構造の形成が認められる（図3）[6]．

糖尿病における血管透過性亢進の原因は明らかではないが，細胞膜のヘパラン硫酸などのプロテオグリカンの減少，活性酸素やフリーラジカルによる細胞膜傷害などが考えられている．また，糖尿病網膜症で増加する血管内皮増殖因子（vascular endothelial growth factor；VEGF）は血管透過性を亢進させることが知られており，抗VEGF抗体製剤はその治療にすでに応用されている．

この透過性亢進による眼底所見として，網膜浮腫（図4），硬性白斑（図4），網膜出血が挙げられる．網膜浮腫では神経細胞やグリア細胞の細胞間隙，あるいはグリア細胞の細胞質に血漿成分が貯留する．漏出した血漿成分のうち，フィブリンなどの血漿蛋白や脂質が

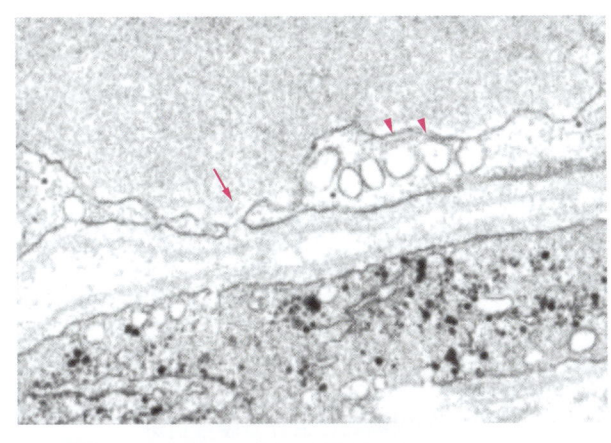

図3 ヒト糖尿病眼における血管透過性の電子顕微鏡写真

血管内皮細胞間の細胞間接合が離開している（矢印）．また，内皮細胞の細胞質にカベオラの増加が認められる（矢頭）．

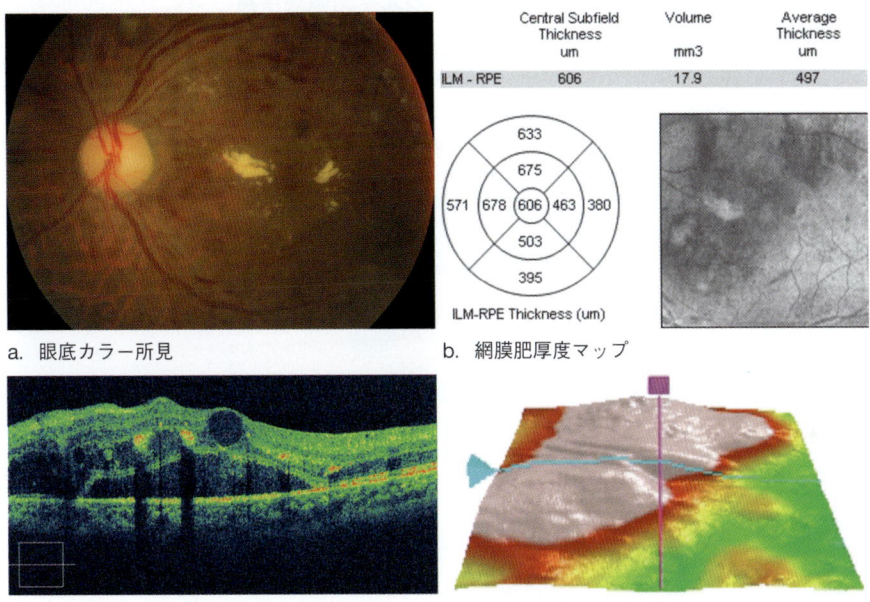

a. 眼底カラー所見　　　b. 網膜肥厚度マップ

c. OCT 所見　　　d. 網膜肥厚度マップの擬似カラー

図4　糖尿病黄斑浮腫の眼底写真と OCT 画像

OCT 画像にて，浮腫により中心の凹みは消失し，逆に増高していることがわかる（c）．囊胞様変化と漿液性網膜剥離，網膜膨化の混合所見である．map を作成し擬似カラー表示することで，浮腫の局在や程度を視覚的に把握しやすくなる（b, d）．

吸収されずに貯留し，硬性白斑を形成する（図5）．実際には血管透過性亢進とともに，硝子体，脈絡膜の関与を含めた多因子が絡みあって，黄斑浮腫が発症する（図6）．

内皮細胞の変化（2）血管内腔閉塞：内腔閉塞の初期の病理組織学的所見は，毛細血管における血小板・フィブリンを主体とした微小血栓による内腔閉塞である[7]．初期には内皮細胞の消失はなく，血管内凝固の像を呈する．血栓形成の原因として，内皮細胞の機能的・器質的異常，血小板凝集能の亢進，白血球粘着能の亢進，血液凝固

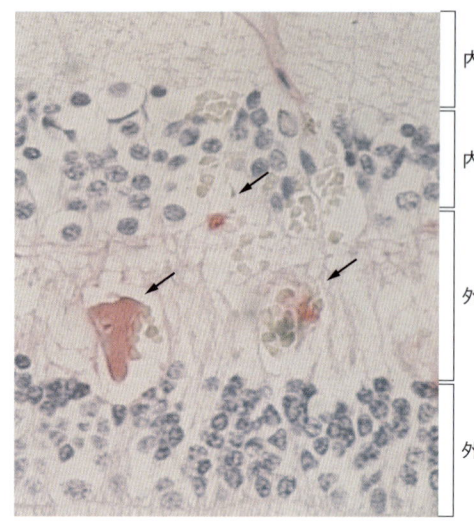

図5 糖尿病眼における硬性白斑の光学顕微鏡写真
網膜外網状層を中心に好酸性の物質が多数沈着している（矢印）．

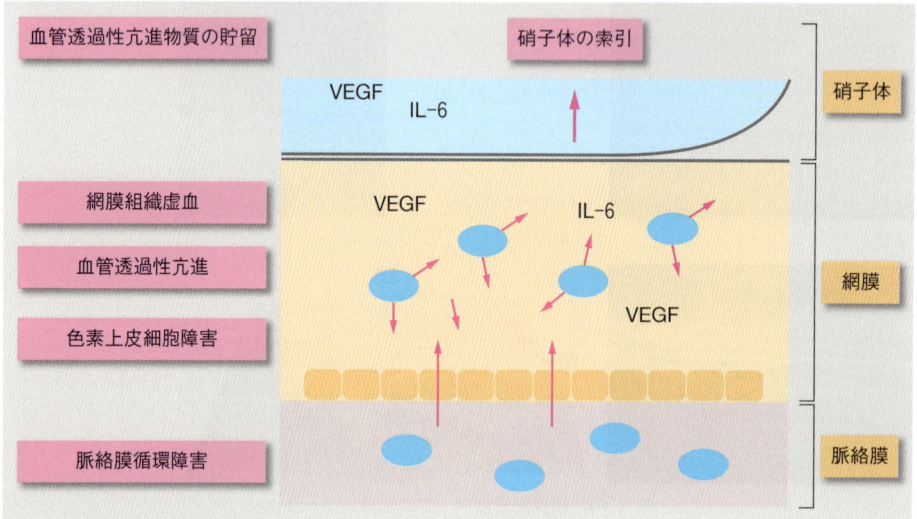

図6 糖尿病黄斑浮腫の病態

能の亢進および線溶能の低下などが考えられている．

　時間経過とともに，血栓形成部位の内皮細胞や周皮細胞が変性・消失し，最終的には基底膜のみ残存する．内腔はグリア細胞の突起や無定形物質で占められ，不可逆性の血管閉塞が完成する．

　毛細血管の閉塞は，臨床的に蛍光眼底造影上，蛍光色素の充盈されない無灌流領域として認められる．閉塞が細動静脈に及ぶにつれ，より広範囲の充盈欠損域が形成される．

　眼底所見としては，網膜内細小血管異常（intraretinal microvascular abnormality；IRMA）や軟性白斑が認められる（図7）．軟性白斑の本態は，網膜細動脈の閉塞により神経線維内の軸索流が障害さ

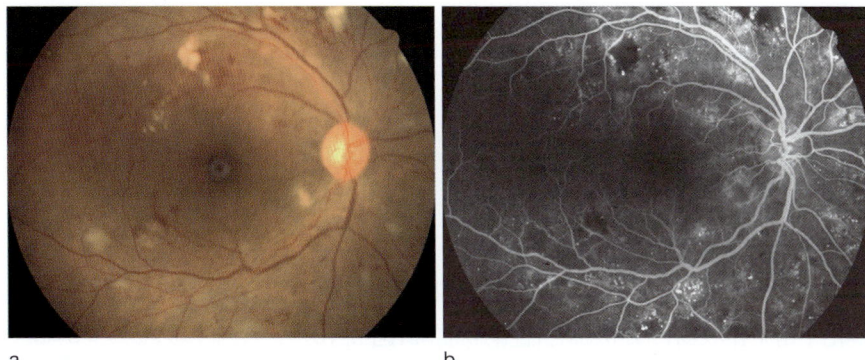

a.　　　　　　　　　　　　　　　b.

図7　糖尿病網膜症における軟性白斑
綿状の白斑を認め，周囲に毛細血管の閉塞を示す蛍光色素の充盈されない無灌流領域を認める．

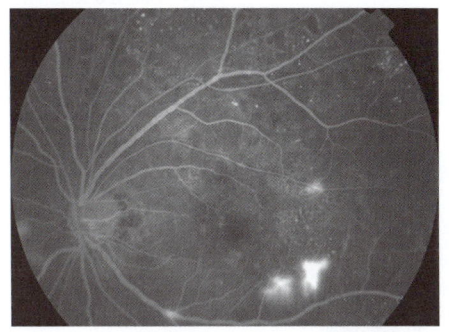

図8　糖尿病網膜症における新生血管
新生血管は著明な透過性を示すため，眼底造影検査における蛍光色素の漏出として認められる．

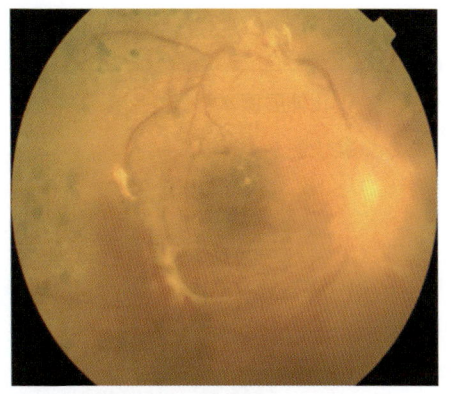

図9　増殖糖尿病網膜症の眼底写真
アーケード血管に沿った増殖組織を認め，牽引性網膜剥離を伴っている．

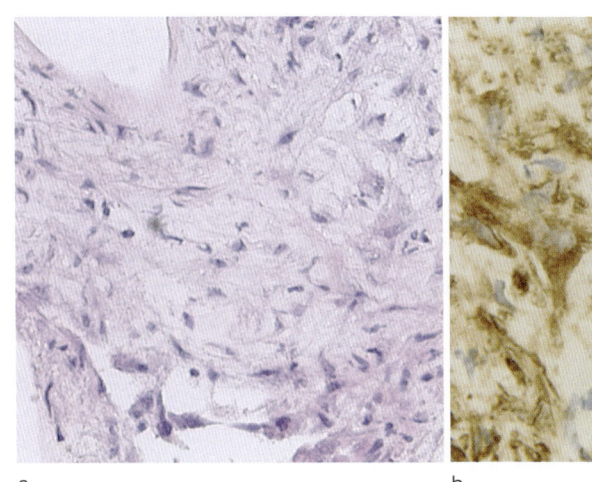

a.　　　　　　　　　　　　　　　b.

図10　ヒト糖尿病眼における摘出増殖組織の光学顕微鏡写真
広い間質成分中に線維芽細胞様の細胞を豊富に認め（a），おおむね α-smooth muscle actin に陽性で（b），筋線維芽細胞へ形質転換した収縮能の強い細胞群であることがわかる．

れることで生じる，神経線維の瘤状腫大と考えられている．

内皮細胞の変化（3）血管新生：網膜血管床の広範な閉塞は，VEGFの過剰産生を引き起こし，適切な治療を行わなければ，血管新生[*1]を基盤とする増殖性網膜症へと移行する．

さらに新生血管はその脆弱さのために容易に破綻し，網膜前あるいは硝子体出血を起こす．多量または反復性の出血は吸収されずに器質化され，膠原線維を主体とした結合組織の増生を生じる．さらに増殖組織の瘢痕化や硝子体収縮により，牽引性網膜剥離（図9，10）や再出血を引き起こす．これらの過程を経て最終的に高度な視力障害を残すことになる．

[*1] 新生血管は既存の血管，主に細動脈から発生する．発生初期の新生血管は内皮細胞のみから成り，その細胞間のtight junctionは認められず，しばしば未熟な細胞間接合が認められる．また基底膜は薄く，部分的にのみ存在する．成熟すると周皮細胞が内皮細胞を取り巻き，次第に内皮細胞の細胞質は薄くなり窓構造が出現する．いずれの段階においても，この窓構造と不完全な細胞間接合のため新生血管は著明な透過性を示し，臨床的には眼底造影検査における蛍光色素の漏出として認められる（図8）．

カコモン読解　第18回　臨床実地問題2

網膜血管トリプシン消化伸展標本写真を図に示す．この病変が関与するのはどれか．3つ選べ．

a　Coats病
b　網膜剥離
c　糖尿病網膜症
d　高血圧網膜症
e　網膜動脈閉塞症

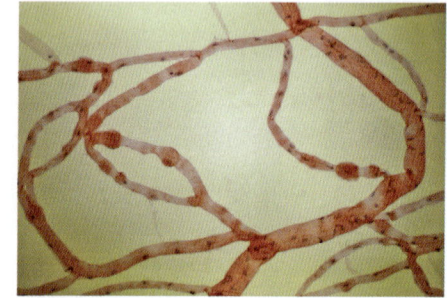
（PAS染色）

解説　トリプシン消化伸展標本において，毛細血管構築が示されている．毛細血管はところどころ拡張し，口径不同を認める．また，小円形に濃染する周皮細胞の核は減少している．

a．毛細血管拡張はCoats病でみられる．

b．網膜剥離はCoats病や糖尿病網膜症から続発することがあり，関与が考えられる．

c．糖尿病網膜症では周皮細胞が減少し，毛細血管の閉塞や拡張所見がみられる．

d．高血圧網膜症では細動脈の収縮性変化が主体で，毛細血管のこのような変化を示すことは考えにくい．

e．網膜動脈閉塞症において，毛細血管の拡張所見を示すことは考えにくい．

模範解答　a，b，c

（宮崎勝徳）

眼底所見と分類

網膜症分類の経緯

　糖尿病網膜症の代表的な病期分類には，Davis 分類[1]，福田分類[2]，ETDRS 分類[3]，国際網膜症重症度分類[4] がある．わが国では，簡潔で理解しやすいことから Davis 分類が頻用されている．

　糖尿病網膜症は従来，病変が網膜内のみに存在する非増殖糖尿病網膜症（non-proliferative diabetic retinopathy；NPDR）と，新生血管を生じて硝子体内に病変の進展した増殖糖尿病網膜症（proliferative diabetic retinopathy；PDR）の二つに分類されていた．しかし，非増殖網膜症のなかに網膜虚血の強い例があり，それらは早期に増殖網膜症に移行することが示された．Davis らは，この非増殖網膜症の重症型を増殖前糖尿病網膜症（pre-proliferative diabetic retinopathy；PPDR）という新たな病期として分類した[*1]．

　この項では，この Davis 分類をもとに糖尿病眼学会が作成した，『糖尿病眼手帳』に掲載されている改変 Davis 分類（表 1）に沿って各病期の眼底所見を解説する[*2]．

文献は p.243 参照．

[*1] 非増殖網膜症は，背景網膜症（background retinopathy）とも呼ばれる．増殖前網膜症の病期が提唱されたことにより，非増殖網膜症は simple background retinopathy と pre-proliferative retinopathy に細分化された．前者を simple retinopathy と略して呼んでいる．

[*2] Davis 分類と改変 Davis 分類との大きな相違は，軟性白斑が少数の場合は単純網膜症に含む点と，蛍光眼底造影による網膜無血管野の存在を増殖前網膜症の所見として加えた点である．Davis 分類は検眼鏡的に定義された病期分類であり，その判定に蛍光眼底造影は必要としない．しかし，増殖前網膜症の眼底所見は網膜虚血（網膜毛細血管床閉塞）の表現型であり，実際の毛細血管床閉塞の存在を明らかにするためには蛍光眼底造影が必須である．よって，蛍光眼底造影所見を評価項目に加えれば，病期の診断はより確実となる．

表 1　改変 Davis 分類

網膜症病期	眼底所見
単純網膜症	毛細血管瘤 網膜点状・斑状・線状出血 網膜浮腫，硬性白斑 （少数の軟性白斑）
増殖前網膜症	軟性白斑 静脈異常 網膜内細小血管異常 （網膜無血管野：蛍光眼底造影）
増殖網膜症	新生血管（網膜・乳頭上） 網膜前出血 硝子体出血 線維血管増殖膜 牽引性網膜剥離

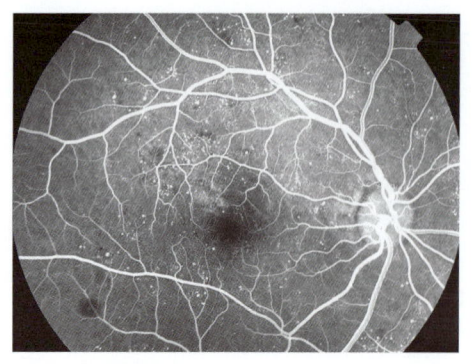

図1　毛細血管瘤
蛍光眼底造影では，毛細血管に連続した蛍光点としてみられる．血栓を形成して内腔が閉塞すると造影されない．

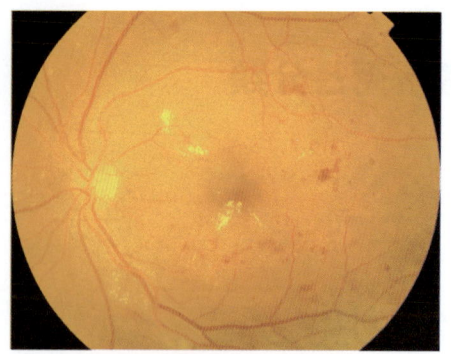

図2　点状・斑状出血
点状出血の多くは毛細血管瘤．白色の病変は硬性白斑．

単純糖尿病網膜症（simple diabetic retinopathy；SDR）

　単純網膜症に特徴的な眼底所見は，毛細血管瘤（microaneurysm；MA），網膜出血，硬性白斑（hard exudate），網膜浮腫である．

毛細血管瘤：赤色の点状病巣で，検眼鏡的に点状出血との鑑別は困難である．蛍光眼底造影では毛細血管に連続した蛍光点としてみられる（図1）．しかし，血栓を形成して内腔の閉塞したものは造影されない．

網膜出血（図2）：その形状により，点状・斑状・線状出血などに分類される．点状出血とされるものの多くは毛細血管瘤である．これよりも大きな斑状の出血や神経線維の走行に沿った線状出血がみられる．

網膜浮腫：透過性の亢進した網膜血管から血漿成分が漏出して網膜内に貯留し，網膜の肥厚した状態を指す．網膜には血液網膜関門（blood-retinal barrier；BRB）が存在し，網膜内への血漿成分の移動を妨げている．血液網膜関門は，網膜血管内皮細胞に存在する内血液網膜関門と網膜色素上皮細胞に存在する外血液網膜関門の二つがあり，それぞれの細胞間に存在する密着結合（tight junction）が網膜内への水の流れを抑制している．高血糖状態が持続すると，関門機能が破綻して血漿成分が網膜内へと漏出する．

硬性白斑：網膜内もしくは網膜下に血漿に含まれる脂質や蛋白質が沈着することにより生じる白色病巣である（図3）．これは上述の血液網膜関門の破綻により網膜内に血漿成分が漏出し，その吸収過程で吸収しきれずに残存した高分子の成分である．浮腫や硬性白斑が

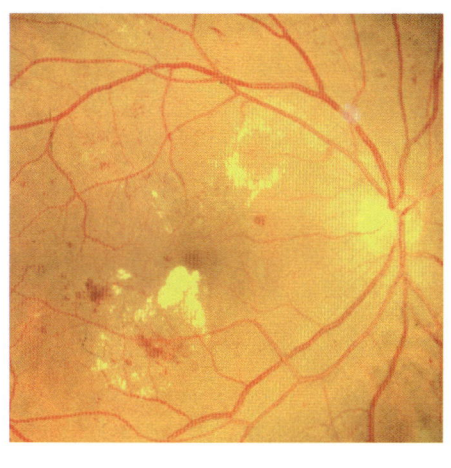

図3 硬性白斑
血管透過性の亢進した毛細血管瘤の周囲に輪状硬性白斑を認める.

中心窩に及ぶと,しばしば重篤な視力障害を生じる.

増殖前糖尿病網膜症(pre-proliferative diabetic retinopathy；PPDR)

単純糖尿病網膜症の病期では血管の透過性亢進が主たる変化であるが,増殖前糖尿病網膜症の病期では網膜血管の閉塞性変化が主病変となる.その特徴的な眼底所見は,軟性白斑(soft exudate)[*3],静脈異常,網膜内細小血管異常(intraretinal microvascular abnormalities；IRMA)で,これらは網膜毛細血管床が閉塞した結果生じる.そのため,この病期では蛍光眼底造影にて網膜無血管野(網膜無灌流域)[*4]が観察される.

軟性白斑:硬性白斑と同様に白色の病変であるが,硬性白斑と比較して名が示すように軟らかく見え,境界はより不鮮明である.発生の初期には真っ白な色合いを呈するが,時間とともに色が薄れ灰白色となり消失する(図4).軟性白斑は神経線維の病変であるため,神経線維層の厚い眼底後極部では明瞭に観察されるが,神経線維層の薄い周辺部網膜では不明瞭となる.

静脈の異常:数珠状静脈(図5),静脈のループ形成,重複化などがある.これらがみられた場合には,その周囲に網膜毛細血管床閉塞が存在すると考えられる.特に後二者のような強い静脈異常を伴う例の多くは,すでに増殖糖尿病網膜症に至っていることが多い[*5].

網膜内細小血管異常(図6):網膜毛細血管床閉塞部に隣接する血管の不規則な拡張・蛇行で,側副血行路,網膜内新生血管などといわれている.

無血管野:以上に示した病変は網膜毛細血管床閉塞の眼底における

[*3] 軟性白斑は,綿花様白斑(cotton-wool spot)とも呼ばれる.

[*4] 無血管野は無灌流域と同義で用いられているが,毛細血管床の閉塞部は血管が存在しないのではなく血流が途絶しているのであり,正確には無灌流域の表現が適切である.しかし,本項では改変Davis分類に沿って無血管野に統一した.

[*5] 糖尿病網膜症の眼底をみるとき,網膜出血や硬性・軟性白斑などの派手な病変に目を奪われがちだが,静脈の数珠状化は網膜虚血を示す重要な所見であり,網膜静脈の変化を見逃してはならない.

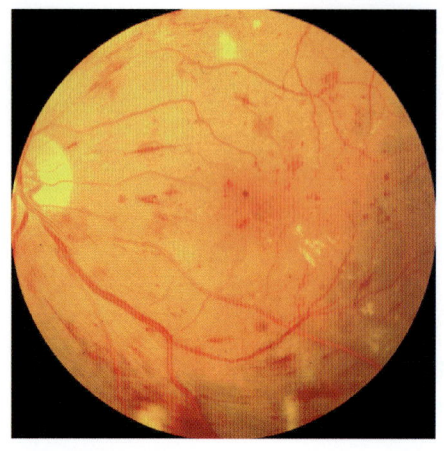

図4 軟性白斑
発生初期の真っ白なものから，時間経過とともに灰色色となったものまでみられる．多数の線状出血を認める．

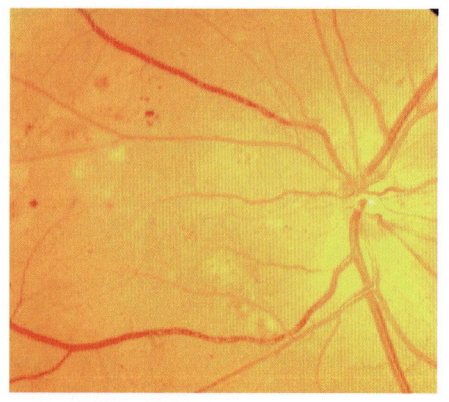

図5 数珠状静脈
静脈に数珠状拡張がみられる．軟性白斑も多数みられる．

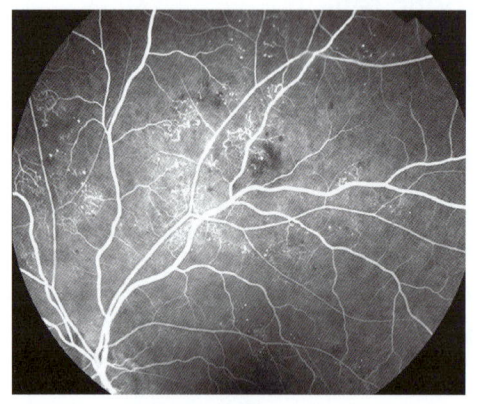

図6 網膜内細小血管異常
網膜毛細血管床閉塞部に隣接して，血管の不規則な拡張・蛇行がみられる．

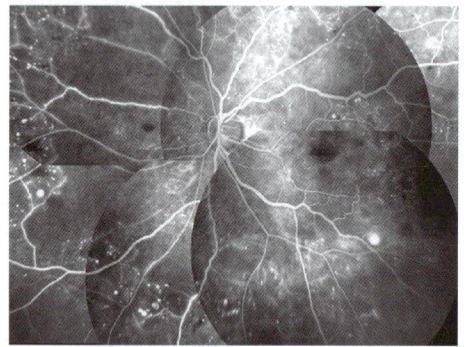

図7 網膜無血管野
網膜毛細血管床の閉塞を認める．

表現型であり，これらの病変をみれば，網膜毛細血管床閉塞を明らかにするために蛍光眼底造影が必要である．図7に血管が閉塞した部である無血管野を示す．このような無血管野が広範になると，血管内皮増殖因子（vascular endothelial growth factor；VEGF）などの血管新生因子が産生され，新生血管が生じて次の増殖期へと至る．

増殖糖尿病網膜症（proliferative diabetic retinopathy；PDR）

単純および増殖前糖尿病網膜症の病期では，病変は網膜内に限局しているが，増殖期ではその変化が硝子体内へと波及する．特徴的な眼底所見は，網膜新生血管（neovascularization elsewhere；NVE）・乳頭上新生血管（disc neovascularization；NVD），網膜前出血，硝

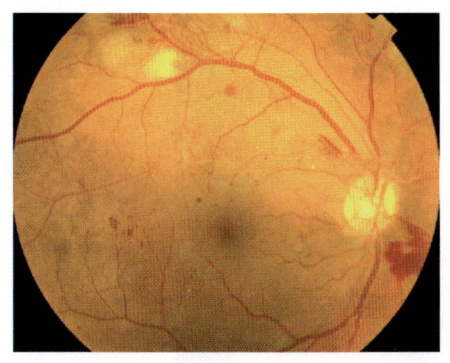

図8 網膜新生血管
上方の血管アーケードの静脈に連続する網膜新生血管を認める．視神経乳頭の下方には，網膜前出血がみられる．

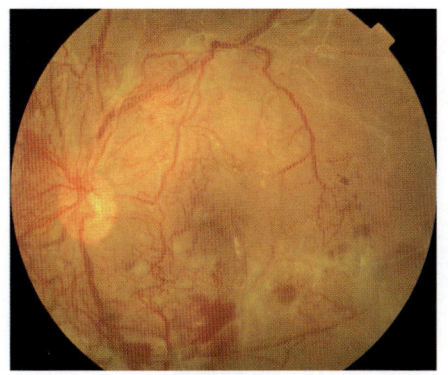

図9 乳頭上新生血管
網膜血管と同等の径をもつ新生血管がみられる．

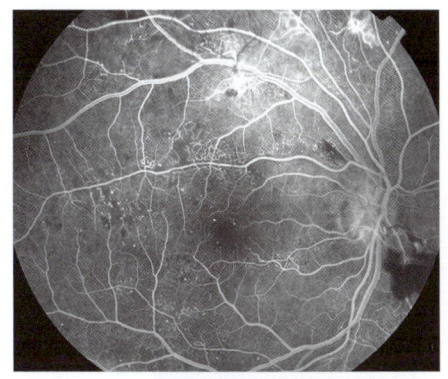

図10 図8の症例の蛍光眼底造影初期
新生血管からの蛍光色素漏出が始まっている．血管アーケードと黄斑の間の拡張・蛇行した血管は，網膜内細小血管異常．

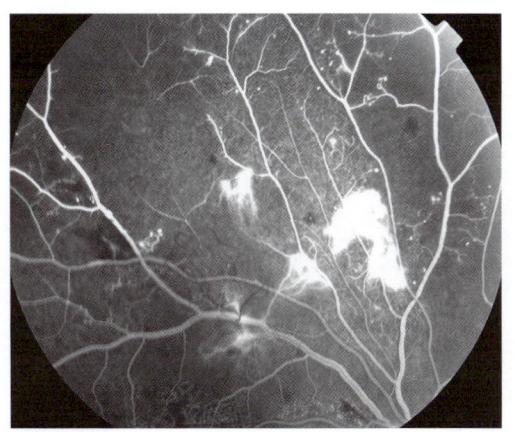

図11 図10の上方の網膜新生血管
旺盛な蛍光色素漏出を認める．その周囲には，広範な無血管野がみられる．

子体出血，線維血管増殖膜，牽引性網膜剥離である．

網膜新生血管，乳頭上新生血管：網膜新生血管（図8）は，血管新生因子により主に網膜静脈および毛細血管から生じ，後部硝子体に沿って伸展する．無血管野が高度であると乳頭上新生血管（図9）が生じる．新生血管は関門機能を有さず，また，硝子体内に存在するため，蛍光眼底造影（図10, 11）では旺盛な蛍光色素漏出を認める．さらに広範な無血管野を生じると虹彩・隅角にも新生血管が生じ，血管新生緑内障に至る場合もある．

網膜前出血，硝子体出血：新生血管が硝子体の牽引により破綻すると，網膜前出血や硝子体出血を生じる．網膜前出血は広義の硝子体出血のひとつで，内境界膜下の出血（図12），後部硝子体膜と網膜との間の硝子体下出血，後部硝子体皮質前ポケット内の出血（図13）

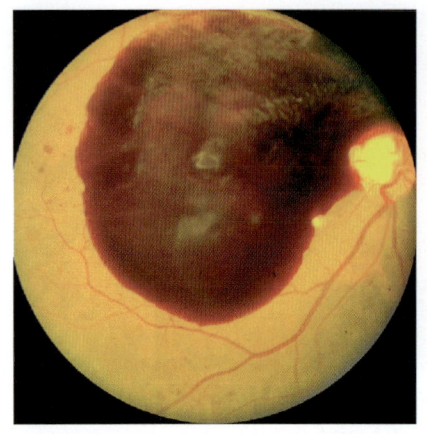

図12 網膜前出血
内境界膜下の出血で，表面に内境界膜の反射がみられる．

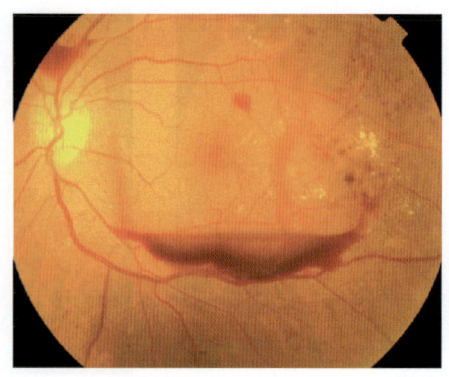

図13 網膜前出血
後部硝子体皮質前ポケット内の硝子体出血で，鏡面を形成している．

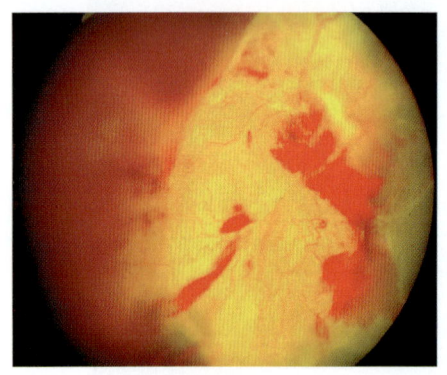

図14 線維血管増殖膜
増殖膜の表面に多数の新生血管がみられる．その左方には硝子体下の出血を認める．

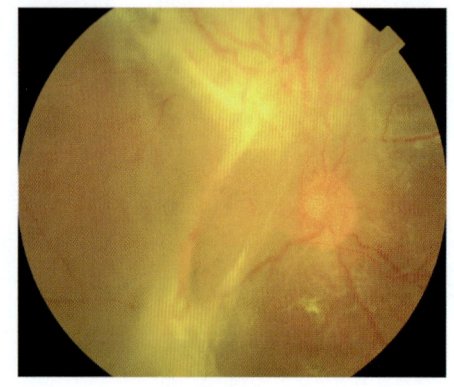

図15 牽引性網膜剝離
上方から下方に伸びる線維血管増殖膜と，その牽引による網膜剝離を認める．

がある．出血が硝子体ゲル内に拡散すると眼底の透見は困難となる．

線維血管増殖膜：新生血管は次第にその周囲に線維増殖を生じ，線維血管増殖膜と呼ばれる新生血管を含む白色の増殖組織となる（図14）．

牽引性網膜剝離：新生血管や線維血管増殖膜は，網膜と接着していると同時に後部硝子体膜に固着している．そのため，血漿成分の硝子体内への漏出などによる硝子体の変性・収縮が起こると，新生血管や増殖膜を介して硝子体は網膜を牽引し，牽引性網膜剝離を生じる（図15）．牽引性網膜剝離が中心窩に波及すると，高度の視力障害を生じる．

糖尿病黄斑浮腫

　糖尿病黄斑浮腫は上述の病期のいずれの時期でも生じる．本病変は単純糖尿病網膜症で述べた網膜浮腫が黄斑に及んだもので，その発症頻度は網膜症の病期が進行するほど高くなる．

　糖尿病黄斑浮腫は局所性浮腫とびまん性浮腫に大別される．局所性浮腫は主に毛細血管瘤からの局所的な血漿成分の漏出により生ずるもので，しばしば輪状の硬性白斑を伴う．一方，びまん性浮腫は毛細血管瘤のみならず拡張毛細血管さらには細動脈からのびまん性漏出を認め，囊胞様黄斑浮腫を伴うことも多い．びまん性浮腫は広範な内血液網膜関門の破綻に起因するが，これに外血液網膜関門の破綻，すなわち網膜色素上皮の障害も関与していると考えられている．詳しくは本巻他項を参照されたい．

カコモン読解　第 20 回　一般問題 45

軟性白斑がみられるのはどれか．3 つ選べ．
a 急性網膜壊死　　b 糖尿病網膜症　　c 網膜中心動脈閉塞症
d 網膜静脈分枝閉塞症　　e インターフェロン網膜症

解説　軟性白斑は，前毛細血管細動脈（precapillary arteriole）の急性の局所性閉塞により生じる．細動脈の閉塞による網膜毛細血管床閉塞は神経線維層の虚血を引き起こし，神経線維内の軸索流が障害される．その結果，神経線維の瘤状腫大が生じ，検眼鏡的に網膜表層の境界不鮮明な白色斑状病変である軟性白斑として観察される．主として眼底後極部に生じ，神経線維層の薄い赤道部から周辺部では明瞭に観察できない．選択肢のなかでこのような網膜毛細血管床閉塞を生じる疾患は，糖尿病網膜症，網膜静脈分枝閉塞症，インターフェロン網膜症である．

　急性網膜壊死では，初期に周辺部網膜にさまざまな大きさの網膜黄白色病変を認め，これらが融合，拡大して周辺部全周に波及する．さらに，これが後極に向かって進展する．

　網膜中心動脈閉塞症では，毛様網膜動脈が存在すれば，その支配領域を除き網膜内層の虚血壊死による広範な網膜の混濁を生じる．

模範解答　b，d，e

（池田誠宏）

クリニカル・クエスチョン

インターフェロンの網膜症への影響について教えてください

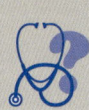

Answer 糖尿病例では，インターフェロン投与が糖尿病網膜症を悪化させると報告されています．また，インターフェロン網膜症の重症化する危険因子の一つが糖尿病です．

糖尿病網膜症の増悪

インターフェロン投与により糖尿病網膜症が増悪した報告は多く，黄斑浮腫の増悪や網膜中心静脈閉塞症を発症した例，硝子体出血をきたし硝子体手術を要した例の報告がある．

インターフェロン網膜症

インターフェロン網膜症は 1990 年にわが国で報告されて以来[1]，多数の報告が相次いだ[2]が，発生頻度は施設や眼底検査の頻度により 18〜86％[3]とさまざまである．

典型的なインターフェロン網膜症の所見は，主に視神経乳頭周囲から後極にみられる点状〜斑状，線状までさまざまな表層の網膜出血と綿花様白斑で，片眼性の場合も両眼にみられる場合もある（図1）．蛍光眼底造影検査では，綿花様白斑に一致して，毛細血管の閉塞（無灌流領域）が観察される．ただ，これらの所見は糖尿病網膜症，膠原病などでもみられるため，インターフェロン投与前に眼底異常所見がないかをチェックすることが，鑑別のために重要である．

病態と症状：インターフェロン網膜症は，インターフェロン投与開

文献は p.244 参照．

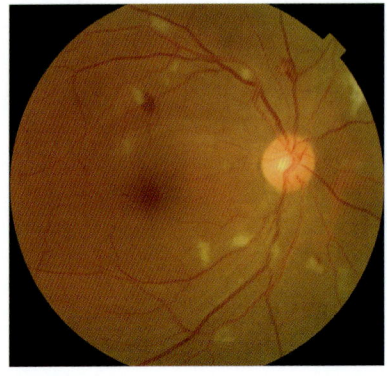

図1 インターフェロン網膜症の眼底所見（63歳，女性）
典型的なインターフェロン網膜症の所見は，主に視神経乳頭周囲から後極にみられる点状〜斑状，線状までさまざまな表層の網膜出血と綿花様白斑で，片眼性の場合も両眼にみられる場合もある．

始後2週から6か月にみられ,投与開始後4～8週以内に観察されることが多い.通常,発症しても自覚症状はなく,眼底検査で発見されるものがほとんどであり,投与終了後自然に消失する.なかには黄斑浮腫や網膜動脈閉塞,網膜静脈閉塞などを発症し,重篤な視力障害をきたすものもある.しかし,視力障害をきたす重篤なインターフェロン網膜症の割合は1%未満とかなり低い[4]*1.

重症化する危険因子としては,高血圧,糖尿病などの全身合併症を伴う症例,初期投与量の多い症例,治療期間の長い症例といわれている.また,インターフェロン治療開始早期からインターフェロン網膜症がみられる場合も重症化する可能性を示すため,慎重な経過観察が必要である.

発症機序:インターフェロン網膜症の発症機序については,以前はインターフェロン投与後に起きる血小板減少や貧血により,網膜出血や綿花様白斑がみられるのではないかと考えられていた.また,インターフェロンが自己免疫疾患様症状をきたすことも知られており,免疫複合体が血管内に沈着し毛細血管の閉塞をきたすとも考えられていた.しかし,血小板減少や貧血がなくてもインターフェロン網膜症をきたす症例もみられることから,発症機序は不明であった.

インターフェロン投与により白血球が活性化され血管内皮へ接着し,毛細血管に捕捉されることと,この現象が用量依存性に起きることが報告されている[5].またインターフェロン網膜症は,基礎疾患に糖尿病があると重症化する可能性があることが報告されているが,糖尿病ラットにおいて血管内皮における接着分子 ICAM (intercelluler adhesion molecule)-1 の発現が亢進し,白血球の毛細血管捕捉が増加することが報告されている[6].このことから,糖尿病が基礎疾患にある症例では,インターフェロンによる白血球の活性化と糖尿病による血管内皮での接着分子発現の亢進により,白血球の毛細血管捕捉がさらに増加し,毛細血管閉塞をきたしてインターフェロン網膜症の発症,ひいては重篤化につながると考えられている.

治療方針:インターフェロン投与前に眼底所見をチェックし,網膜症悪化を確認できるようにすることが重要である.糖尿病を有する患者では投与開始後2週間,その後は1か月ごとの診察が望ましい.糖尿病はインターフェロン網膜症の危険因子であり,そのほかに高血圧,高齢などの因子がある場合は密な経過観察が必要である.また,1回投与量が多い場合(900万単位以上)も要注意である.

(森本雅裕,佐藤 拓)

[*1] ペグインターフェロンは従来のインターフェロンに比して血中半減期が延び,投与回数が週3回から1回に減少し,患者負担が軽減している.また,最近はウイルス性肝炎に対するインターフェロン治療には,ペグインターフェロンと抗ウイルス薬であるリバビリンの併用療法が一般的になってきている.網膜症の頻度に関しては,従来のインターフェロンと比して有意な差がないという報告がある[4].

蛍光眼底造影所見と網膜微小循環

糖尿病網膜症に対する蛍光眼底造影の目的

　糖尿病網膜症は，糖尿病による全身に生ずる最小血管症の一部である．網膜では毛細血管異常として，毛細血管瘤，毛細血管閉塞，血管透過性亢進，新生血管がみられ，その結果として，網膜出血，硬性白斑，黄斑浮腫，硝子体出血，網膜剝離などをきたす．糖尿病による眼底病変としては，そのほか，内頸動脈閉塞，網膜細動脈閉塞，網膜細動脈瘤あるいは網膜静脈閉塞症などを合併することもある．これらの病変は糖尿病の合併症であるが，通常，糖尿病網膜症は網膜毛細血管の病変に限定して使用される．

　これら網膜毛細血管レベルの微細な血行動態は，一般に眼底検査，OCT（optical coherence tomography）検査およびインドシアニングリーン蛍光造影（indocyanine green angiography；IA）でとらえることは困難であり，フルオレセイン蛍光眼底造影（fluorescein angiography；FA）が必要である．FAでは造影剤は肘静脈に注入され，心臓から内頸動脈→眼動脈→網膜中心動脈を経由して，網膜毛細血管から網膜中心静脈に灌流する（図1）．

　FAは網膜色素上皮層（retinal pigment epithelium）のブロックのため，脈絡膜血管の蛍光（背景蛍光〈background fluorescence〉）の観察は困難である．逆に網膜血管については解像度が高く，網膜毛細血管レベルまで異常が検出できる．このため，FAは微細な毛細血管瘤，毛細血管拡張，毛細血管閉塞，新生血管などの形態学的異常が観察できる．さらに肘静脈−網膜循環時間（約10秒前後）のほか，網膜血管内皮にある内網膜血管関門（inner blood retinal barrier）の

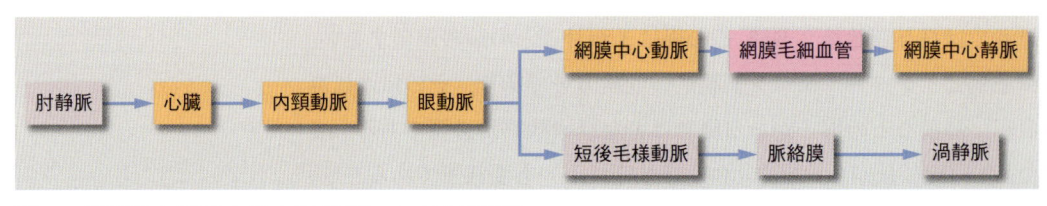

図1　蛍光眼底造影の際の造影剤による造影経路

```
低蛍光 ─┬─ 蛍光遮断 ──────────── 硝子体出血，網膜前出血，網膜内出血，硬性白斑
        └─ 流入欠損 ──────────── 網膜毛細血管閉塞，時に網膜動脈閉塞症（細動脈），
           （遅延）               網膜静脈閉塞症（静脈），内頸動脈閉塞症

過蛍光 ─┬─ 異常血管 ──────────── 毛細血管瘤，毛細血管拡張，新生血管，静脈異常，IRMA
        ├─ 組織染 ────────────── IRMA，網膜新生血管
        ├─ 蛍光漏出 ──────────── IRMA，網膜新生血管
        ├─ 蛍光貯留 ─┬─ DME ─┬─ 単純浮腫
        │            │        └─ 囊腫状浮腫（CME）
        │            └─ 漿液性網膜剝離（SRD）
        └─ 乳頭 ──────────────── 糖尿病乳頭症（diabetic papillopathy）
```

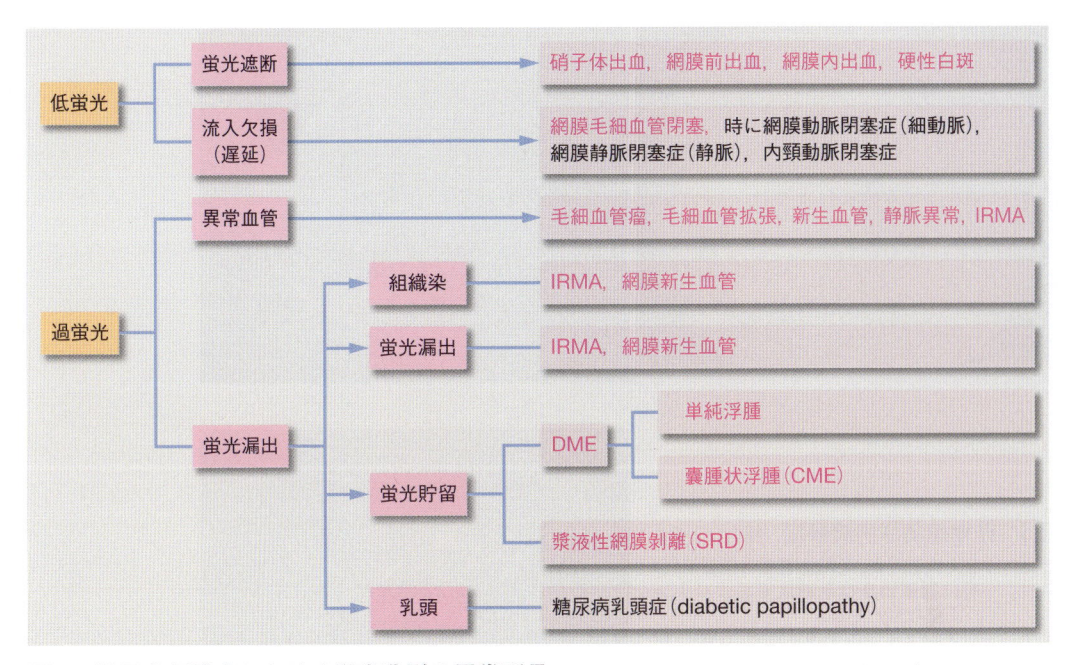

図2　糖尿病網膜症における蛍光造影の異常所見（赤字は糖尿病網膜症でみられる眼底所見）
IRMA：intraretinal microvascular abnormalities（網膜内細小血管異常）
DME：diabetic macular edema（糖尿病黄斑浮腫）
CME：cystoid macular edema
SRD：serous retinal detachment

障害による血管透過性亢進（蛍光漏出），網膜循環障害（流入欠損，遅延）など，網膜微小循環における機能的異常が観察可能である（**図2**）．特にレーザー光凝固にあたっては，黄斑浮腫では漏出血管（毛細血管瘤を含む）とその範囲（限局性か，びまん性か）の判定，増殖網膜症では網膜新生血管，毛細血管閉塞領域が確認できる．しかし，フルオレセインによるショックやアレルギーなどでFAが使用不能の場合，走査型カメラではIAの解像力もよいので，FAの代用に使うこともある．

非増殖糖尿病網膜症（non-proliferative diabetic retinopathy；NPDR）

毛細血管瘤と網膜出血：毛細血管瘤（microaneurysms）は，糖尿病網膜症の最初にみられる特徴的な変化である．これは毛細血管の瘤状拡張で，眼底では赤色点として確認できる（**図3**）．眼底所見としては一般に毛細血管瘤は微細点状に対し，網膜出血（retinal hemorrhage）はやや大きく，不整形をとるが，毛細血管瘤と点状出血の鑑別は困難なことが少なくない．しかし，FAで出血は背景蛍光をブロックし，晩期まで低蛍光を示す（**図3b, c**，矢印）のに対し，毛細

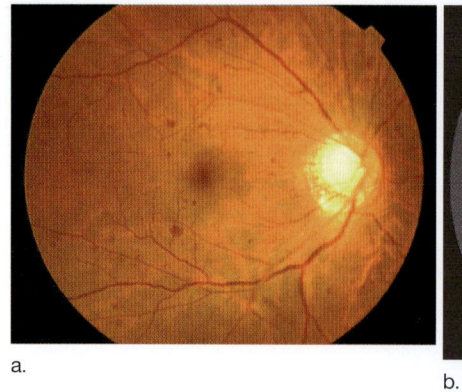

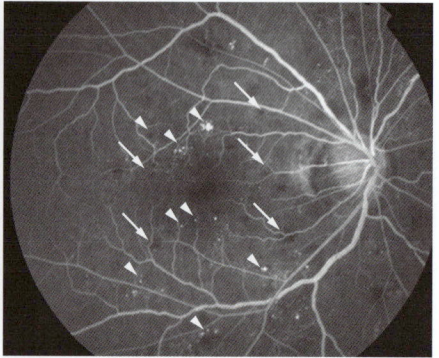

図3 非増殖糖尿病網膜症（視力は正常）
a. カラー眼底写真．毛細血管瘤は微細円形．一般に網膜出血は毛細血管瘤より大きく，不整な形となる．
b, c. フルオレセイン蛍光眼底写真（FA）．網膜静脈後期（b）に毛細血管瘤は点状過蛍光がみられ，晩期（c）に毛細血管瘤から周囲に蛍光漏出を認める（矢頭）．網膜出血は，背景蛍光をブロックして晩期まで低蛍光（矢印）を示す．

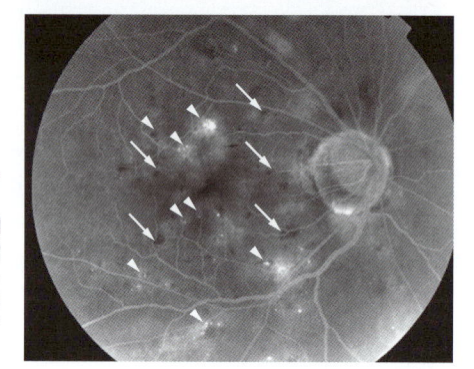

血管瘤は網膜毛細血管につながる強い瘤状の過蛍光（図3b, c，矢頭）および晩期の蛍光漏出により区別できる．毛細血管瘤は増加するとともに網膜血管拡張を伴うが，これらの病変は糖尿病コントロールにより消失することもある．

黄斑浮腫（血管透過性亢進〈vascular hyperpermeability〉，図4）：
内網膜血管関門が障害されると拡張した毛細血管および毛細血管瘤からFAで蛍光漏出がみられる．その結果，黄斑部への蛍光漏出は黄斑浮腫（diabetic macular edema；DME）と漿液性網膜剥離（serous retinal detachment；SRD）をきたす．一般に毛細血管内皮の障害が軽いと網膜浮腫は網膜内層に限局するが，高度の障害では内顆粒層から外網状層（時に外顆粒層まで），さらに網膜下へと広がり，囊胞様黄斑浮腫（cystoid macular edema；CME）やSRDをきたすと考えられる．これらの病変は特に中心窩無血管領域に著明にみられる傾向があり，高度の視力低下の原因となる（図4，図5a, b, c）．

黄斑部の肥厚の性状については，OCT所見で単純黄斑浮腫（simple macular edema；SME），CMEおよびSRDに区別されるが，各

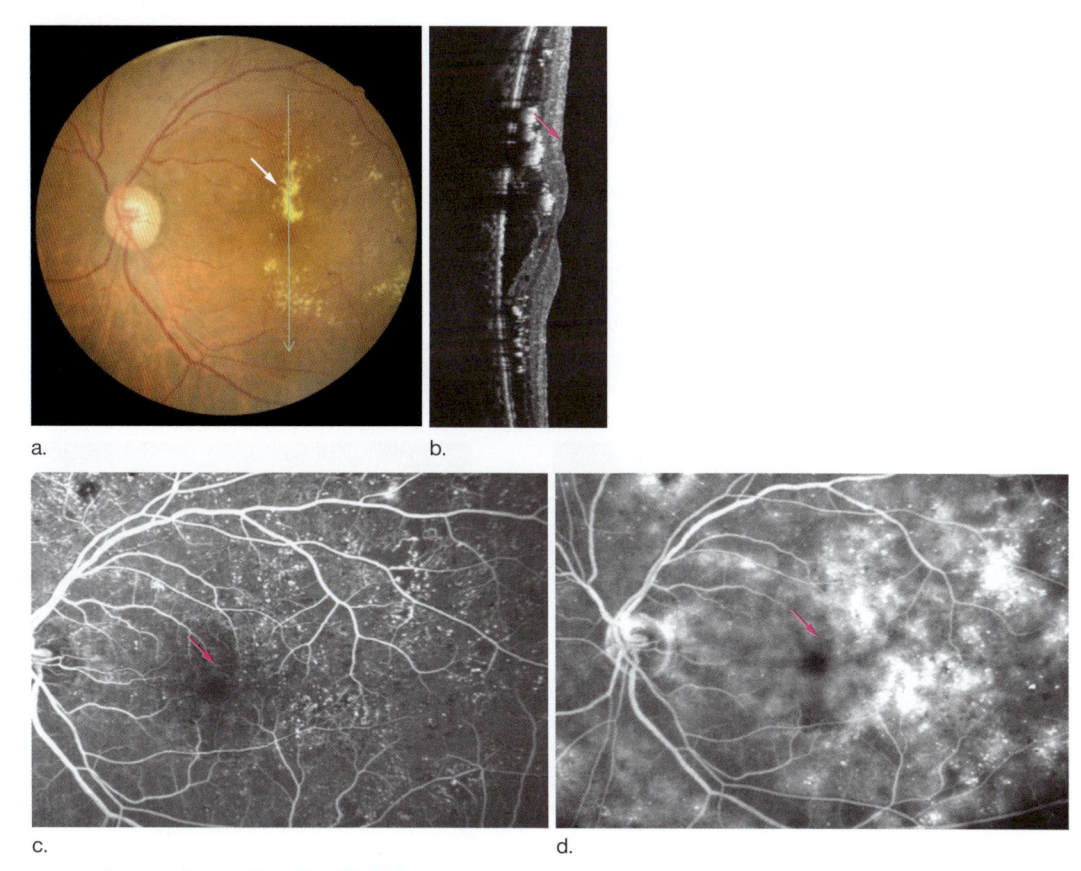

図 4 輪状網膜症と漿液性網膜剥離（SRD）（77歳，女性．視力 0.2）
a. カラー眼底写真．輪状の硬性白斑（白矢印）内に網膜出血，毛細血管瘤を伴う．緑の矢印は b の OCT 切断面．
b. OCT 所見では SRD と囊胞様黄斑浮腫（CME）のほか，網膜内から網膜下に硬性白斑による強い反射を認める（矢印）．
c. FA 網膜静脈後期．黄斑耳側を中心に無数の毛細血管瘤と毛細血管閉塞をみる．矢印は硬性白斑による淡い低蛍光（背景蛍光のブロック）を示す．
d. 晩期では，後極部の毛細血管瘤，毛細血管からびまん性蛍光漏出がある．矢印は，硬性白斑による背景蛍光のブロック（低蛍光）．

病変が混在することが多い（**図 4a, b**，**図 5a, b**）．また，黄斑浮腫の範囲により，限局性浮腫（**図 5a, b, c**）と，びまん性浮腫（**図 5d, e**）に分けられ，FA では主に毛細血管からの蛍光漏出部位とその範囲を同定するのに用いられる．

硬性白斑：毛細血管内皮障害が高度の場合，漿液に加え，脂質や蛋白質も漏出し，DME や SRD の慢性化とともに，吸収しづらい（あるいは貪食された）脂質が硬性白斑（hard exudate）として網膜内から網膜下に蓄積する．硬性白斑が進行すると，FA で透過性亢進を示す毛細血管拡張，毛細血管瘤の周囲に輪状網膜症（circinate retinopathy，**図 4a**，**図 5a**）あるいは網膜下に硬性白斑が出現する（**図 5d**）．硬性白斑が中心窩に進展すると視力は著明な低下（0.1 以

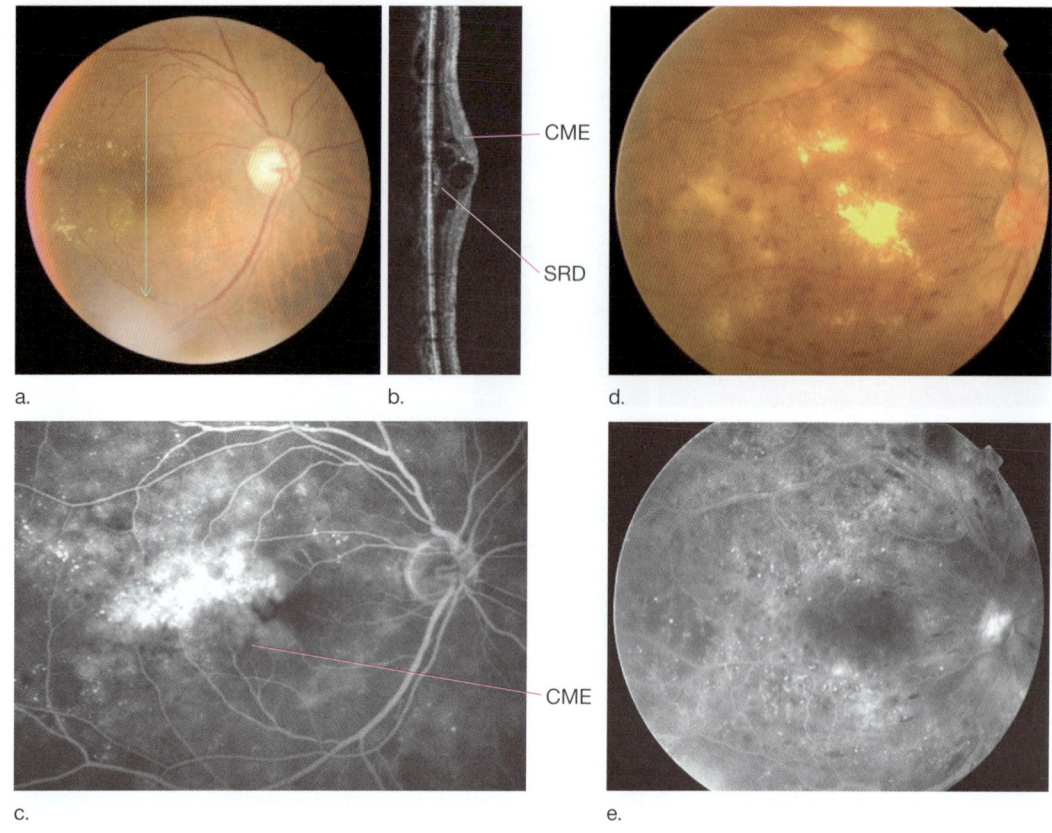

図5　限局性黄斑浮腫（a, b, c, 77歳，女性．視力0.6）と，びまん性黄斑浮腫（d, e）
a. 限局性黄斑浮腫．黄斑耳側に輪状網膜症（硬性白斑）がみられる．緑の矢印は，bのOCT切断面．
b. OCTではCMEとSRDがみられる．
c. FAでは主に黄斑耳側から蛍光漏出および蛍光貯留（CME）を認める．
d. びまん性黄斑浮腫．黄斑部を含み著明な硬性白斑，網膜出血，毛細血管瘤を伴う黄斑浮腫がみられる．
e. FAでは毛細血管瘤，毛細血管閉塞を伴うびまん性黄斑浮腫を認める．

下）をきたす．FAで硬性白斑は出血より軽度であるが，低蛍光（背景蛍光の遮断）を認める（図4c, d，矢印）．

虚血性黄斑症（ischemic maculopathy）：毛細血管閉塞が黄斑部毛細血管（perifoveal capillary network）にみられるもので，FAでは正常の中心窩無血管領域に比べ，毛細血管への蛍光流入欠損により低蛍光領域が拡大する（図6c）．その周囲では動静脈の枝はちぎれたようにみえ，残存毛細血管の拡張，毛細血管瘤およびFAでの蛍光漏出（組織染〈tissue staining〉）を伴うことが多い．黄斑浮腫とは別に，黄斑部毛細血管閉塞が1/2周以上に及ぶと高度の視力障害をきたし，レーザー光凝固，薬物治療（トリアムシノロンアセトニド，ベバシズマブなど），および硝子体手術などによる黄斑浮腫の治療効果は期待できない．虚血性黄斑症はOCT検査では検出できない（図6b）ので，DMEの治療の際もFAが必要である．

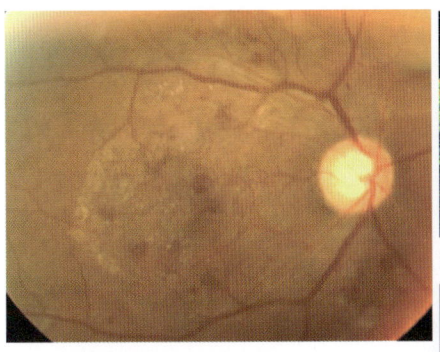

1. 網膜症　31

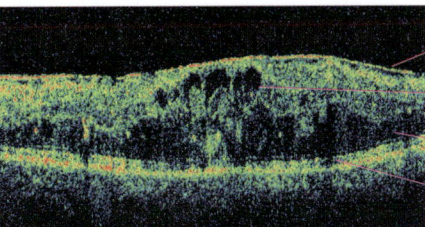

図6　虚血性黄斑症（63歳，男性．視力 0.08）
a. カラー眼底写真．黄斑部に網膜上膜（epiretinal membrane；ERM），CME，網膜出血，毛細血管瘤および硬性白斑がある．
b. OCT所見．網膜上膜，CMEがみられ，外境界膜（external limiting membrane；ELM），内節外節接合部（IS/OS）の不整がみられる．
c. FAでは黄斑部毛細血管が全周閉塞している．

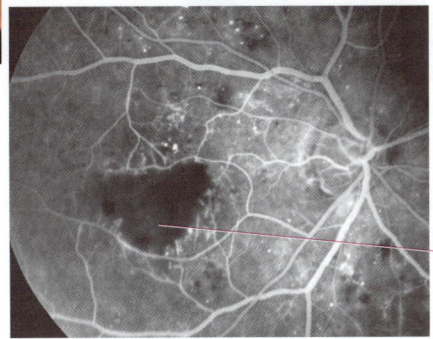

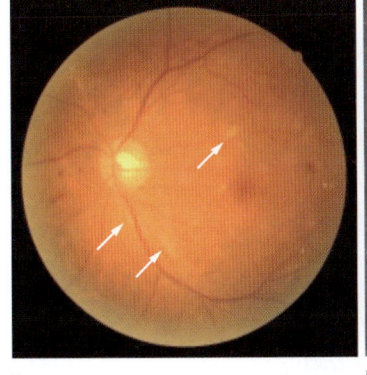

（毛細血管閉塞）

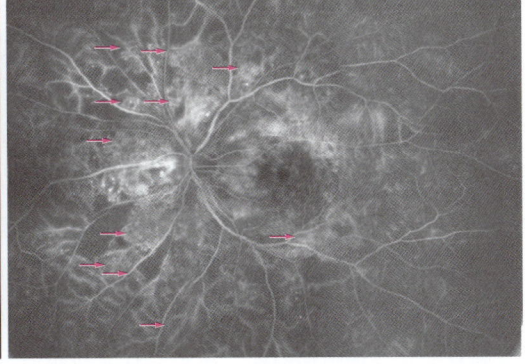

図7　増殖前糖尿病網膜症（55歳，男性．視力 1.0）
a. カラー眼底所見では網膜出血，軟性白斑（矢印）がみられる．
b. 蛍光造影写真では中間周辺部に広範な毛細血管閉塞，蛍光漏出のほか，IRMA（矢印）など著明な変化がある．黄斑部は軽い蛍光漏出がある．他眼は網膜前出血を伴う増殖糖尿病網膜症を認めた．
IRMA：intraretinal microvascular abnormalities（網膜内細小血管異常）

増殖前糖尿病網膜症（pre-proliferative diabetic retinopathy；PPDR，図7）

　増殖前糖尿病網膜症は毛細血管閉塞が出現する非増殖から増殖網膜症の移行期で，新生血管は認めないが，以下の所見がみられる．
毛細血管閉塞：眼底所見では毛細血管閉塞（capillary nonperfusion；CNP）の発生時に綿花状（軟性）白斑（cotton wool spots）がみられる（**図7a**，矢印）．毛細血管閉塞は中間周辺部から始まるこ

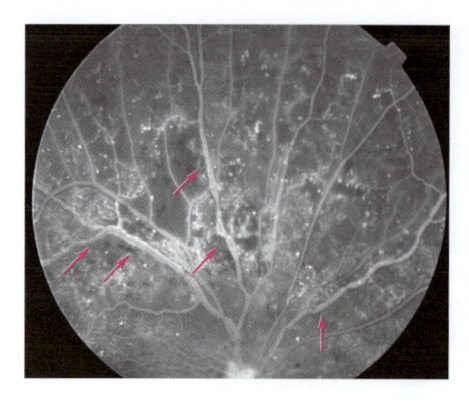

図8 FAでみられる静脈異常（ループ形成，数珠玉状変化など）
静脈の口径不同，数珠玉状変化があり，静脈壁の組織染を認める（矢印）．

とが多く，通常，進行性で再開通することはない．黄斑症を伴わなければ，視力障害はないが，この時期は治療に最も重要な時期といえる．軟性白斑はいずれ消失し，毛細血管閉塞は眼底検査では検出できない．FAで毛細血管閉塞の有無を判定するには，黄斑部から網膜赤道部までパノラマ写真で新生血管の有無を含めて検査する必要がある（図7b）．

網膜内細小血管異常（IRMA）：IRMA（intraretinal microvascular abnormalities）は，毛細血管閉塞部近辺にみられる毛細血管の走行異常（ループ，蛇行，口径不同，血管吻合など）で，新生血管（neovascularization；NV）は硝子体内へ侵入するが，IRMAは網膜内にとどまる．また，新生血管はFAで硝子体内へ高度の蛍光漏出を示すのに対し，IRMAからの蛍光漏出は軽度（組織染）である（図7b，矢印）．

静脈異常：静脈異常（ループ形成，数珠玉状変化など）はIRMAとともに，増殖前網膜症および増殖網膜症に認められる病変で，毛細血管閉塞とともに出現する．FAでは，静脈および周囲組織に組織染を認める（図8，矢印，図9c，矢印）．

増殖糖尿病網膜症（proliferative diabetic retinopathy；PDR）

増殖糖尿病網膜症では，非増殖および増殖前糖尿病網膜症の所見に加えて，放置すると失明につながる網膜新生血管が出現する．

毛細血管閉塞と新生血管：網膜毛細血管閉塞に伴う網膜内層の虚血は血管新生因子（特にVEGF）を産生する．局所的につくられた血管新生因子は硝子体内から拡散して，乳頭，網膜および前房に移行し，網膜新生血管（neovascularization elsewhere；NVE），乳頭部新生血管（neovascularization at the disc；NVD，図9）および虹彩新生血管（rubeosis iridis）をきたす．網膜新生血管は後部硝子体膜を

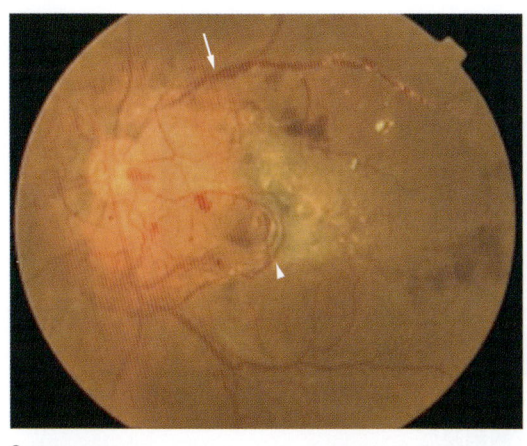

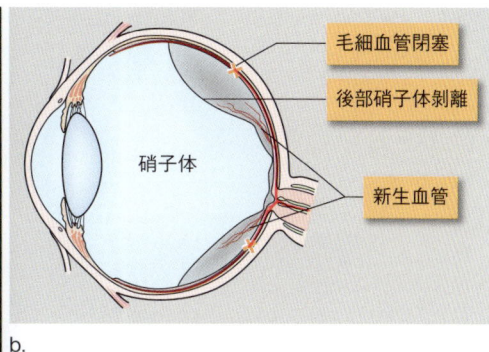

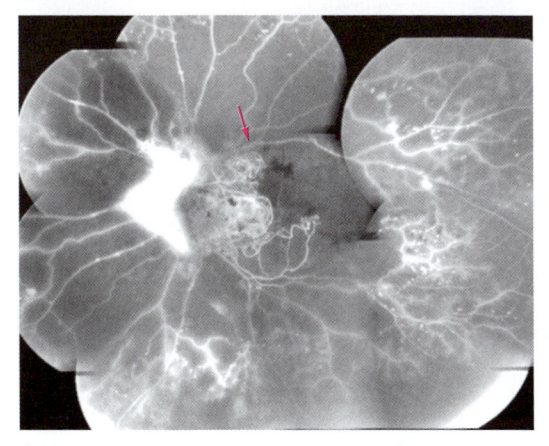

図9 naked vessels を伴う増殖糖尿病網膜症
a. 眼底には乳頭部から線維増殖を伴わない naked vessels（矢頭）がみられ，網膜出血，硬性白斑は少ない．静脈には数珠玉状変化を伴う（矢印）．
b. 毛細血管閉塞と新生血管進展の模式図．
c. FA で黄斑部から中間周辺部にかけて広範な毛細血管閉塞があり，新生血管から硝子体内へ強い蛍光漏出を伴う．矢印は静脈変化を示す．

足場として網膜前に伸展し，赤色の血管が車軸状，ほうき状を呈する（naked vessels，図9a，矢頭）．新生血管は進行すると白色の線維増殖（線維細胞およびグリア細胞からなる）を伴う（図10a，矢頭）．新生血管内は内網膜血管関門がなく，FA で強い蛍光造影を伴う．増殖糖尿病網膜症は非増殖および増殖前網膜症を伴うことが多いが，時に増殖糖尿病網膜症でも糖尿病黄斑症（diabetic maculopathy）がなければ視力は良好である（図11）．FA は初期の微細な新生血管の検出だけでなく，蛍光漏出（活動性を示す）の程度の評価により，光凝固あるいは硝子体手術の効果判定に用いられる（図11）．後部硝子体剥離がなければ新生血管は網膜表層にあり，後部硝子体剥離とともに，新生血管の起始部（epicenter）がテント状に持ち上げられ，静脈のループ状牽引（avulsed vessels，図10，矢印），高度の視力障害を伴う網膜前出血や硝子体出血（図10, 11），牽引性網膜剥離（図10a，矢頭）などをきたす．

a.　　　　　　　　　　　　　　　　　　b.

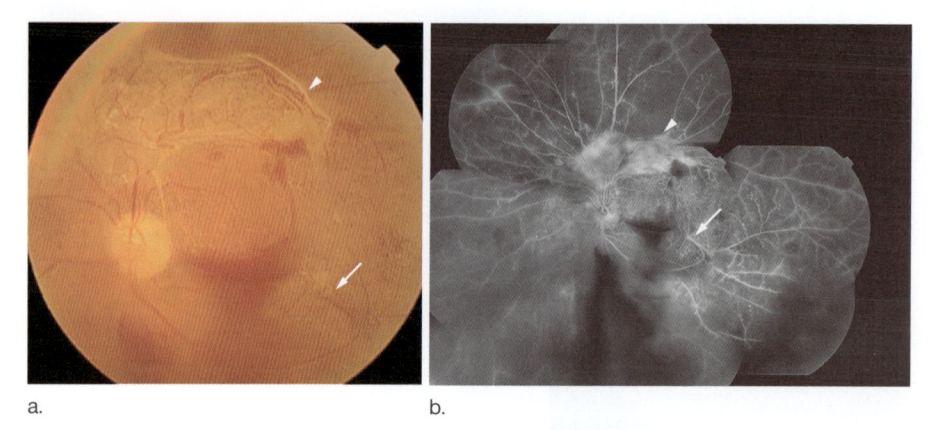

図10　網膜剥離および硝子体出血を伴う増殖糖尿病網膜症
a. 乳頭から上耳側に増殖性血管膜がみられ，牽引性網膜剥離（矢頭）と硝子体出血を伴う．そのほか，硝子体による網膜静脈牽引（avulsed vessels，矢印）もある．
b. FA では，乳頭から上耳側の新生血管から強い蛍光漏出を伴っている（矢頭）．中間周辺部に広範な毛細血管閉塞に加え，毛細血管瘤および強い網膜静脈の牽引を伴う（矢印）．硝子体出血は低蛍光を示す．

a.

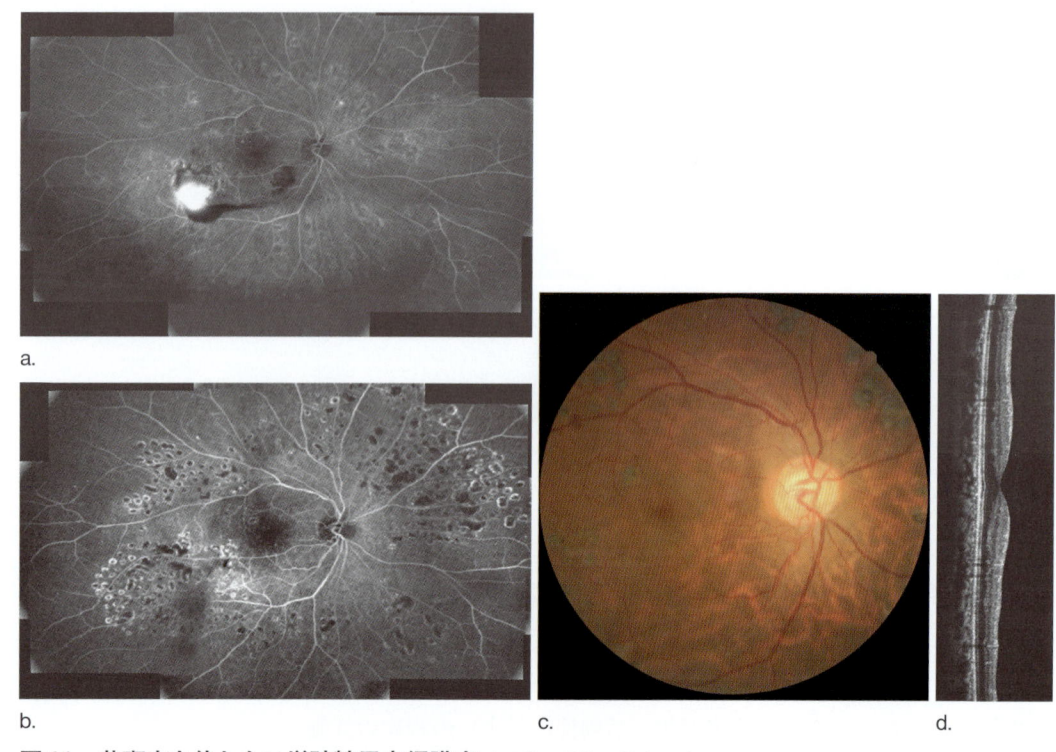

b.　　　　　　　　　　　　c.　　　　　　　　　　d.

図11　黄斑症を伴わない増殖糖尿病網膜症（47歳，男性，視力1.2）
　　　a. FA パノラマ所見．中間周辺部に散発性の毛細血管閉塞がみられ，黄斑下耳側に網膜新生血管（NV）から網膜前出血を伴う．しかし，黄斑部は正常で，視力は良好である．
b, c, d. 光凝固後，新生血管は消失し（b），カラー眼底写真（c）およびOCT（d）でも黄斑部に異常はない．

燃えつきた網膜症（burned-out retinopathy）：増殖糖尿病網膜症は通常，高度の視力障害を残すものの，長期的には自然経過でもまれに進行が停止して燃えつきた網膜症がみられる．この際，毛細血

1. 網膜症　35

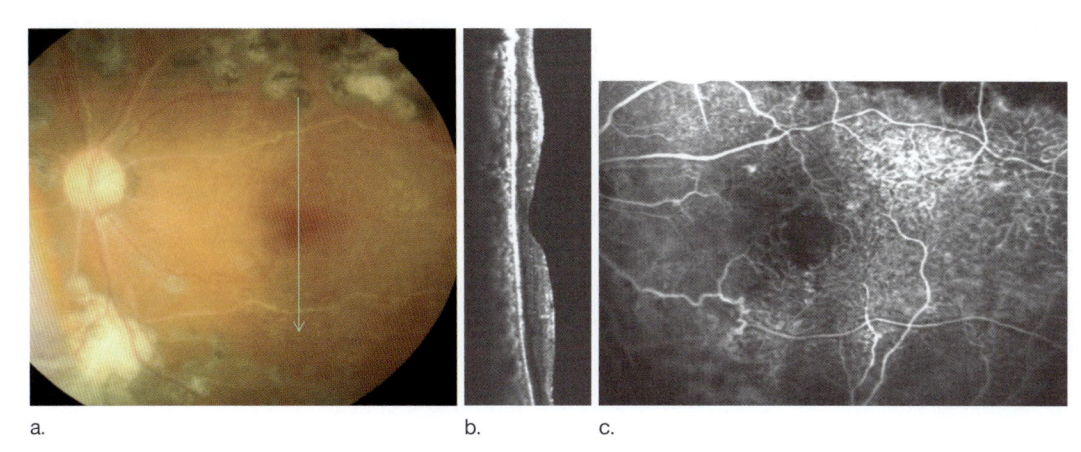

a.　　　　　　　　　　　　　　b.　　c.

図12　燃えつきた網膜症（52歳，女性，視力0.1）
a. 網膜動脈は白線化し，網膜上膜がみられるが，黄斑浮腫，網膜出血，毛細血管瘤などの活動性変化は認めない．緑の矢印は，bのOCT切断面．
b. OCTでもIS/OS，外境界膜の消失，外顆粒層菲薄化があるが，黄斑浮腫はない．
c. FAでは，網膜血管拡張が著明で黄斑部毛細血管閉塞があるが，蛍光漏出は認めない．

管閉塞，毛細血管拡張，黄斑萎縮，増殖組織などは残存していても，網膜の滲出性変化（網膜出血，網膜浮腫，硬性白斑，毛細血管瘤など）および新生血管は退縮し，FAで蛍光漏出はほぼ消失し，進行も完全に停止する．適正なレーザー光凝固および硝子体手術によって，この状態になることが多い（図12）．糖尿病網膜症は早期に発見し，視力良好な時期に治療し，停止性にすることが目標となる．

カコモン読解　第18回　臨床実地問題26

42歳の男性．視力は両眼ともに（1.0）．左眼の蛍光眼底造影写真を図に示す．左眼にみられる所見はどれか．3つ選べ．
a 新生血管
b 毛細血管瘤
c 毛細血管床閉塞
d 脈絡膜動脈閉塞
e 網膜色素上皮剥離

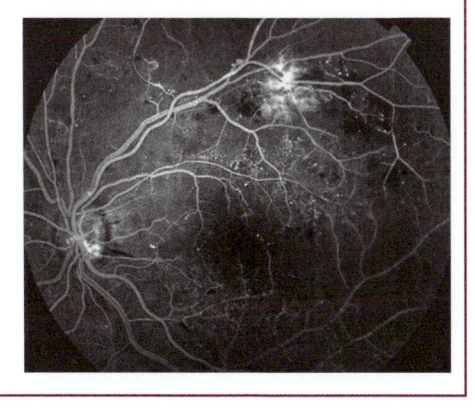

解説　問題の蛍光眼底造影写真における所見．
a. 新生血管については，乳頭部および上耳側中間周辺部にある過蛍

光は微細な網目状形態をもち，強い蛍光漏出伴う新生血管と確認できる．新生血管は毛細血管床閉塞から産生される血管内皮増殖因子（VEGFなど）によるもので，糖尿病網膜症では必ず毛細血管床閉塞を伴う．

b．毛細血管瘤は，網膜毛細血管につながる瘤状拡張で点状過蛍光として後極部から中間周辺部に多数みられる．

c．毛細血管床閉塞も，後極部から中間周辺部に毛細血管床消失による低蛍光領域がある．

d．脈絡膜動脈閉塞については，フルオレセイン蛍光造影で背景蛍光（脈絡膜）に低蛍光はない．

e．網膜色素上皮剥離は蛍光眼底造影で網膜色素上皮下に境界鮮明，類円形の色素貯留を示すが，その所見はない．

　また，この問題文では診断について解答を求めていないが，この蛍光眼底造影写真が両眼性であれば，まず，糖尿病網膜症を考える必要がある．

[模範解答] a，b，c

（竹田宗泰）

ERG の有用性

糖尿病網膜症と ERG

糖尿病網膜症では，網膜電図（electroretinogram；ERG）に異常を示すことは古くから報告されている．本項では，糖尿病網膜症でどのような ERG 異常を示すのかについて実際の症例を提示し，糖尿病網膜症の臨床で ERG がどのように役に立つのかを解説する．

ERG の種類と読み方

国際臨床視覚電気生理学会（ISCEV）[*1] により規定された ERG には，"杆体 ERG"，"フラッシュ ERG（混合 ERG）"，"錐体 ERG"，"フリッカ ERG" などがあるが[1]，一般臨床で検査する頻度が高いのは "フラッシュ ERG" と "フリッカ ERG" である．フラッシュ ERG は 20 分以上の暗順応後に強いストロボ閃光刺激を使って記録した ERG で，現在，通常の ERG といえば，このフラッシュ ERG を意味することが多い．フラッシュ ERG は杆体系と錐体系の反応の混合であり，下向きの陰性波（a 波）に続いてゆるやかな上向きの陽性波（b 波）があり，その b 波の上に小さな波が数個記録される（律

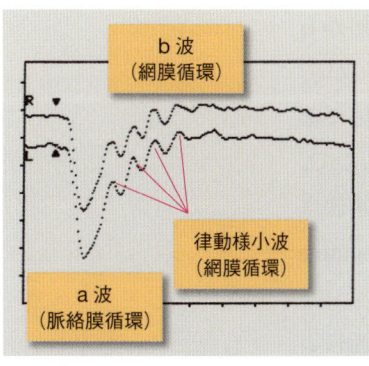

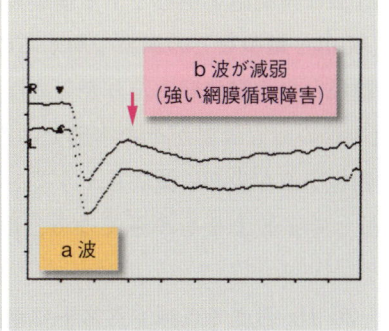

[*1] **国際臨床視覚電気生理学会（ISCEV）**
International Society for Electrophysiology of Vision

文献は p.244 参照．

a. 正常 ERG　　　　　b. 陰性型（negative ERG）

図1　正常のフラッシュ ERG (a) と negative 型のフラッシュ ERG (b)
フラッシュの a 波は脈絡膜循環の状態を反映し，b 波と律動様小波は網膜循環の状態を反映する．糖尿病網膜症が非常に進行すると b 波が減弱して a 波の振幅よりも小さくなり，negative ERG となる（矢印）．この negative ERG は網膜虚血が非常に強いことを示唆し，血管新生緑内障が発症するリスクが高い．

a. 糖尿病網膜症なし

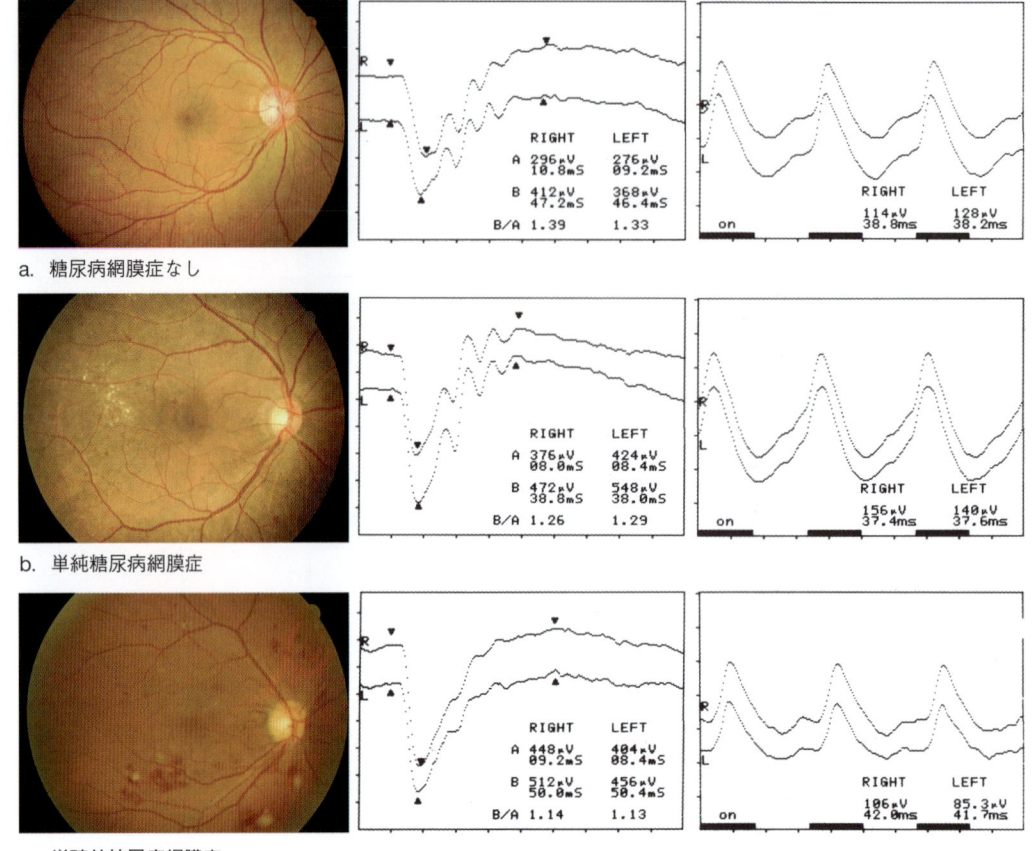

b. 単純糖尿病網膜症

c. 増殖前糖尿病網膜症

図2　各病期の糖尿病網膜症の所見（左図：眼底，中図：フラッシュERG，右図：フリッカERG）
単純糖尿病網膜症（b）まではERGは正常であることが多いが，増殖前糖尿病網膜症（c）になるとフラッシュERGの律動様小波が減弱し，フリッカERGの頂点潜時が延長する．増殖糖尿病網膜症（d）になるとb波が減弱し，網膜虚血が強い場合にはnegative ERGとなる．なお，汎網膜光凝固を施行するとERGのすべての成分が減弱するが，a波とb波の振幅比は影響を受けない（f）．

動様小波，図1）．そのうちa波は視細胞を中心とする網膜外層からの反応で，b波は双極細胞，Müller細胞などの網膜中層からの反応，律動様小波はアマクリン細胞などの内網状層あたりからの反応である．糖尿病網膜症では網膜血管の血流障害がその本態であるので，網膜循環の支配を受ける律動様小波が最初に減弱しやすく，網膜虚血が進行するとb波が減弱してa波よりも小さくなり，negative ERGとなる（図1, 2）．

一方，フリッカERGは，30-Hz程度で点滅するストロボ光により記録したERGで，錐体，特にL-錐体（旧：赤錐体）とM-錐体（旧：緑錐体）からの反応である（図2）．最近，特にわが国では，フラッシュERGもフリッカERGも，従来のストロボ光刺激にかわって発光ダイオードによる光刺激によるものが普及してきた．

1. 網膜症　39

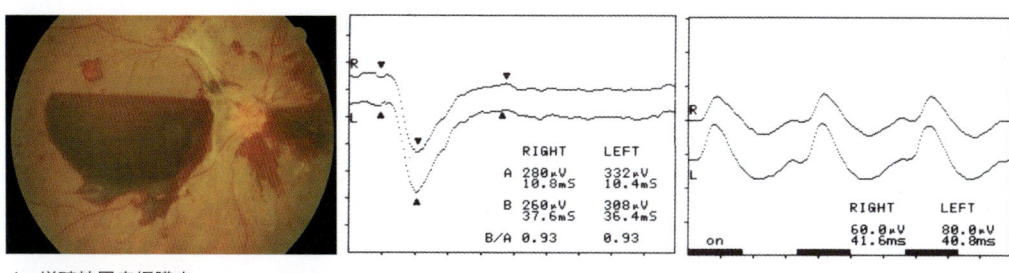

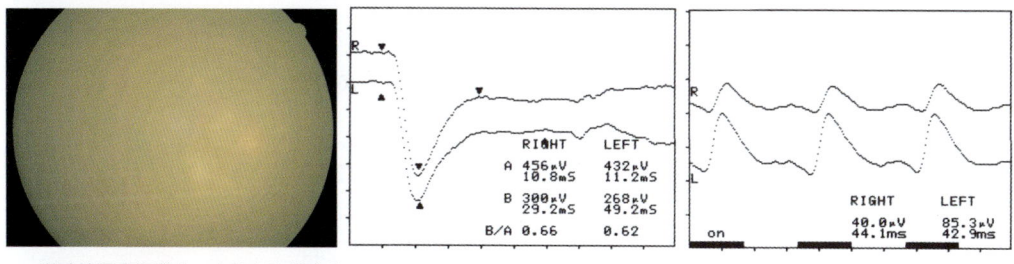

d. 増殖糖尿病網膜症

e. 増殖糖尿病網膜症＋血管新生緑内障

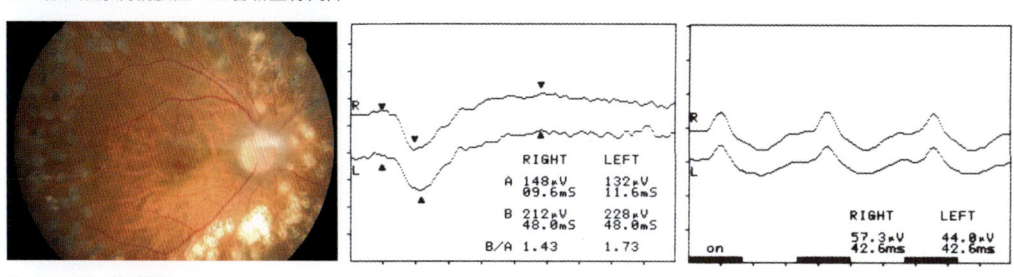

f. レーザー治療後

図2のつづき（左図：眼底，中図：フラッシュERG，右図：フリッカERG）

病期によるERGの変化（図2）[*2]

網膜症をもたない糖尿病患者：網膜症がない場合，ERGの多くは正常であるが，なかには振幅が増大して"supernormal ERG"となる場合がある．このsupernormal ERGは，網膜が低酸素状態にあることを示している．

単純糖尿病網膜症：網膜症を発症するとERGも異常を示す．初期には正常〜supernormalであるが，進行すると律動様小波が減弱してくる．

増殖前糖尿病網膜症：フラッシュERGの律動様小波が減弱し，フリッカERGの頂点潜時が延長する．フリッカERGの頂点潜時は網膜循環の状態をよく反映し，これの頂点潜時が延長している症例ではフルオレセイン蛍光眼底造影検査で無灌流領域が検出されることが多く，その場合にはレーザー治療の適応となる．

増殖糖尿病網膜症：フラッシュERGの律動様小波が記録されなく

[*2] supernormal ERG, negative ERG, subnormal ERG, non-recordable ERGなどのERGの分類については，本シリーズ"14. 網膜機能検査 A to Z"の"全視野ERG：さまざまな網膜疾患におけるERG"の項を参照されたい．

なり，さらに網膜虚血が進行するとb波が減弱して"negative ERG"を示す．牽引性網膜剝離を起こすとa波が減弱してsubnormal型からnon-recordableとなる．

レーザー治療とERG（図2）

レーザー治療を行うと視細胞の数が減少するのでa波とそれに続くb波が減弱してsubnormal型となるが，その振幅比（b/a比；正常は1.0以上）には影響しない．したがって，レーザー治療後の網膜症でもb/a比が小さくなって1.0以下になると（negative ERG），網膜虚血が強いことを示す．

手術前検査としてのERG

硝子体出血などで糖尿病網膜症の状態が把握できない場合にERG検査は特に有用である．律動様小波の減弱が著しい場合には，進行した糖尿病網膜症の存在が示唆される．特に，律動様小波だけではなくb波の減弱も著しく，negative型ERGを示す場合は，網膜虚血が非常に強くて血管新生緑内障を発症するリスクが高いことを示唆する．

まとめ

糖尿病網膜症におけるERGの変化を要約すると，図3のようになる．

律動様小波が減弱しているケースはレーザー治療が必要な場合が多く，b波が減弱している場合には網膜虚血が進行して血管新生緑内障のリスクが高いことを示す．特に眼底が見えない手術前症例については，術前にERG検査を行うと，網膜の状態を把握することが可能で，術後合併症を予測することができる．

（國吉一樹）

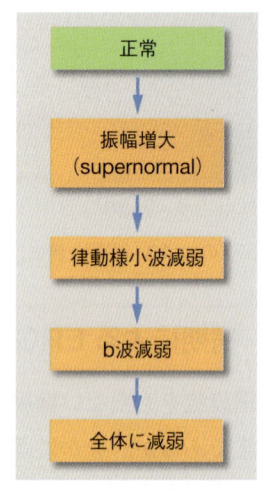

図3 糖尿病網膜症におけるERGの変化

正常
↓
振幅増大（supernormal）
↓
律動様小波減弱
↓
b波減弱
↓
全体に減弱

カコモン読解 第18回 一般問題16

疾患とERG所見の組合せで正しいのはどれか．3つ選べ．

a Stargardt-黄色斑眼底群————早期から平坦化
b 網膜中心動脈閉塞症————陰性型
c 若年網膜分離症————a波の減弱
d 糖尿病網膜症————早期からの律動様小波の減弱
e 小口病————b波の減弱

解説 ERG (electroretinogram；網膜電図) は，網膜に対する光刺激による網膜全体から発生する電位変化を角膜上の電極から記録する．ERG 検査の目的は，中間透光体混濁で眼底透見不能の場合や変性疾患，網膜循環障害などの診断および機能異常の評価に用いられる．暗順応下フラッシュ刺激による応答（杆体＋錐体）は陰性波の a 波（視細胞および視細胞外節由来），これに続く陽性波である b 波（双極細胞に由来）および b 波の上行脚にみられる律動様小波（アマクリン細胞を含む内層に由来）の三つの成分からなる．

a. Stargardt-黄色斑眼底群は進行すれば異常を認めることがあるが，初期は正常である．

b. 網膜中心動脈閉塞症では網膜内層を養っている網膜動脈が閉塞するので，a 波は認められるが，b 波や律動様小波は消失する（陰性型）．

c. 若年網膜分離症は網膜神経線維層の分離であり，ERG で a 波は正常で，b 波，律動様小波が減弱するため，陰性波を示す．周辺に網膜分離がなく，黄斑部の分離症のみの場合でもこの所見が認められる．

d. 糖尿病網膜症は網膜内層を養う毛細血管の循環障害であり，早期から律動様小波が減弱する特徴がある．

e. 小口病は通常の暗順応時間では b 波は減弱か，消失する．a 波も減弱する．しかし，長時間の暗順応では a 波，b 波とも増大する．

模範解答 b, d, e

（竹田宗泰）

非増殖糖尿病網膜症の治療／内科的治療

内科的治療のターゲットとなる因子

　糖尿病網膜症の発症（一次予防）と進展（二次介入）には，血糖，血圧，脂質など多くの因子が関与していることが明らかになってきている．JDCS（Japan Diabetes Complications Study）では，網膜症進展の有意なリスクファクターとしてヘモグロビンA_{1c}（HbA_{1c}）値が示され，また舟形町研究では網膜症発症のリスク因子として血糖値，年齢，BMI（body mass index；体格指数）が示された．

　海外における大規模臨床試験でも，非増殖性網膜症の状態は① 厳格な血糖コントロール，② 血圧コントロール，および③ 脂質コントロールなどの内科的治療によって，増殖網膜症への進行を阻止または遅らせることが示されている．

血糖コントロールの網膜症進展予防のエビデンス

DCCT（Diabetes Control and Complications Trial）[1]

対象：1,441例の1型糖尿病患者．糖尿病歴1～5年の網膜症を認めない726例（一次予防群）と，糖尿病歴1～15年の非増殖糖尿病網膜症715例（二次介入群）．

方法：患者を強化インスリン療法[*1]群と従来療法群に割りつけ，ETDRS（Early Treatment Diabetic Retinopathy Study）プロトコールに沿ってストロボ眼底写真を6か月ごとに撮影して網膜症の評価を行った．

結果：一次予防試験では，強化療法群で11.5％，従来療法群で54.1％に網膜症発症を認めた．二次介入試験では，強化療法群で17.1％，従来療法群で49.2％に網膜症進行を認めた．強化療法群では6か月および12か月の時点で早期悪化を認めたが，その後は回復傾向を示した．3年半の経過観察では，強化療法群は従来療法群の5分の1以下の網膜症発症率であった．強化療法群では，発症した後の改善率が従来療法群の2倍以上であった（図1）．

文献はp.244参照．

[*1] **強化インスリン療法**
持効型インスリンと速効型（超速効型）インスリンを組み合わせ，1日に3～4回の頻回注射を行う厳格なインスリン治療．近年では，1型糖尿病におけるCSII（continuous subcutaneous insulin infusion；持続皮下インスリン注入療法）も注目されている．

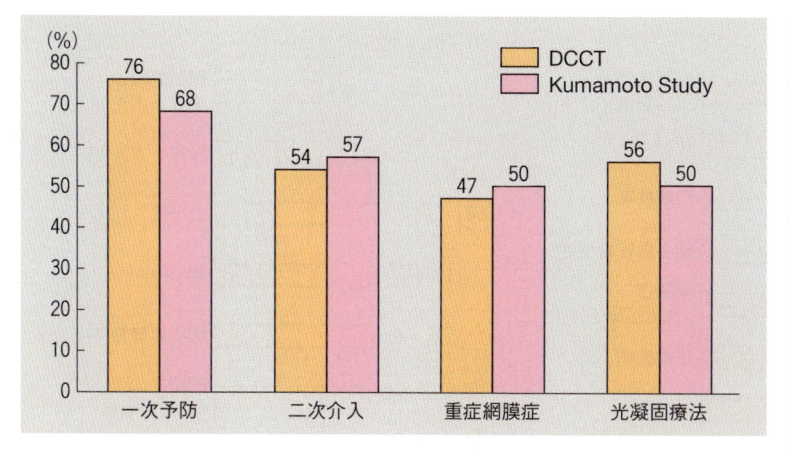

図1 厳格な血糖コントロールによる網膜症リスク軽減率（DCCTとKumamoto Studyとの比較）

Kumamoto Study[2]

対象：インスリン治療中の2型糖尿病患者110例のうち，一次予防群（網膜症なし，尿中アルブミン排泄量30mg/日未満）55例と二次介入群（単純網膜症を有し，尿中アルブミン排泄量300mg/日未満）55例．

方法：従来インスリン療法群（1日1〜2回の中間型インスリン注射）55例，強化インスリン療法群（1日3回以上のインスリン注射）55例にランダム化．一次予防群については糖尿病網膜症の発症，二次介入群についてはETDRSスケール*2 により二段階以上の進行をアウトカムとした．

結果：一次予防群，二次介入群ともに10年後の網膜症の累積悪化率は，いずれもインスリン強化療法群が有意な低値を示した（図1）．

UKPDS（United Kingdom Prospective Diabetes Study）[3]

対象：新たに診断された2型糖尿病患者5,102例のうち，3か月の食事療法の後に空腹時血糖が109mg/dL以上270mg/dL以下であった4,209例．

方法：非肥満患者（理想体重の120％以下の患者）をインスリンおよびスルホニル尿素（SU）薬による強化療法群と，従来治療群にランダム化．さらに120％以上の肥満患者をメトホルミン研究に組み込んだ．

結果：10年間以上の追跡により，従来治療群に比較して強化療法群では細小血管合併症が25％抑制され（$p=0.0099$），その大部分は光凝固療法施行の差によるものであった（HR〈ハザード比〉0.71, 95％CI〈信頼区間〉0.53-0.95）．強化療法群の薬剤間の有意差はみ

*2 **ETDRSスケール**
網膜光凝固の有用性を立証した米国の臨床試験"Early Treatment Diabetic Retinopathy Study"で用いられた糖尿病網膜症の病期分類法．網膜症なしの状態から増殖網膜症までを13段階に分類する．

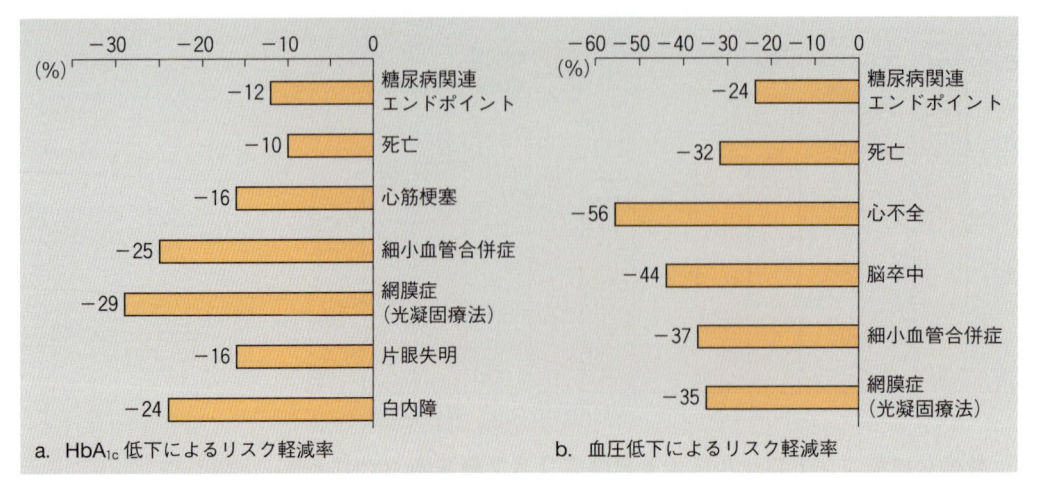

図2 UKPDS試験

a. HbA₁c低下によるリスク軽減率
- 糖尿病関連エンドポイント −12
- 死亡 −10
- 心筋梗塞 −16
- 細小血管合併症 −25
- 網膜症（光凝固療法） −29
- 片眼失明 −16
- 白内障 −24

b. 血圧低下によるリスク軽減率
- 糖尿病関連エンドポイント −24
- 死亡 −32
- 心不全 −56
- 脳卒中 −44
- 細小血管合併症 −37
- 網膜症（光凝固療法） −35

られなかった（図2a）．

まとめ：いずれのStudyにおいても，強化インスリン療法により良好な血糖コントロールを保つことが糖尿病網膜症の発症および進行をともに抑制することが示されている[*3]．

血圧コントロールの網膜症進展予防のエビデンス

UKPDS[4)]

対象：UKPDSの登録患者のうち，高血圧を有し眼底写真の得られた1,148例．

方法：厳格な血圧コントロール群（目標血圧＜150/85 mmHg）758例と，非厳格コントロール群（目標血圧＜180/105 mmHg）390例にランダム化．厳格コントロール群は，アンジオテンシン変換酵素（ACE）阻害薬（カプトプリル：400例）またはβ遮断薬（アテノロール：358例）を使用．

結果：厳格コントロール群では網膜症悪化，光凝固療法，失明の累積発生率すべてにおいて非厳格群より低かった．すべてのアウトカムに関して，ACE阻害薬とβ遮断薬に差はみられなかった（図2b）．

このことから，高血圧が糖尿病網膜症の進展に影響を及ぼし，厳格な血圧コントロールにより光凝固，失明などのアウトカムを減少させることが証明された．しかしながら，このStudyではACE阻害薬の有利性は示されていない．

DIRECT（Diabetic Retinopathy Candesartan Trials）[5,6)]

RA系阻害薬[*4]については，すでに腎保護作用には確立されたエビデンスがあり，現在では糖尿病患者のみならず高血圧治療の第一

[*3] ただし，DCCT Studyでは強化療法群で早期悪化が起こりうることが同時に示唆されており，特に長期間の血糖コントロール不良症例や，中等度の網膜症を有する症例のインスリン導入時には注意が必要である．そのような症例では頻回の眼底検査を行うこと，特にHbA₁c値が高い症例で網膜症が急激に進行するようであれば，強力なインスリン治療はレーザー治療終了まで控えたほうがよいとされている．

[*4] **RA系阻害薬**
レニン-アンジオテンシン系阻害薬．ACE（アンジオテンシン変換酵素）阻害薬とARB（アンジオテンシンⅡタイプ1受容体拮抗薬）がある．アルドステロン分泌抑制や平滑筋への直接作用などにより，臓器保護に働くとされている．近年，腎保護作用については強いエビデンスが示された．

表1　DIRECT試験でみられたカンデサルタン投与による網膜症リスクの軽減

		カンデサルタン群	プラセボ群	ハザード比（95％信頼区間）	p値
Prevent 1	網膜症発症	25％	31％	0.82（0.67-1.00）	0.058*
	最終ETDRSレベルの改善：オッズ比1.16（95％CI 1.05-1.30），$p=0.0048$				
Protect 1	網膜症進展	13％	13％	1.02（0.80-1.31）	0.8487
	最終ETDRSレベルの改善：オッズ比1.12（95％CI 1.01-1.25），$p=0.0264$				
Protect 2	網膜症発症	17％	19％	0.87（0.70-1.08）	0.1994
	網膜症改善	19％	14％	1.34（1.08-1.68）	0.0091
	最終ETDRSレベルの改善：オッズ比1.17（95％CI 1.05-1.30），$p=0.003$				

*二次評価として発症を"ETDRS 3段階以上の変化"とすると，カンデサルタン群で有意に低下する．

選択薬としての地位を確立している．そこでアンジオテンシンII受容体拮抗薬の網膜症発症率の減少効果，および進展抑制効果を検討したものがDIRECT試験である．

対象：正常アルブミン尿・正常血圧の1型糖尿病患者で，網膜症を有さない1,421例（Prevent 1）および網膜症を有する1,905例（Protect 1）．また，正常アルブミン尿・正常血圧または治療中の高血圧を有し，軽度～中等度の網膜症を認める2型糖尿病患者1,905例（Protect 2）．

方法：各試験対象者ごとにカンデサルタン群，プラセボ群にランダム化し，網膜症の発症および進展（ETDRSスケールによる評価）について検討された．

結果：1型糖尿病患者では，網膜症の進展に有意差は認めなかったが，網膜症発症の二次評価にてカンデサルタン群での有意な低下を認めた．2型糖尿病患者では網膜症の発症には有意差はなかったが13％減少させ，また，すでに存在する網膜症においてカンデサルタン群で有意な改善効果が認められた（表1）．

この試験では，カンデサルタン群とプラセボ群での血圧レベルの差がわずかであったことから，糖尿病網膜症抑制・改善効果は血圧コントロールのみの影響にとどまらず，RA系抑制によってアンジオテンシンII受容体作用が低下し，VEGF（vascular endothelial growth factor；血管内皮増殖因子）の低下や虚血性病変の改善などの臓器保護作用が関与していると考えられる．RA系阻害薬の臓器保護効果が，網膜症についても認められることが示唆された．

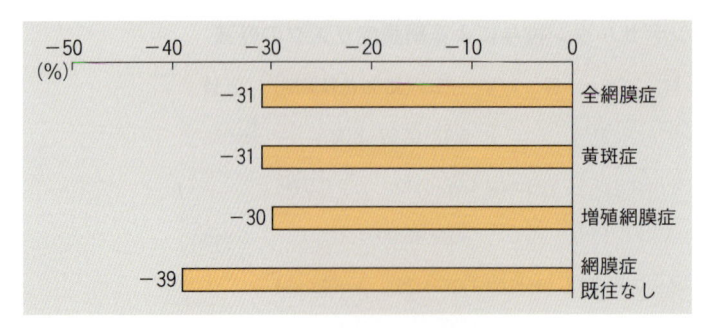

図3 FIELD試験における網膜症光凝固療法の減少

- 全網膜症 −31
- 黄斑症 −31
- 増殖網膜症 −30
- 網膜症既往なし −39

脂質コントロールの網膜症進展予防のエビデンス

FIELD(Fenofibrate Intervention and Event Lowering in Diabetes)[7]

対象：脂質低下治療を行っていない2型糖尿病患者9,795例.

方法：フェノフィブラート200 mg/日群4,895例と，プラセボ群4,900例にランダム化し，糖尿病網膜症に対するレーザー治療の実施状況を追跡.

結果：フェノフィブラート群は，プラセボ群に対して網膜症に対する初回レーザー治療が有意に少なかった（HR 0.69, 95%CI 0.56-0.84）（図3）．また，眼底所見正常〜軽度の非増殖性網膜症でレーザー治療の適応のない患者1,012例を対象にしたサブ解析では，ベースに網膜症のある患者における一時エンドポイント（ETDRSスケールによる二段階の進行），および探索的複合エンドポイント（網膜症二段階の進行，黄斑浮腫の発症，レーザー治療）ともに，フェノフィブラート群が有意に少なかった（図4）．

この研究においても，フェノフィブラート群，プラセボ群の比較において血漿脂質値には有意差がみられなかった．つまり，相対リスク約30%もの改善効果は血清脂質には依存しておらず，フィブラートそのものの臓器保護，血管保護効果によるものと考えられ，その機序の解明が待たれるところである．

そのほかの内科的治療

網膜症そのものに対する内科的治療に関しては，現在その有効性を確実にするエビデンスは示されていない．しかし，単純網膜症の時期に血管強化薬や循環改善薬，血栓溶解薬，血小板凝集抑制薬などが補助的に用いられることがある．

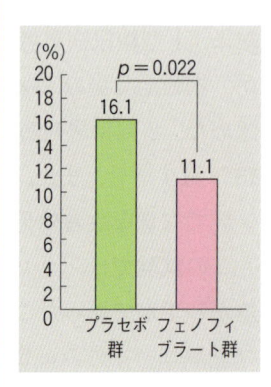

（藤原真子，松原修司）

図4 FIELD眼科領域サブ試験における複合エンドポイント発生率

- プラセボ群 16.1%
- フェノフィブラート群 11.1%
- p = 0.022

クリニカル・クエスチョン

非増殖糖尿病網膜症の治療／腎症と網膜症の因果関係について教えてください

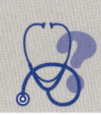

Answer 糖尿病腎症と網膜症は微小循環障害を生じる点で類似性がありますが，全身の循環動態の影響を受けるため，それぞれの直接的な因果関係を証明するのは難しいと考えます．ただし，重症例では同時期の悪化が起こりうるので，眼底所見の増悪をみた場合には眼科医であっても腎機能を含めた全身状態の把握に努めるべきです．

クエスチョンの背景

　糖尿病腎症は，糖尿病網膜症，糖尿病神経障害とともに糖尿病の三大合併症である．糖尿病網膜症が成人における主要な失明原因であるのに対し，糖尿病腎症は主要な透析導入の原因となっている．つまりこれは，糖尿病に罹患している限り，この両者を注意してみていかなければ，いずれは重大な合併症を引き起こすことを示している．ただし，腎症については内科で，網膜症については眼科で別個に評価されているため，その両者の因果関係についてはわかっていないことも多い．本項では，網膜症と腎症の発症メカニズムの相違点を検討し，因果関係について考察する．

アンサーへの鍵

VEGF 産生：糖尿病網膜症の発症の根本は，高血糖による糖代謝異常が網膜毛細血管における微小循環障害を生じることである．細胞内の糖代謝異常に伴う血管内皮増殖因子（vascular endothelial growth factor；VEGF）産生と，循環障害による虚血に伴う VEGF 産生が相まって血管透過性亢進，血管閉塞などを生じ，最終的には血管新生が生じる．一方，腎臓においては正常な状態でも VEGF 産生が起こっており，恒常性の維持に貢献しているとされ，VEGF を抑制しても腎機能障害を生じる．このことはベバシズマブの全身投与により糸球体内皮細胞障害が起こり，浮腫，蛋白尿および高血圧が生じることでも明らかである[1]．ただし糖尿病腎症においては，網膜症と同様に糸球体における異常血管が出現していることが病理的に示されており，同時に VEGF の過剰産生が起こっていることも報

文献は p.244 参照．

a.　　　　　　　　　　　　　　　b.

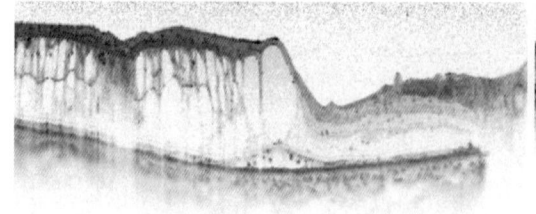

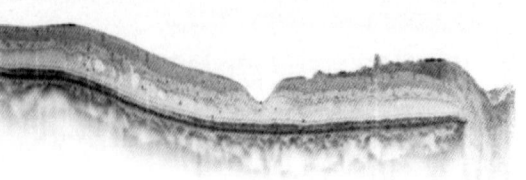

図1　糖尿病黄斑浮腫の光干渉断層計（58歳，男性）
a. 黄斑部を含む黄斑浮腫が観察される．
b. 入院し，血糖コントロールにより黄斑浮腫が改善．

告されている[2,3]．これは腎症において VEGF が一定の役割を果たしていることを示しているが，腎症発症機序は網膜症のそれより複雑で不明な点が多い．最近ではレニン−アンジオテンシン系（renin-angiotensin system；RAS）活性亢進が腎症増悪に関与するとされているが[4]，一方で網膜にも RAS に関する多くの分子が発現しており（眼内組織 RAS），これを介した VEGF 産生が網膜症の悪化に影響することも報告されている[5,6]．これらの報告により，網膜症および腎症の増悪における VEGF 産生に関連して両者の類似点が示されてはいるが，直接的な因果関係の証明は困難である．

その他の考えられる共通関連因子：臨床的には，微量アルブミン尿，蛋白尿，血清クレアチニン値と網膜症の関係が報告されている．Wisconsin Epidemiologic Study of Diabetic Retinopathy（WESDR）では，尿中アルブミン陽性患者では網膜症の有病率が高いことや，蛋白尿が増殖糖尿病網膜症および黄斑浮腫の危険因子であることが示されている[7]．Atherosclerosis Risk In Communities Study（ARIC Study）[8]や田宮ら[9]，武田ら[10]の報告でも，血清クレアチニン値などの腎症と網膜症の関連が示唆されている．

診療でみられる関連する所見・症状：日常診療では，糖尿病黄斑浮腫の症例で全身状態の改善に伴い網膜浮腫が軽快すること（図1）[11]や，人工透析導入後に網膜症の進行が抑制されることをしばしば経験する（図2）[12]．また，高血圧を合併している場合に網膜症がさらに増悪することが知られている．筆者らは，腎性高血圧があり漿液性網膜剥離を伴う高血圧網膜症を呈した症例で脈絡膜が肥厚していることを経験したが，これも全身状態が脈絡膜循環を介して網膜へ影響していることを示していると思われる．以上のことは腎症自体の網膜症との因果関係も示唆されるが，実際には腎症に伴う浮腫や高血圧などの全身の循環動態が網膜症の進行にも複合的に関連して

a.

b.

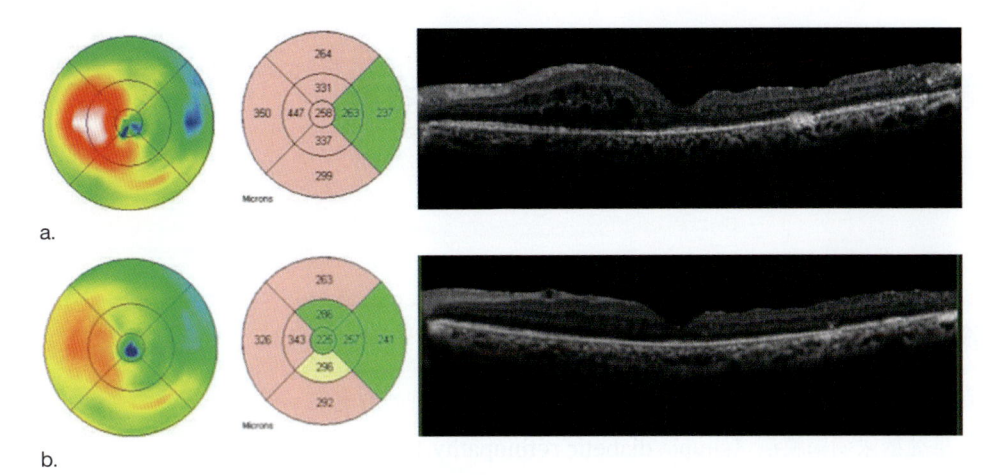

図2 透析導入により改善した糖尿病黄斑浮腫（63歳，男性）
透析導入により1か月で黄斑浮腫が改善．
a．透析前．黄斑浮腫が特に黄斑鼻側に観察できる．
b．透析導入後．黄斑浮腫が透析前と比較して改善している．

いると考えられる[*1]．眼科医といえども患者の眼の状態だけでなく内科的治療の現状についても，問診や紹介状などである程度把握していることが大事である．

> [*1] 血圧が低い高齢者においては，網膜症と腎症の進行度が異なるとする報告もあるので，注意が必要である[13]．

アンサーからの一歩

　糖尿病の合併症である腎症と網膜症は，臨床の現場では重症例であればあるほど，それぞれが単独で起こるわけではなく，両者とも同時に発症しており，症例によっては腎症の悪化が網膜症の進行を促進しているような印象を受けることもある．しかし，その両者ともが微小循環障害を起源として発症しているため，その因果関係を別個に証明することは難しい．むしろ眼科医としては糖尿病患者の網膜で起こっている変化が全身の微小循環の場でも生じていることを意識し，眼所見の悪化があれば即治療・即手術を検討する前に全身状態の把握に努める必要があると思われる．

（丸子一朗）

非増殖糖尿病網膜症の治療／眼科治療

糖尿病網膜症の分類

　糖尿病網膜症は，主に網膜無灌流領域の有無と，新生血管の有無によって，単純糖尿病網膜症（simple diabetic retinopathy；SDR），増殖前糖尿病網膜症（pre-proliferative diabetic retinopathy；PPDR），増殖糖尿病網膜症（proliferative diabetic retinopathy；PDR）の病期に分類される．本項では，このうちの非増殖糖尿病網膜症，すなわち単純糖尿病網膜症，増殖前糖尿病網膜症の各病期における眼科的治療について述べる．

単純糖尿病網膜症

病態：糖尿病網膜症は，まず微小血管の循環障害に端を発する．長期にわたる血液性状の変化や代謝異常により，網膜毛細血管の基底膜の肥厚および周辺細胞の消失，血管内皮細胞の増殖などが起こる．これによって血管壁が脆弱化し，毛細血管瘤を形成したり，血管外に漏出した血液成分が網膜出血をきたしたり，血漿成分が網膜浮腫をきたしたりする．漏出したリポ蛋白やフィブリノーゲンが集積すると，黄白色の境界明瞭な硬性白斑となる．この時点では網膜無灌流領域や新生血管はなく，単純糖尿病網膜症の病期である（図1）．

治療：この病期においては，積極的な眼科的治療の適応となることは少ないが，的確な血糖のコントロールによって網膜症の進行を可能な限り抑制する必要がある．1型糖尿病に対するDCCT（Diabetes Control and Complications Trial）やEDIC（Epidemiology of Diabetes Interventions and Complications），2型糖尿病に対するUKPDS（United Kingdom Prospective Diabetes Study）やJDCS（Japan Diabetes Complications Study），Kumamoto Studyなどの大規模スタディによって厳格な血糖コントロールが網膜症の予後を改善することが示されている．一方，急激な血糖コントロールが網膜症を増悪することもよく知られているが，それを意識しすぎてコントロールが不十分となることもあるので，適宜内科医と連携をとることが重要である．

1. 網膜症　51

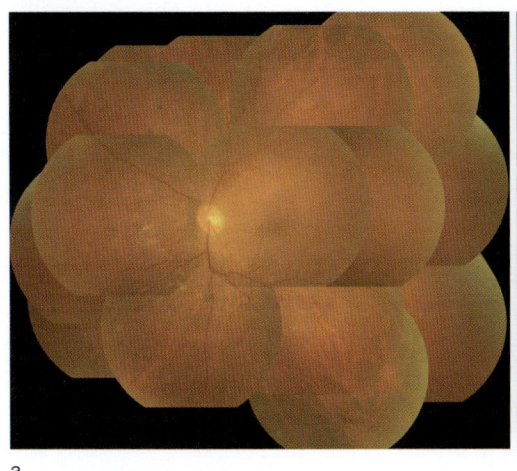

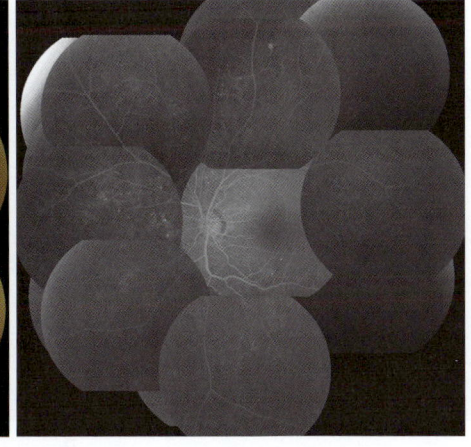

a.　　　　　　　　　　　　　　　　　　　　b.
図1　単純糖尿病網膜症
a. パノラマ写真．視神経乳頭鼻側を中心に，点状〜斑状の網膜出血と硬性白斑を認める．
b. 蛍光眼底造影写真．毛細血管瘤に一致した点状の過蛍光を認めるが，網膜新生血管や無灌流領域を認めない．

　また，単純糖尿病網膜症の時点では視力障害などの自覚症状をきたすことは少ないため，患者の病識が十分に得られていないことが多い．その結果，眼科受診を怠り，増殖糖尿病網膜症に進行してしまうケースが現在でも数多くみられる．筆者の施設の調査では，硝子体手術が必要となった患者のうち，内科から眼科受診を奨められていたものの本人が放置していたものが36.6％，内科受診をしていながら眼科受診を奨められていなかったものが16.0％あった[1]．血糖コントロールにより網膜症の進行が抑制できる可能性の高いこの病期では，内科医と眼科医の綿密な連携を行うことで早期に眼底検査を施行し，まず網膜症を早期に発見する必要がある．

　糖尿病網膜症の発症，進行の予防についてエビデンスのある薬剤は現在のところは存在せず，PKCβ (protein kinase Cβ) 阻害薬による血管透過性亢進や眼血流低下抑制による効果，レニン-アンジオテンシン系抑制薬の降圧作用以外の機序による網膜症進行予防などが期待されているが，現状では循環改善薬などの投与による血流改善を期待した補助的な治療にとどまっている[*1]．

文献はp.245参照．

[*1] 従前より使用されている循環改善薬のなかでもカリジノゲナーゼのように，血流改善作用に加えて抗VEGF作用ももちあわせており[2]，糖尿病黄斑浮腫が軽減するというデータ[3]が最近示され，再び注目されているものもある．

増殖前糖尿病網膜症

病態：単純糖尿病網膜症が進行し，網膜毛細血管内に血栓が形成することによって血管閉塞が生じ，網膜無灌流領域が形成される．毛細血管の閉塞による限局性の網膜神経線維層の梗塞が引き起こす軟性白斑や，網膜無灌流領域の辺縁にみられる毛細血管の不規則な蛇

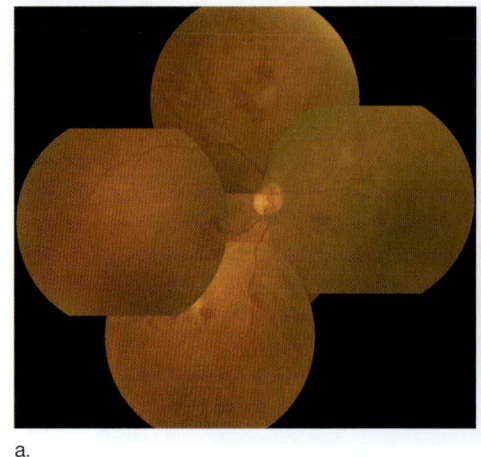

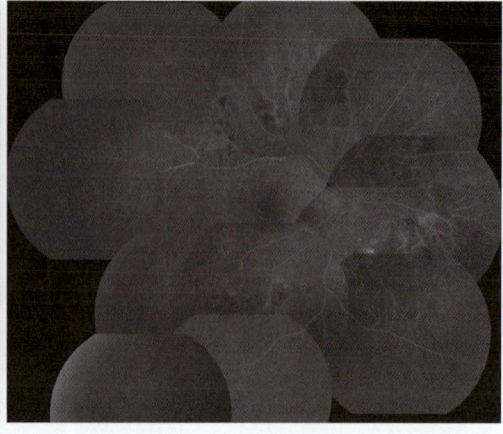

図2 増殖前糖尿病網膜症
a. パノラマ写真．しみ状網膜出血，軟性白斑の散在，静脈の拡張蛇行を認める．
b. 蛍光眼底造影写真．視神経乳頭鼻側を中心に無灌流領域が散在し，IRMA を認めるが，網膜新生血管は認めない．
IRMA：intraretinal microvascular abnormalities（網膜内細小血管異常）

行・拡張で，細静脈とのシャント血管と考えられている網膜内細小血管異常（intraretinal microvascular abnormalities；IRMA），静脈の不規則な収縮による静脈の数珠状拡張やループ形成などの所見が出現する．この時点では，網膜無灌流領域はあるものの新生血管はなく，増殖前糖尿病網膜症の病期である（図2）．

治療：この病期における眼科的治療としては，フルオレセイン蛍光眼底造影検査（FA）を施行して網膜無灌流領域（non perfusion area；NPA）を正確に検出し，必要に応じて光凝固を施行する．網膜無灌流領域をレーザーで破壊することにより酸素需要を減少させ，虚血網膜からの血管内皮増殖因子（vascular endothelial growth factor；VEGF）などの放出を抑制することが，光凝固の奏効機序とされている．

無灌流領域が限局している症例では，無灌流領域に選択的に局所光凝固を行う．無灌流領域が3象限以上の広範囲にわたる症例では汎網膜光凝固を行うことが多い．通常，1〜2週間の間隔をあけて4〜5回に分けて施行する．短期間に多数の光凝固を施行することは黄斑浮腫発生の誘因となるため避けるべきである．

このような光凝固を局所と汎網膜に使い分けて PPDR から PDR への進行を予防する，という考えかたは，1994年に厚生省（当時）より示された『光凝固適応と実施基準』（表1）[4]に基づいた考えかたであり，わが国の眼科医に広く浸透しているが，明確なエビデンスに基づくものではなかった．一方，諸外国では ETDRS（Early Treatment Diabetic Retinopathy Study）分類で "very severe non

表1 糖尿病網膜症の光凝固適応および実施基準 (抜粋)

単純網膜症では，黄斑浮腫の予防ないし治療，および増殖化の予防が主要な目的である．具体的には，蛍光眼底造影で網膜血管に透過性亢進があり，特に黄斑またはその近接部位に透過性亢進があり，視力に影響しているときには積極的に光凝固が奨められる．眼底中間部に無血管領域があるときには増殖前の状態である可能性が大きいので，この部位への光凝固を加える必要がある．

病型		検眼鏡的所見	蛍光造影所見	光凝固対象部位	備考
単純網膜症		（黄斑症は別項参照）			
		びまん性網膜浮腫	広範な血管拡張と透過性亢進	後極部を除く病巣部位	増殖前網膜症に移行しやすい
増殖前網膜症	急性型	軟性白斑の多発と血管異常（網膜内細小血管異常または静脈数珠状拡張）	血管拡張と透過性亢進が目立つ病巣部位は網膜全体あるいは後極部	黄斑を除く病巣部位	軟性白斑のみが主要な所見の場合は光凝固非適応
	慢性型	白線化血管 網膜内細小血管異常	広範な血管閉塞	血管閉塞域	硝子体剝離があれば増殖しにくい

（清水弘一：分担研究報告書 汎網膜光凝固治療による脈絡膜循環の変化と糖尿病血管新生緑内障のレーザー治療ならびに糖尿病網膜症の光凝固適応および実施基準．平成6年度糖尿病調査研究報告書．厚生省：1995．p.346-349．）

proliferative retinopathy" に分類される，網膜内細小血管異常，網膜出血，毛細血管瘤，数珠状静脈異常が明らかにみられるものより進行したものについて，エビデンスに基づいて汎網膜光凝固が推奨されている[5]ため，一般的にPDRの進行を抑止する目的でやや進行した病期に汎網膜光凝固のみが行われている．

しかし先日，PPDRの段階でNPAに対する局所光凝固のPDRへの進展の予防効果について，日本糖尿病眼学会が行った大規模スタディが発表された[6]．これは，FAで1乳頭径以上のNPAを複数認めるPPDRの患者36例を，局所光凝固を施行したグループ（PC群13例），施行しなかったグループ（non-PC群23例）として，観察期間を36か月と設定したところ，観察期間中に14例（39％）がPDRに進行したが，non-PC群で52％（12/23），PC群で15％（1/13），とPDRに進行した割合はnon-PC群で有意に高値を示し，両群間で視力に有意差を認めなかった，というものであった．この結果から，PPDRの時点で局所網膜光凝固を施行することでPDRへの進行を有意に抑えられることが示された．また，汎網膜光凝固では，視野の狭窄や視力低下などの合併症のリスクが局所光凝固と比較して有意に高いとされている[7,8]が，局所光凝固では視力障害をきたさないということが示された．この臨床試験の結果を踏まえたPPDRの治療方針を**表2**にまとめる．これらがエビデンスに基づいたものといえるであろう．

（石﨑英介）

表2 PPDRの治療方針

1. 必ずFAを施行してNPAの存在を確認
2. 1乳頭径以上のNPAが複数確認された時期に，局所網膜光凝固を開始
3. 6か月ごとにFAを施行し，無灌流領域の拡大の有無を確認

増殖糖尿病網膜症の治療／汎網膜光凝固の適応

これまでの経緯

　レーザー治療の歴史をひもとくと1957年にキセノン光凝固装置が市販され，1960年代にMeyer-Schwickerathらにより糖尿病網膜症に対する治療法として用いられはじめた[1]．

　その後，1971年にアルゴンレーザーが市販されるようになり，周辺部網膜への間接的な凝固による新生血管の退縮が報告され，糖尿病網膜症に対する網膜光凝固の有用性が示された（図1）[2]．1973年には，わが国の施設にも導入されるようになり，糖尿病による失明を阻止する治療として現在では広く日常診療に用いられている．

文献はp.245参照.

目的

　網膜光凝固の目的は大きく二つあり，一つは新生血管の発生の予防とそれを消退または活動性を低下させることで，増殖前網膜症，増殖網膜症が対象となる．もう一つは細小血管や毛細血管瘤からの血漿成分の漏出を防止することで，主に網膜浮腫，特に黄斑浮腫が対象となる．汎網膜光凝固の目的は前者であり，この項では汎網膜光凝固を中心に選択的光凝固を含め，前者を目的とした網膜光凝固の適応について述べる．

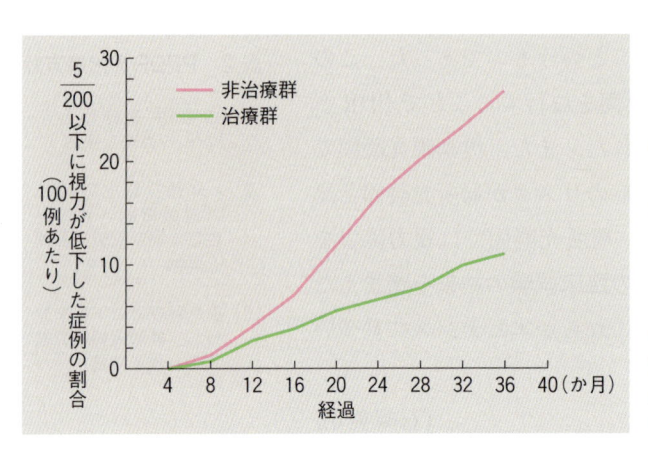

図1　糖尿病網膜症に対する網膜光凝固治療の効果
網膜光凝固治療が糖尿病網膜症の進行を抑制することを示している．網膜光凝固治療をした群が，5/200以下の著明な視力低下をきたす率がより低かった．
（Diabetic Retinopathy Study Research Group：Phtotocoagulation treatment of proliferative diabetic retinopathy. The second report of diabetic retinopathy study findings. Ophthalmology 1978；85：82-106.）

表1 糖尿病網膜症の光凝固適応

1	単純網膜症では，黄斑浮腫の予防ないし治療，および増殖化の予防が主要な目的である． 具体的には，蛍光眼底造影で網膜血管に透過性亢進があり，特に黄斑またはその近接部位に透過性亢進があり，視力に影響しているときには積極的に光凝固が奨められる． 眼底中間部に無血管領域があるときには，増殖前の状態である可能性が大きいので，この部位への光凝固を加える必要がある．
2	増殖網膜症では，新生血管の退縮および新しい新生血管の発生予防が光凝固の主目的になる．新生血管そのものを直接凝固することは必要ではなく，蛍光眼底造影で発見される無血管領域を主対象とし，無血管領域が3象限以上に存在する場合などでは，汎網膜光凝固を実施する． 虹彩ルベオーシスのある場合にも，増殖網膜症に準じた扱いをする．
3	すでに硝子体網膜間に癒着があり，牽引性網膜剥離や硝子体出血が発症しているときには，光凝固のみではこれを治療しがたい． 光凝固のみで糖尿病網膜症すべてを有効に治療できると過信してはならず，このような場合には，硝子体手術を前提として光凝固を実施する．

以上の原則に基づいた光凝固の実施基準を**表2**に具体的にまとめた．

(厚生省：汎網膜光凝固治療による脈絡膜循環の変化と糖尿病血管新生緑内障のレーザー治療ならびに糖尿病網膜症の光凝固適応および実施基準．平成6年度糖尿病調査研究報告書．1995．p.346-349．)

作用機序

糖尿病網膜症では，虚血により血管内皮増殖因子（vascular endothelial growth factor；VEGF）などのケミカルメディエーターの活性が増強され，血管新生，血管透過性亢進などを引き起こすとされている．虚血網膜を光凝固することにより網膜の酸素需要量が相対的に低下，また，網膜色素上皮，網膜外層が光凝固されることにより脈絡膜循環が改善し，脈絡膜血管から網膜内層への酸素供給が高まることにより虚血が改善され，虚血網膜が誘導するといわれるケミカルメディエーターが減少し，その結果，新生血管の発生の予防，退縮が得られると考えられている．また，虚血網膜がこれらのケミカルメディエーターを分泌していると考えられており，光凝固により虚血網膜自体を破壊することによって，ケミカルメディエーターの分泌を抑制することができるのではないか，とも考えられている．

光凝固適応および実施基準

1994年に糖尿病網膜症に対する光凝固の適応および実施基準が厚生省（当時）から示された（**表1, 2**）[3]．わが国における光凝固の適応の標準的なものと考えられる．この実施基準からいえる確実な汎網膜光凝固の適応とは，増殖網膜症，隅角および虹彩新生血管，フルオレセイン蛍光造影検査にて無血管領域が3象限以上に存在する場合，ということになる．

表2　糖尿病網膜症の光凝固実施基準

病型	検眼鏡所見	蛍光造影所見	光凝固対象部位	備考
単純網膜症	（黄斑症は別項参照）			
	びまん性網膜浮腫	広範な血管拡張と透過性亢進	後極部を除く病巣部位	増殖前網膜症に移行しやすい
増殖前網膜症	急性型 軟性白斑の多発と血管異常（網膜内細小血管異常または静脈数珠状拡張）	血管拡張と透過性亢進が目立つ病巣部位は網膜全体あるいは後極部	黄斑を除く病巣部位	軟性白斑のみが主要な所見の場合は光凝固非適応
	慢性型 白線化血管 網膜内細小血管異常	広範な血管閉塞	血管閉塞域	硝子体剥離があれば増殖化しにくい
増殖網膜症	新生血管	広範な血管閉塞 新生血管からの蛍光漏出	血管閉塞域 （汎網膜光凝固）	硝子体出血はいつでも起こりうる
	線維増殖合併	同上	同上（増殖膜は除く）	
	硝子体牽引合併	同上	同上（網膜剥離部は除く）	硝子体手術を前提
黄斑症	単純浮腫（びまん性）	黄斑周囲のびまん性透過性亢進	格子状光凝固	黄斑症以外の周辺部にも注意を払う 黄斑牽引病変は手術適応
	単純浮腫（限局性）	毛細血管瘤	病巣部位	
	囊胞様黄斑浮腫	囊胞造影	びまん性の蛍光漏出は格子状光凝固 限局性の蛍光漏出は病巣凝固	
	輪状網膜症	硬性白斑内の異常血管	異常血管	黄斑から離れていれば不要
	脂質沈着	透過性亢進	病巣および格子状凝固	
	虚血性黄斑症	黄斑部血管閉塞	非適応	
隅角および虹彩血管新生		広範な血管閉塞 循環遅延	汎網膜光凝固	隅角閉塞の程度により、ほかの治療を併用

糖尿病網膜症で光凝固を実施するにあたっては，事前に硝子体観察と蛍光眼底造影を行うことが望ましい．光凝固を実施するにあたっては，起こりうる合併症に関して患者に十分な説明を行う．また，どのような状態に対し，どのような光凝固を行ったかを，その後の経過を含めて内科主治医に連絡するのが望ましい．

（厚生省：汎網膜光凝固治療による脈絡膜循環の変化と糖尿病血管新生緑内障のレーザー治療ならびに糖尿病網膜症の光凝固適応および実施基準．平成6年度糖尿病調査研究報告書．1995．p.346-349．）

ETDRS

　ETDRS（Early Treatment Diabetic Retinopathy Study）は糖尿病網膜症に対し，どの病期に汎網膜光凝固を行うのが適切かを検討した．軽症から重症の非増殖糖尿病網膜症（mild-to-severe nonproliferative diabetic retinopathy），あるいは初期の増殖糖尿病網膜症（early proliferative diabetic retinopathy）を有する患者を対象とし，

それぞれ片眼をランダムに早期汎網膜光凝固群と光凝固延期群に分けた．光凝固延期群については，4か月に1回の定期検査でハイリスクな増殖網膜症が見つかった場合，速やかに汎網膜光凝固が行われた．その結果，早期汎網膜光凝固群は，光凝固延期群に比べ，5/200を切る重篤な視力障害が若干抑制されていた．とはいえ，5年後の重篤な視力障害については，早期汎網膜光凝固群 2.6％，光凝固延期群 3.7％といずれも低率であった．結論として，汎網膜光凝固は視力，視野に対する有害な影響も観察され，注意深い経過観察が行えるのであれば，軽症あるいは中等度の非増殖糖尿病網膜症（mild or moderate nonproliferative diabetic retinopathy）には汎網膜光凝固は奨めず，より重症の場合に汎網膜光凝固が考慮されるべきであり，ハイリスクな増殖網膜症に至っている場合には汎網膜光凝固が遅れてはならない，としている．米国ではこれらの臨床試験の結果から，ETDRS分類で非常に重症な非増殖網膜症（very severe non-proliferative diabetic retinopathy）[*1] 以上に進行した病態での汎網膜光凝固を推奨している[4)]．

汎網膜光凝固の適応の実際

わかりやすくするために，単純網膜症，増殖前網膜症，増殖網膜症といった，臨床でよく用いられる病期分類で汎網膜光凝固の適応について述べてみる．

単純網膜症，軟性白斑のみを主要な所見とする増殖前網膜症は，汎網膜光凝固の適応とはならない．増殖前網膜症は，網膜内細小血管異常（intra-retinal microvascular abnormalities；IRMA）や静脈拡張，数珠状拡張，ループ形成といった静脈の異常が多発している場合，また，蛍光眼底造影検査を行って広範な血管閉塞がみられた場合には，増殖網膜症に移行する危険が非常に高いので汎網膜光凝固の施行が検討されるべきである．

増殖網膜症（網膜剥離部，増殖膜は除く）[*2] は，確実な汎網膜光凝固の適応である．また，広範な血管閉塞に起因した隅角および虹彩血管新生，すでに血管新生緑内障を発症している場合には，早急な汎網膜光凝固の適応となる．

適応の際に考慮すべき要因

網膜症の所見のみでいえば確実に光凝固を行う程度，考慮されるべき程度，非適応と分けられるが，さらには全身状態をはじめとす

[*1] **非常に重症な非増殖網膜症**
very severe non-proliferative diabetic retinopathy. 網膜内細小血管異常，網膜出血，毛細血管瘤，数珠状静脈異常が明らかにある．

[*2] 牽引性網膜剥離の部分や増殖膜を光凝固すると，医原性裂孔を生じる可能性がある．

るほかの要因が考慮され，本来の網膜光凝固の適応が考えられるべきである．明らかなエビデンスはないが，より早期の網膜光凝固を考慮するべき要因を表3に示す．

　白内障手術については，近年の手術手技では血液眼関門への侵襲が少ないために，手術を契機とした糖尿病網膜症が悪化する頻度は以前に比較して少ないといわれている．それでも非常に急激な糖尿病網膜症の悪化を経験することがある．それを防ぐためにも，白内障手術前に網膜光凝固の適応がある糖尿病網膜症を合併していたら，できるかぎり術前に網膜光凝固を行うことが望ましいとされてきた[5]*3．その理由として白内障手術後に極大散瞳径が小さくなること，目に見えない虹彩ルベオーシスの活動性が鎮静化できることなどが考えられる．

汎網膜光凝固と選択的光凝固

　先に示した1994年の厚生省による糖尿病網膜症の光凝固適応および実施基準[3]からわかるように，神経乳頭周囲と黄斑がある後極部中央を除いて播種状に凝固斑をおく汎網膜光凝固に対して，わが国では網膜血管閉塞領域のみを主に光凝固する選択的光凝固*4の手法がこれまで積極的に行われてきた．なお，欧米では，わが国で多くとり入れられている選択的光凝固の概念はない．先に述べたETDRSに基づき，米国では非常に重症な非増殖網膜症または増殖網膜症に汎網膜光凝固が行われてきた．

　選択的光凝固の有用性についてこれまで明らかなエビデンスがなかったため，日本糖尿病眼学会を中心としたprospective studyが最近行われた．その結果，増殖前網膜症に対して選択的光凝固*5を施行したほうが，増殖糖尿病網膜症の発症率が少ないことが明らかにされた[7]．

まとめ

　糖尿病網膜症に対する網膜光凝固は確立した治療法と考えられているが，その適応についてはまだ明らかとなっていない点がある．しかし，絶対的な適応と非適応があるので，その適応については誤ることのないようにしなければならない．また，完全に合併症がなく，確実に効果が得られる方法としては確立されていない．特に汎網膜光凝固については視力低下，視野障害といった合併症をきたすリスクも高いため，行う際には患者にその意義を十分に理解してもらって施行する必要がある．

（戸田淳子，加藤　聡）

表3　光凝固の適応の際に考慮すべき要因

血糖コントロール不良および変動が大きい
定期的な経過観察が困難（受診中断歴など）
糖尿病以外の重大な全身疾患の合併
インターフェロン治療の予定がある
蛍光眼底造影検査が不可
若年齢
挙児希望，もしくは妊婦
白内障手術予定がある
他眼の網膜症の転帰不良

*3　ただし，最近になり，術前に不適切な凝固条件で行うよりも，術後に時期を逸することなく網膜光凝固を始めるほうが，網膜症の進展防止に有用であるとの報告もなされている[6]．

*4　選択的光凝固
病巣凝固ともいう．

*5　しかし，選択的光凝固を行うためには，フルオレセイン蛍光眼底造影検査で網膜血管閉塞領域を検出しなければならず，薬剤アレルギー，全身状態の不良などの理由で検査を行えない場合には適切な選択的光凝固を行えない点が問題となってくる．

増殖糖尿病網膜症の治療／汎網膜光凝固の実際

目的

増殖糖尿病網膜症に対して汎網膜光凝固を施行する目的は，増殖変化の進行すなわち新生血管の活動性を低下させるため，あるいはびまん性に網膜虚血が進行し重篤な血管新生の発症を抑制するために施行する（図1）．したがって，本来の網膜光凝固（局所光凝固）の目的である，糖尿病による網膜末梢循環の低下に伴う虚血領域の視細胞を選択的に破壊し，相対的な血流量の改善を目指す方針とは若干考えかたが異なる．

手技の実際

黄斑部を除く網膜全域を照射する汎網膜光凝固では，通常2,000発前後の照射数を要する．これだけの照射すなわち視細胞の熱破壊を行えば，網膜組織へのダメージもまた相当なものと推察されるため，1回500発前後の照射数にとどめ，3～4回に分けて行う．照射は2週間ほどの間隔をあけて行うことが多い．汎網膜光凝固は両眼に照射する症例が多いため，1週間ごとの来院に対し，左右交互に光凝固を施行するからである．

照射領域は図2aのように網膜を上・下・耳・鼻側の4領域に分

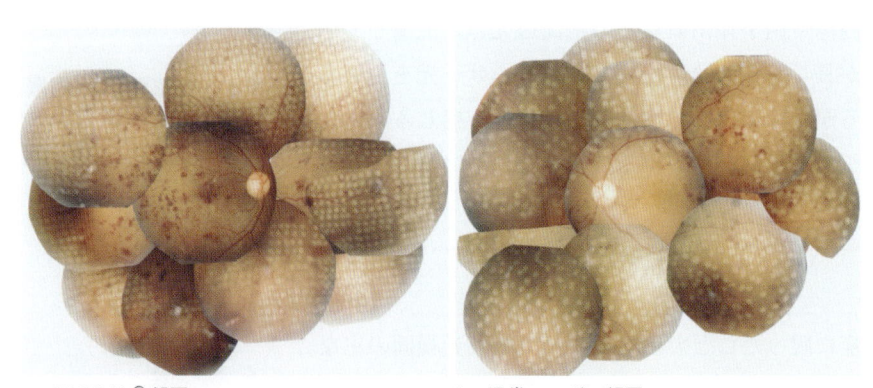

a. PASCAL® 凝固　　　　b. 通常レーザー凝固

図1　増殖糖尿病網膜症に対する汎網膜光凝固の完成図

a. 計画的な汎網膜光凝固．硝子体出血を起こした場合，透見しにくくなる下方網膜を先行し，黄斑部に連続する耳側網膜は，黄斑部を注意深く観察しながら行う．

b. 汎網膜光凝固の照射．典型的なレーザーでは光凝固のスポットサイズは直径 200μm を基本に 1.5～2 スポット間隔をあけて照射する．短時間照射のパターンスキャンレーザーでは 0.5～0.75 スポット間隔となるので注意．

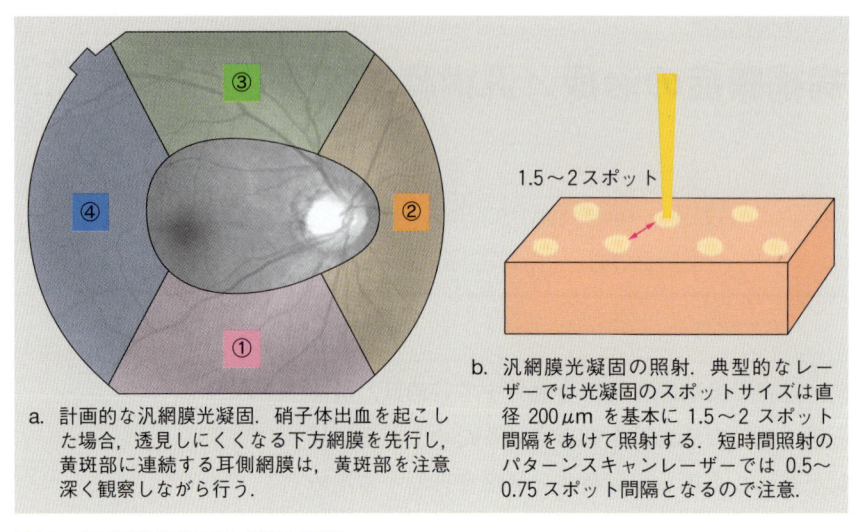

図2　汎網膜光凝固の照射領域

けて行うとよい．硝子体出血などが合併する症例では下側が照射しにくくなるため早めに下側の照射を行い，黄斑部に連続する耳側は黄斑の状態を観察しながら最後に行うとよい．典型的な照射条件は，スポットサイズ 200μm，照射時間 200 ms，照射出力は 150～200 mW 程度で網膜上に灰白色の凝固斑が出現するように調整する．凝固斑は経年変化によって 1.5 倍程度に拡大してくることが知られているので，スポット間隔は 1.5～2 スポットとしておく（図2b）．なお，後述するパターンスキャンレーザーでは照射時間が 20 ms と短く熱破壊が限定的であるため凝固斑の経年拡大が起こりにくいこともあり，スポット間隔は 0.5～0.75 スポットが望ましい．

　一般的に網膜周辺部に行くほど凝固斑が強く出やすくなるため，出力を弱める必要があり，常に凝固条件を調整しながら照射しなくてはならない．白内障や硝子体出血などの中間透光体が混濁している症例では，波長が長く組織深達性の高い赤色レーザー光を用いるとよいとされているが，臨床現場ではさほど優位性を感じるものではない．むしろ，正しく眼底を観察する技術を身につけることが重要と思われる．

合併症

　増殖糖尿病網膜症に限ったことではないが，汎網膜光凝固の主な合併症は表1のとおりである．

1. 汎網膜光凝固に伴う黄斑浮腫：黄斑部は視細胞が密に存在し，

表1　増殖糖尿病網膜症への汎網膜光凝固の代表的な合併症

1. 黄斑浮腫
2. 脈絡膜剝離
3. 網膜出血
4. 網膜剝離
5. 疼痛

直接の血流が存在しない（主に脈絡膜からの栄養供給）部位であるため，汎網膜光凝固のような侵襲の強い処置に対し，血流による修復が行いにくく，しばしば浮腫を生じやすい．軽度の浮腫であれば視機能に異常を認めることはないが，糖尿病のような全身性の慢性炎症状態では時に著明な浮腫を生じ，視機能が低下することもある．特に光凝固前に浮腫や視機能低下がない症例では，視力低下は大きな問題となり，統計的には 10% 程度の症例が視力低下をきたすと知られている[1]．

施行前に OCT（optical coherence tomography）による黄斑の形態を把握しておくことが重要であり，中心窩が正常であっても，傍中心窩が肥厚しているような症例は，施行後に黄斑浮腫を起こす可能性が高いことが知られている（図 3）．

対処法はステロイドの局所（Tenon 嚢下，あるいは硝子体内）投与であるが，自然経過で改善することもある．前述したような光凝固後に黄斑浮腫発症が予測される症例への予防的投与も有効である[2]．

2. 汎網膜光凝固に伴う脈絡膜剥離：血管新生緑内障など，非常に活動性の高い増殖糖尿病網膜症では，2 週間ごとに 4 回，すなわち 8 週間で光凝固を完成させるような余裕はない．高眼圧を一刻も早く解消しないと，汎網膜光凝固の完成と同時に視機能が喪失していたなどということになりかねないからである．通常の凝固条件で 1 回に 1,500 発を超えるような照射を行った場合，レーザーエネルギーを吸収する網膜色素上皮細胞[*1]のダメージは相当なものとなる．その結果，炎症性浮腫が色素上皮下に広がり脈絡膜剥離をきたす（図 5）．

対処法の基本は経過観察であり，多くは 1〜2 週間で改善をみる．ステロイドの内服が奏効するため，重症例では全身状態に問題がなければ投与を検討してもよい．

3. 網膜出血：増殖糖尿病網膜症では網膜組織に脆弱な新生血管が出現しているが，その多くは光凝固の際に視認できるわけではない．したがって，新生血管そのものに照射することもまれではない．光凝固は熱凝固であるから，新生血管を損傷したとしても同時に止血されるため通常出血をみることはないが，スポットサイズを小さくした場合などに出血することがある．対処法は，あわてずに経過観察することである．1 週間ほどで消退し，硝子体出血のような重篤な状態に至ることはまずない．

文献は p.246 参照．

[*1] **レーザー波長と網膜での吸収部位**
網膜光凝固は，網膜へのレーザー照射により光エネルギーを網膜組織に吸収させ，熱を発生し組織を破壊するものである．レーザーの波長にはさまざまなものがあるが，臨床的に応用されているものはアルゴン励起による青色光や緑色光，クリプトン励起による黄色光や赤色光であり，波長によって吸収特性が異なる（図 4a）．網膜では，光エネルギーは，ほとんど網膜色素上皮細胞で吸収されるため，色素上皮細胞に発生した熱で，周囲の受容体細胞が巻き込まれる形で破壊されると理解してよい（図 4b）．

なお，光エネルギーは赤血球にも吸収されるので，出血した網膜に光凝固する際には注意を要する．また，アルゴン励起の青色光や緑色光は，黄斑部のキサントフィルに吸収されることも知っておくべきである．

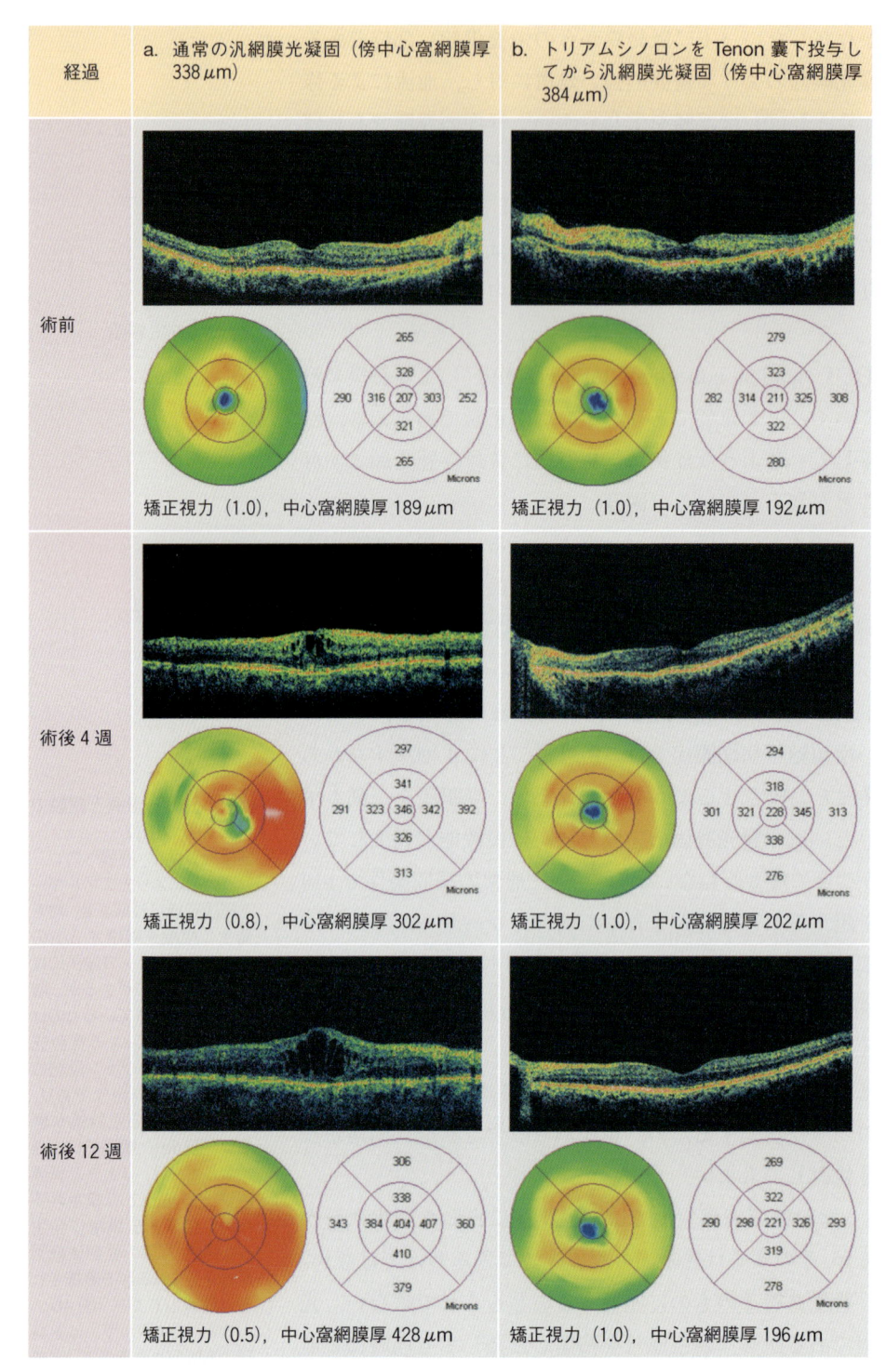

経過	a. 通常の汎網膜光凝固（傍中心窩網膜厚 338 μm）	b. トリアムシノロンを Tenon 嚢下投与してから汎網膜光凝固（傍中心窩網膜厚 384 μm）
術前	矯正視力（1.0），中心窩網膜厚 189 μm	矯正視力（1.0），中心窩網膜厚 192 μm
術後 4 週	矯正視力（0.8），中心窩網膜厚 302 μm	矯正視力（1.0），中心窩網膜厚 202 μm
術後 12 週	矯正視力（0.5），中心窩網膜厚 428 μm	矯正視力（1.0），中心窩網膜厚 196 μm

図 3　傍中心窩肥厚している糖尿病網膜症に対する汎網膜光凝固を行った経過

視力良好（両眼とも矯正視力 1.0）で，右眼に通常の光凝固．施行とともに黄斑浮腫が発症，視力低下をきたす（a）．左眼にトリアムシノロンを Tenon 嚢下に前投与．黄斑浮腫は発症しない（b）．

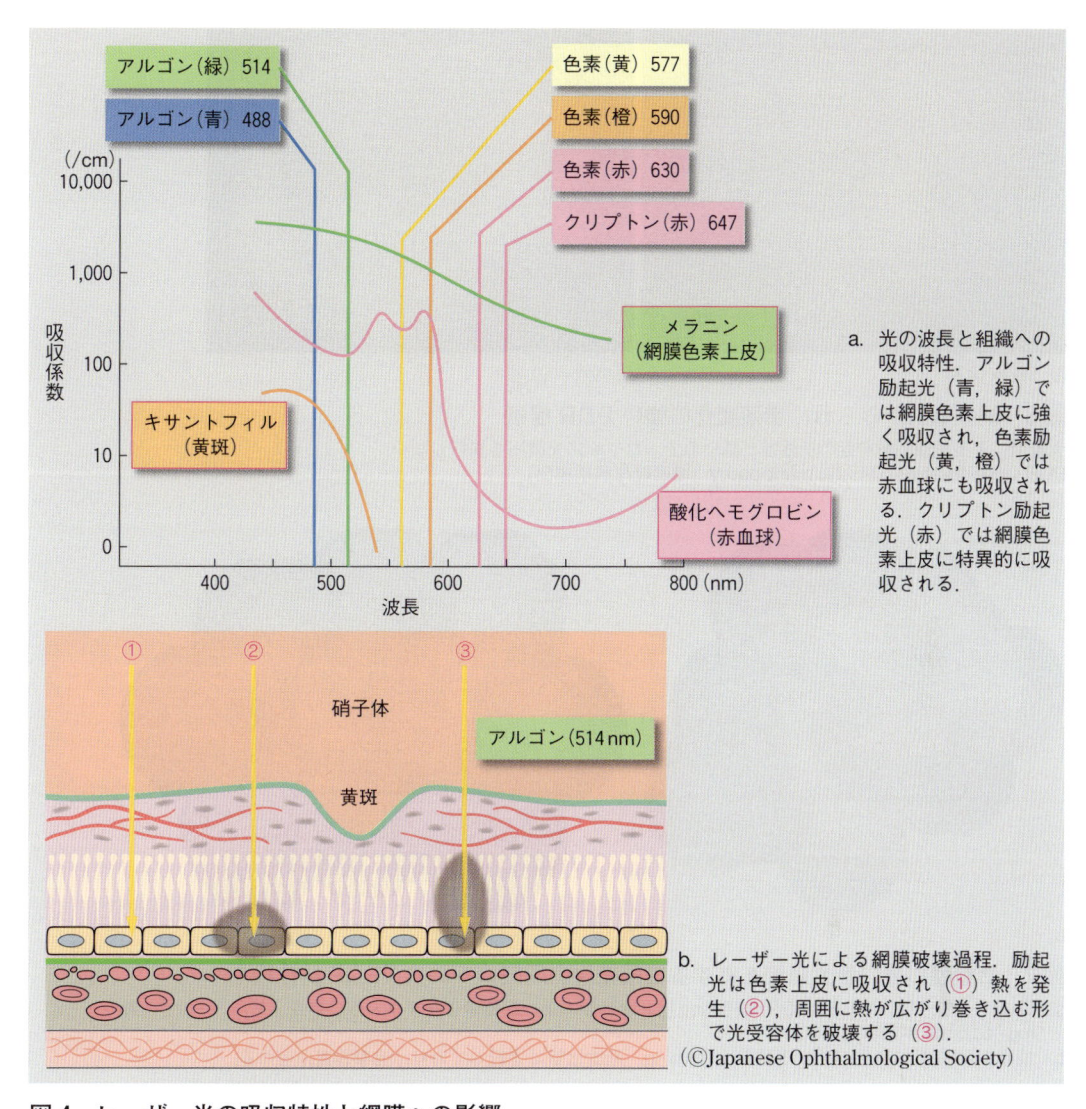

図4 レーザー光の吸収特性と網膜への影響

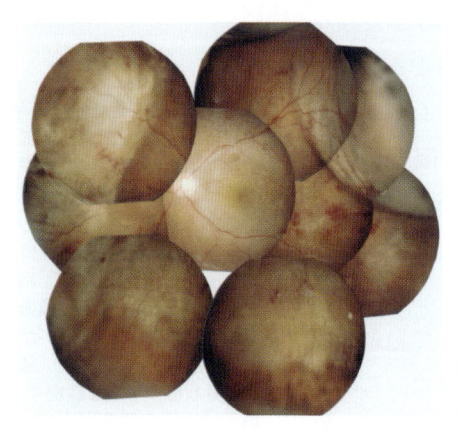

a. 光の波長と組織への吸収特性．アルゴン励起光（青，緑）では網膜色素上皮に強く吸収され，色素励起光（黄，橙）では赤血球にも吸収される．クリプトン励起光（赤）では網膜色素上皮に特異的に吸収される．

b. レーザー光による網膜破壊過程．励起光は色素上皮に吸収され（①）熱を発生（②），周囲に熱が広がり巻き込む形で光受容体を破壊する（③）．
（©Japanese Ophthalmological Society）

図5 汎網膜光凝固後に脈絡膜剥離を起こした症例
経過観察2週間で剥離は消失する．

a. VA＝(0.6)　　　　　　　　　　　　　　b. VA＝(0.4)

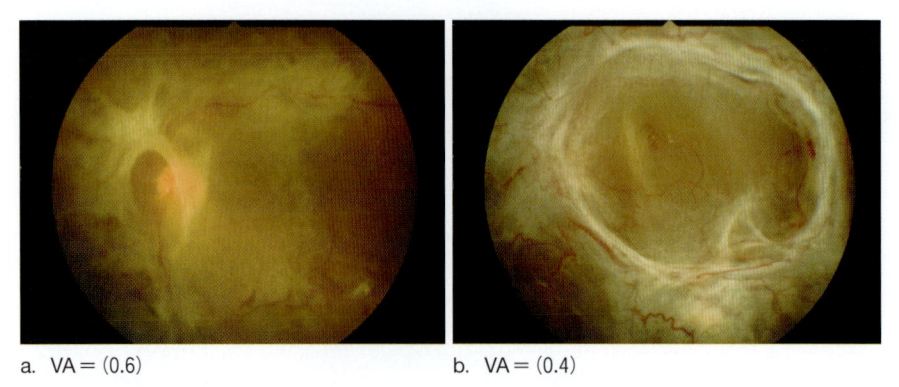

図6　網膜牽引がみられ，増殖変化の強いPDR症例
光凝固による網膜剝離発症の危険性が高いので，むやみに光凝固を施行しない．
PDR：proliferative diabetic retinopathy（増殖糖尿病網膜症）

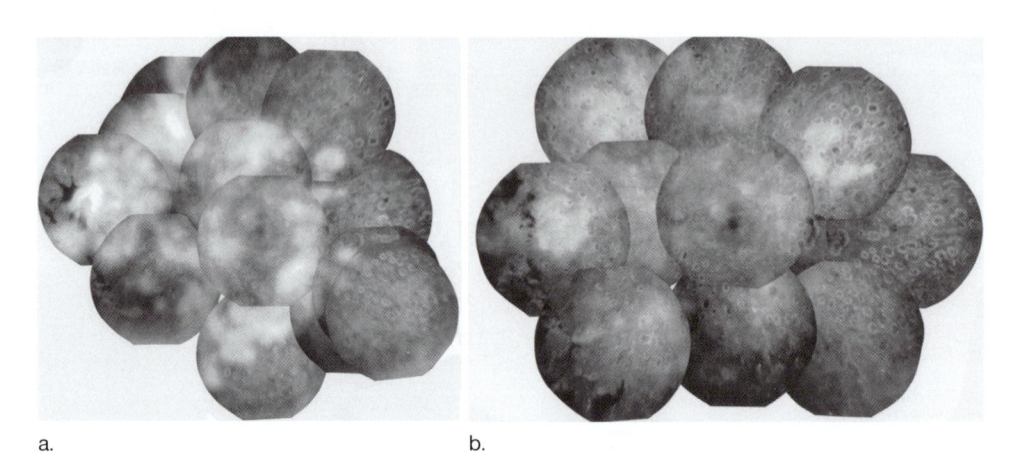

a.　　　　　　　　　　　　　　　　　　b.

図7　活動性の高い新生血管を有する増殖糖尿病網膜症への抗VEGF抗体投与
a. 32歳，女性：VA＝(0.6)，IOP＝16mmHg．活動性の高い新生血管がびまん性に存在．アバスチン®1.25mg/0.05mL硝子体内投与．
b. 投与1週間後：VA＝(1.0)，IOP＝14mmHg．新生血管は退縮しており，光凝固適応となる．

4．**網膜剝離**：光凝固そのものが網膜剝離の原因となることはない．線維性の増殖変化が強く，網膜に牽引が生じているような症例に光凝固を施行した場合，熱凝固による組織収縮が進行し，網膜が脆弱な場合，裂孔が生じて網膜剝離をみる場合がある（**図6**）．特に最近の流行でもある抗VEGF（vascular endothelial growth factor）抗体投与後[*2]は牽引が強まる傾向があるため，光凝固との併用で危険性が高まるものと推察される．

対処法は，牽引の生じている網膜への光凝固は，決して過剰凝固とならないよう細心の注意をもって行うことである．また，このような症例はいずれ硝子体手術適応となるであろうことを念頭に置き，無理をしないことである．

[*2] **抗VEGF療法の適応**
本来，新生血管が広範囲に出現している増殖糖尿病網膜症については，硝子体手術適応であることが多い．しかしながら，抗VEGF抗体の硝子体内投与によって，新生血管が退縮し，汎網膜光凝固適応にダウングレードが可能な症例がある（図7）．特に全身状態が不良な症例や，硝子体手術の適応となりにくい若年症例には有効性が高いと思われる．

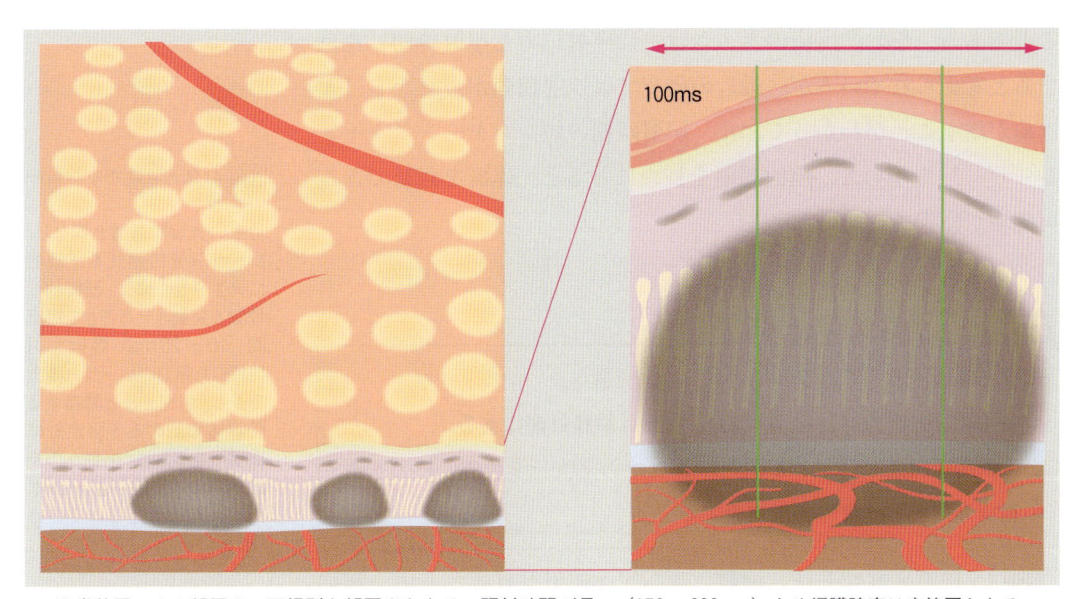

a. 通常装置による凝固斑．不規則な凝固斑となる．照射時間が長い（150〜200 ms）ため網膜障害は広範囲となる．
|→| 100 ms での照射時のレーザーパルス振幅
←→ 網膜障害の範囲

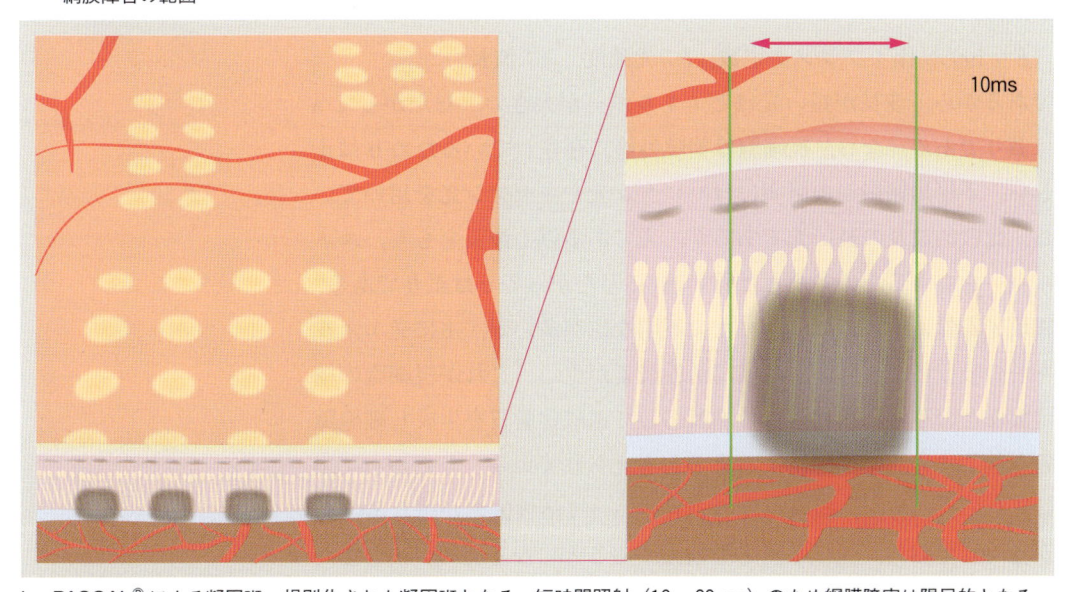

b. PASCAL® による凝固斑．規則化された凝固斑となる．短時間照射（10〜20 ms）のため網膜障害は限局的となる．
|→| 10 ms での照射時のレーザーパルスの振幅
←→ 網膜障害の範囲

図8 通常レーザー凝固 (a) と PASCAL® 凝固 (b)

5. **疼痛**：網膜には痛覚が存在しないため，網膜光凝固では痛みが生じないように思えるが，実際は脈絡膜血管周囲に存在する痛覚が刺激され痛みを生じる．わが国ではほとんどの場合，点眼麻酔のみで施行するため，多かれ少なかれ疼痛は合併症となる．

　対処法は Tenon 嚢下麻酔や球後麻酔を行ってから光凝固を行う

ことである．なお，疼痛の大きさは主に照射出力と照射時間に比例すると考えられているが，最近の研究では照射間隔が短くなるほど疼痛が増すことがわかってきた．照射時間の短いパターンスキャンレーザー*3 を用いて，照射間隔を長めにとると，疼痛を回避できる可能性が報告されている．

> **カコモン読解** 第19回 一般問題100
>
> 網膜光毒性で誤っているのはどれか．2つ選べ．
> a 長波長ほど有害である． b 主病巣は網膜外層にある．
> c 手術用顕微鏡は安全である． d 主として光化学反応に起因する．
> e 組織温度上昇は危険性を増大する．

解説 網膜光毒性とは，網膜に強い光が照射されることで，視細胞が損傷を受けることをいう．光のエネルギーは高校で物理を習うように，

$E = hc/\lambda$ （h：プランク定数，c：光速度，λ：波長）

であるから，波長が短い光ほどエネルギーが大きい．したがって a は誤りである．なお，視細胞は網膜外層に存在しているため b は正しい．手術用顕微鏡の照明にはハロゲン光やキセノン光を用いている．比較的波長の長い光であるが，光である以上波長をもち，エネルギーを有するため安全とは言い難い．したがって c は誤りである．網膜光毒性については，いまだに不明な点が多いが，主に光エネルギーの吸収によって網膜組織に活性酸素が生じ，これが視細胞の細胞膜などの不飽和脂肪酸に付加反応して過酸化脂質を生成し細胞障害を起こす光化学反応によるものと考えられている．したがって d は正しい．一方で，組織温度の上昇によって活性酸素が生じることが知られており，光化学反応を増強することになるため，e もまた正しい．

模範解答 a, c

（志村雅彦）

*3 パターンスキャンレーザー
従来の光凝固装置と異なり，レーザー光の励起を連続的に発生させたまま，断続的に位置を変動させることで短時間（10〜20 ms）照射を可能にした新しいレーザー装置である．色素上皮と隣接する受容体細胞のみを限定的に破壊できるため，網膜への炎症や痛みなど合併症が少なくできると考えられている（図8）．

クリニカル・クエスチョン

最新のパターンスキャンレーザーの利点について教えてください

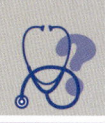

Answer 従来はグリーン単色で，中間透光体の影響を受けやすく，高出力での照射が必要でした．しかし，現在はイエローやレッドなどが選択できるようになり，比較的低出力での照射が可能になりました．

パターンスキャンレーザーとは

　パターンスキャンレーザーとは，1回の照射であらかじめ内蔵されたパターン通りの形に網膜光凝固を施行することができるレーザー装置のことである．汎網膜光凝固を施行しているときに誰もが，1回の照射で全部一気に終わったらなあ，と考えたことがあるだろうが，パターンスキャンレーザーはこのことがまさに現実となった夢のレーザーである．パターンは図1のように正方形のパターン，円形，弓状などが用意されており，均一で美しい光凝固が可能である（図2）．

パターンスキャンとショートパルス

　パターンスキャンレーザーは，基本的にはショートパルス（照射時間が短い）での照射となる．というよりもショートパルスにせざるをえない．そもそもパターン照射とは同時にすべてのスポットを照射しているわけではなく，複数あるスポットを連続で順番に照射

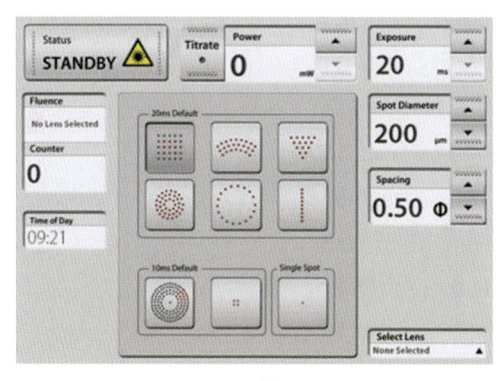

図1　パターン凝固の種類（PASCAL® Streamline Yellow，トプコン）

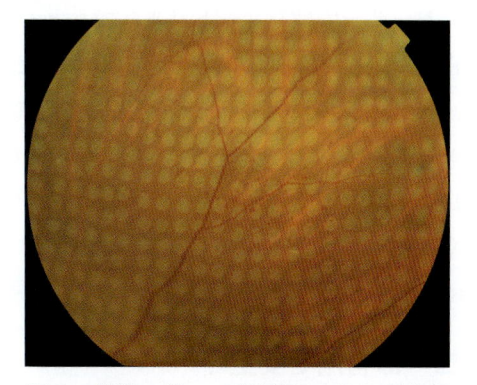

図2　非常に均一で等間隔に並んだ光凝固斑

をしている．たとえば5×5の25発のパターンを使用した場合は，25発を同時にではなく連続で順番に照射しなければならない．25発のパターンを通常の条件である0.2秒で行うとすると0.2秒×25発＝5秒かかり，実際にはスポット間の時間も計算に入れるとそれ以上かかることとなる．1回の凝固が5秒以上もかかることは，患者の固視を考えれば現実的ではない．それならば10分の1の0.02秒でのショートパルス照射にすれば，25発照射しても0.5秒程度と現実的な数字となる．つまり，パターンレーザーの構造上，ショートパルスを使用するほかなかったのである．

ショートパルスの利点，欠点

　ショートパルスにて連続照射することの最大の利点は一度の操作で複数の照射を得られることであり，それにより施術時間を大幅に短縮することができる．5×5の25発のパターンを使用すればPRPの1セット分は，3〜4分で終了する．また，前述のようにパターンスキャンとショートパルスはセットであるが，ショートパルスにすることにより思わぬ副産物があった．最大の副産物は脈絡膜への熱の放散を抑えることで照射時の痛みを大幅に軽減できたことであろう．これにより，患者と術者のストレスは相当に軽減され，パターンレーザーの特徴の代名詞となった．逆にショートパルスの欠点は安全域[*1]が狭いことと[1])，中間透光体の影響を受けやすいことであろう．

パターンスキャンのマルチカラー化

　世界で初めて発売されたPASCAL® レーザーの波長は514 nmのグリーンのみであったため，中間透光体の影響を受けやすかった．パターンレーザーではショートパルスでもともと高出力での照射のために白内障眼では1,000 mWを超える出力設定になることもしばしばで，術者としてはこれほどの高出力での施術は抵抗があった．そのため波長の長いパターンレーザーの開発が待たれていたところ，2011年にイエロー（577 nm）を搭載したPASCAL® Streamline Yellow（トプコン）とマルチカラーレーザー（緑532 nm，黄577 nm，赤647 nm）搭載のMC-500 Vixi（ニデック）が発売になった（図3）．

イエローは有用で安全？

　筆者は上記の両方のレーザーを使用した経験をもつが，イエロー

[*1] 凝固斑が形成される強さから，脈絡膜出血を起こすまでの強さまでの幅．

文献はp.246 参照．

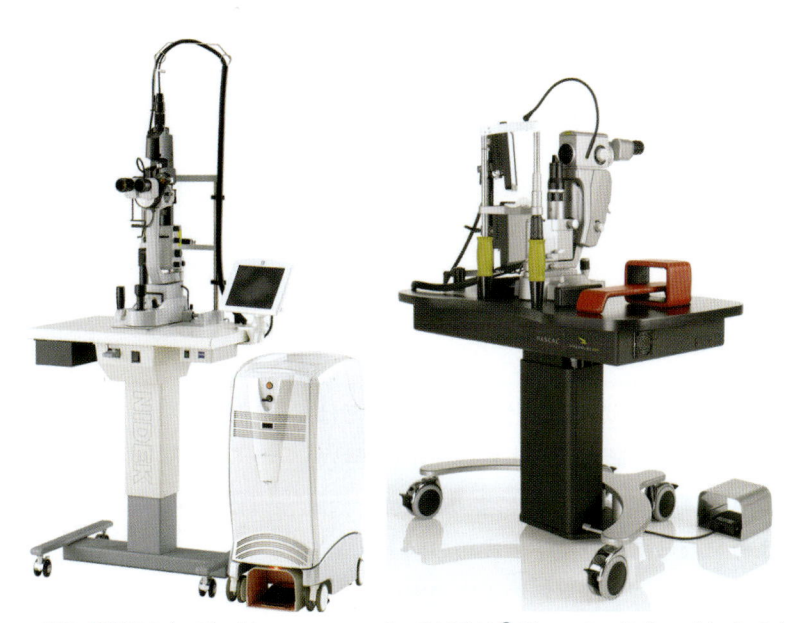

a. MC-500 Vixi（ニデック）　　　b. PASCAL® Streamline Yellow（トプコン）

図3　パターンスキャンレーザー装置（写真提供：a；ニデック，b；トプコン）

でのパターン照射はグリーンよりも小さい出力で可能であり，白内障眼でもグリーンに比較するとスポットが出やすい．また，波長が長くなると先に述べた安全域が気になるのだが，PASCAL® Streamline Yellow の安全域はグリーンに比較してより広いと報告されており[2]，グリーンと同様に照射しても問題ないようである．MC-500 Vixi でもイエローに関してはほぼ同様であることが予想されるが，レッドでの安全域のデータはないのでショートパルスで照射するには注意が必要である．照射時の痛みは，グリーンレーザーに比較すると若干イエローのほうが強い印象はあるが，これもコントロールスタディの結果が待たれる．

　パターンスキャンレーザーの登場により，これまでほとんど発展していなかった網膜光凝固の分野に活気が出つつある．臨床データが蓄積され，レーザーの価格がこなれれば一気に広まる可能性がある．

（野本浩之）

増殖糖尿病網膜症の治療／硝子体手術の適応

低侵襲化と適応の拡大

　吸収傾向のない硝子体出血，黄斑にかかる牽引性網膜剥離などは，従来より硝子体手術の適応であった．硝子体手術機器と手術手技の進歩[*1]および術前・術中の手術補助剤[*2]の使用により，侵襲を低減した硝子体手術が行えるようになってきた．手術成績の向上とともに少しでも良質な視機能を目指して，より早期の手術適応，さらに適応の拡大へと変化してきている．硝子体出血，網膜剥離，黄斑の牽引，虹彩・隅角ルベオーシスに分けて硝子体手術の適応を述べる．実際に適応を判断するときには，眼内の状態をトータルで把握して考えていくが，加えて全身状態や片眼の状態も考慮する必要がある．また，術者の技量や経験により適応が異なるところもある．黄斑浮腫も硝子体手術の適応に加わるが，これについては，本巻他項目を参照されたい．

硝子体出血

　軽度の出血では光凝固を随時追加しながら経過をみてもよいが，再出血を生じたり吸収されなければ手術を行う．Bモードエコーで沈殿を伴うような大量出血では，手術を予定する[1]．眼底の透見不良な出血では，それまでの光凝固の施行状況とBモード所見を考慮して治療プランをたてる．光凝固未施行例（図1）やBモードで後極に及ぶか高度の牽引性網膜剥離（traction retinal detachment；TRD），もしくは裂孔原性を疑う網膜剥離を認めるとき（図2）は手術を施行する．ある程度十分な光凝固が施行済みで，上記のようなBモード所見がなければ，定期的に診察して数週間経過をみることも可能である．出血の消退傾向がなければ手術を予定する．ただし，経過中にBモード所見の悪化や出血緑内障をきたせば，その時点で手術を行う．後部硝子体膜下の網膜前出血は吸収に時間を要し，吸収の過程で線維膜を生じることも多い[2]．そのため，多量の黄斑前出血を伴えば手術を行うべきと考える（図3）．硝子体手術既往眼の

[*1] 器具先端が細く，トロカールを使用する23G，25Gの小切開硝子体手術システムは手術の低侵襲化をもたらし，シャンデリア照明による双手法や広角観察システムはより適した眼内操作を可能にした．

[*2] 抗VEGF（vascular endothelial growth factor）薬（ベバシズマブ）の硝子体内注射は術中の出血を抑制し，虹彩・隅角の新生血管を退縮させる．使用には，院内倫理委員会の承認が必要である．トリアムシノロンアセトニドは，残存硝子体皮質を可視化するとともに術後炎症を軽減させる．

文献はp.246参照．

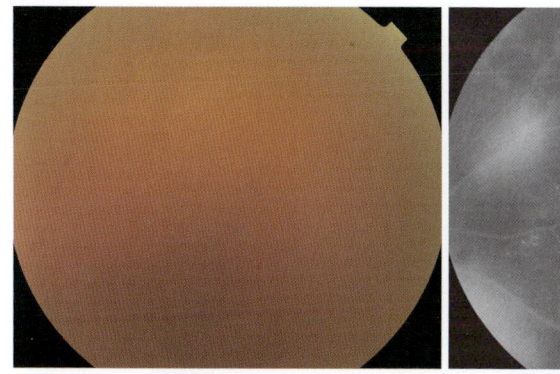

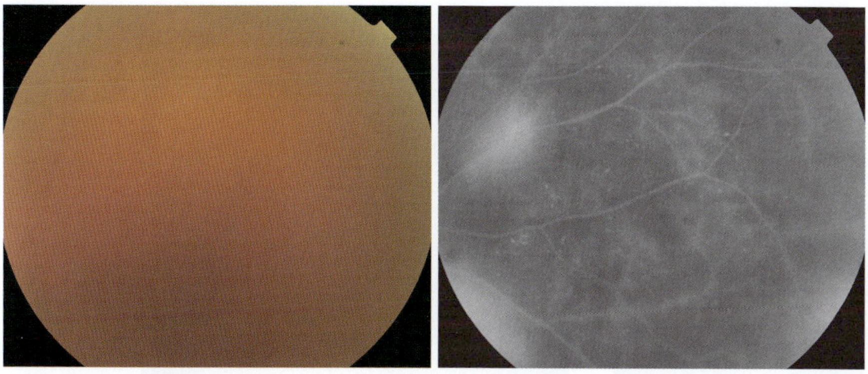

a. 眼底写真　　　　　　　　　　　b. 片眼の蛍光眼底造影

図1　硝子体出血
68歳, 女性. 両眼とも光凝固未施行. 左眼は, 硝子体出血で視力 (0.01) (a). 右眼は, 蛍光造影で網膜全周に無灌流域と新生血管を認める (b).

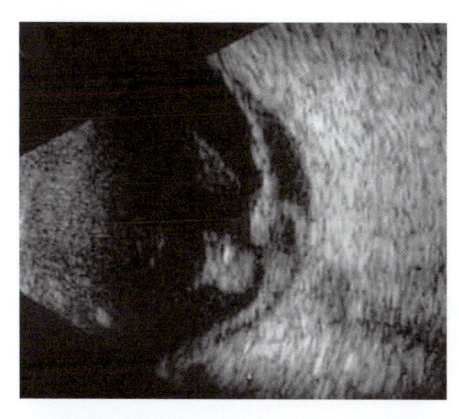

図2　硝子体出血の超音波Bモード像
70歳, 男性. 視力 (指数弁). 視神経乳頭レベルの水平断. 増殖による牽引と裂孔併発を疑わせる広範な網膜剥離を認める. 黄斑はoffである.

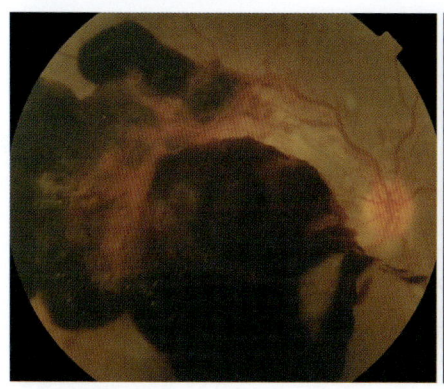

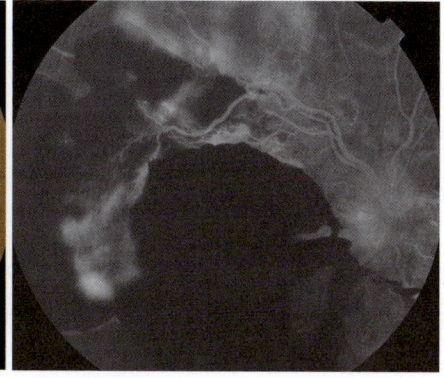

a. 眼底写真　　　　　　　　　　　b. 蛍光眼底造影

図3　黄斑前出血
45歳, 女性. 光凝固未施行. 黄斑前出血を伴い, 視力 (0.05) (a). 蛍光造影で, 活動性の高い新生血管を認める (b).

出血は, 強膜創新生血管もしくは不十分な処置のepicenterが原因であることが多いため, ごく軽度の出血以外は手術が必要となる.

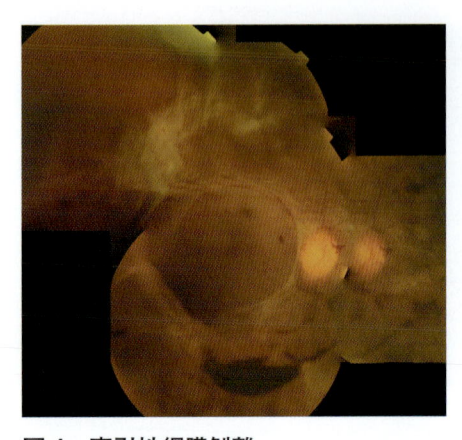

図4　牽引性網膜剝離
50歳，男性．視力 (0.4)．耳側アーケードに沿って，黄斑周囲に牽引性網膜剝離を認める．黄斑はonである．

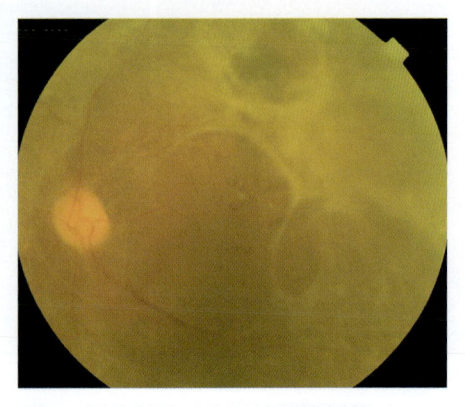

図5　裂孔併発の牽引性網膜剝離
71歳，女性．視力 (0.1)．後極を含む広い範囲に剝離を生じている．術中に耳側剝離網膜内の小裂孔を確認した．

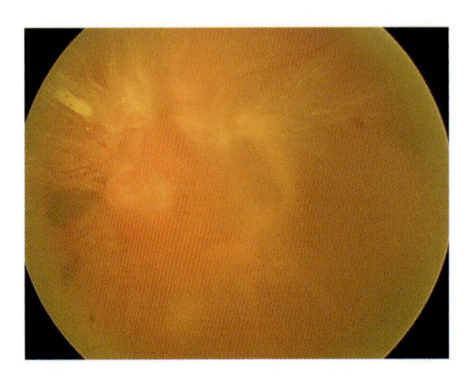

図6　網膜全剝離
65歳，男性．視力（指数弁）．裂孔形成により，急速に全剝離に至る．

網膜剝離

　線維血管性増殖組織（fibrovascular proliferation；FVP）と硝子体の収縮によりTRDを生じる．黄斑に及ぶか及びかけているときは，早急に手術を行う（図4）．また，活動性が高く進行性であるときも手術を予定する[*3]．周辺部のTRDでは，視力や全身状態に応じて，FVPやTRD以外の部位に光凝固を行いながら経過をみることはできる．しかし，TRDの範囲が広いか多発しているようであれば，手術で網膜を復位させたほうがよい．限局した陳旧性のTRDは，程度にもよるが手術適応は少ない．牽引部位に比して剝離範囲の広いTRDは裂孔を併発している可能性が高い（図5）．裂孔併発例では急速に剝離が拡大することもあるので，早急に手術を行うべきである（図6）．菲薄化した陳旧性網膜剝離が広範に広がり，周辺視野をわずかに残すのみであれば，手術で得られるメリットは少ない．視機能喪失の可能性も十分考慮して適応を判断する必要がある．

[*3] 活動性が高い時期の手術は，術中の出血と術後炎症のコントロールが特に必要となるが，FVPの処置では時間経過した強固な癒着が生じていないメリットがある．

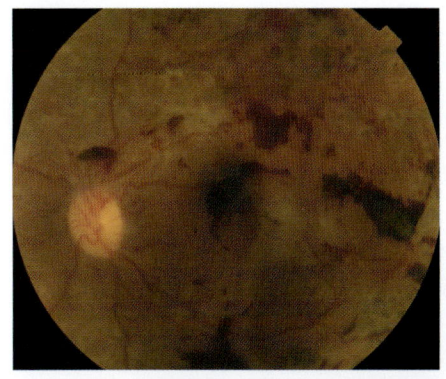

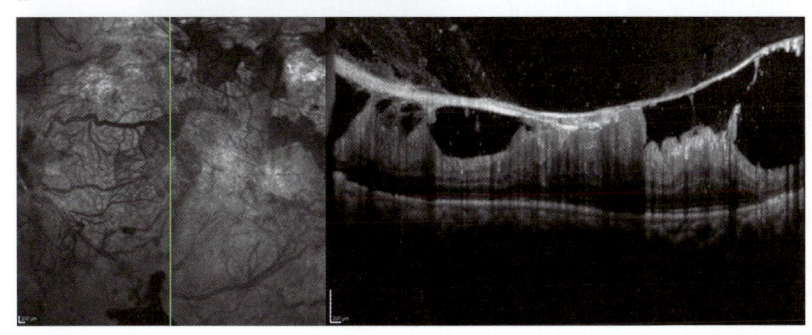

図7 黄斑の牽引・皺襞
34歳,女性.視力(0.2).
a. 汎網膜光凝固後に進行する後極部の後部硝子体剝離.
b. OCT断層像で,FVM(fibrovascular membrane;線維血管膜)と,後部硝子体皮質による牽引を認める.

黄斑の牽引

　硝子体膜やFVPの牽引により,黄斑の皺襞(図7)や偏位,黄斑浮腫(図8),時に黄斑円孔(図9)などを生じる.TRDに至らないまでも,これらの変化により視機能の低下を招く.病態と程度の把握に光干渉断層計(optical coherence tomography;OCT)が有用である.後部硝子体剝離の進行とともに牽引が解除されることも時にあるが,多くは進行性に牽引が増強する.手術で積極的に牽引を解除するべきである[3,4].

虹彩・隅角ルベオーシス

　網膜虚血に起因する新生血管を虹彩や隅角に認めれば(図10)[*4],網膜光凝固の追加が必要である.細隙灯下での光凝固が基本であるが,剝離網膜が存在したり硝子体出血や虹彩後癒着で追加凝固が困難であれば,手術を施行し徹底的な眼内凝固を行う.眼圧上昇をきたした血管新生緑内障でも同様であるが,周辺虹彩前癒着を広範に伴えばトラベクレクトミー(線維柱帯切除術)も必要となる.施行のタイミングは術者により異なるところである.抗VEGF薬の硝子

[*4] 虹彩・隅角ルベオーシスの初期は,細隙灯の倍率を上げて注意深く観察しないと見落とす可能性がある.虹彩では,瞳孔縁を注視する.ルベオーシスの早期発見の有無は,視力予後に直結する.

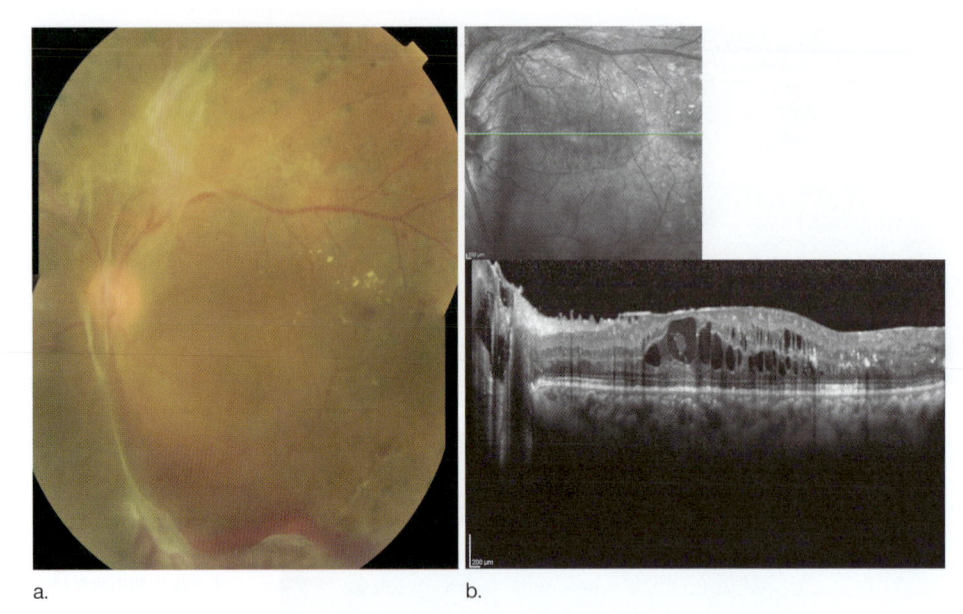

図8 黄斑の偏位・浮腫
40歳，男性．視力（0.3）．
a. 視神経乳頭から上・下方アーケードに増殖を認める．
b. OCT断層像で，黄斑の鼻側偏位と浮腫を認める．

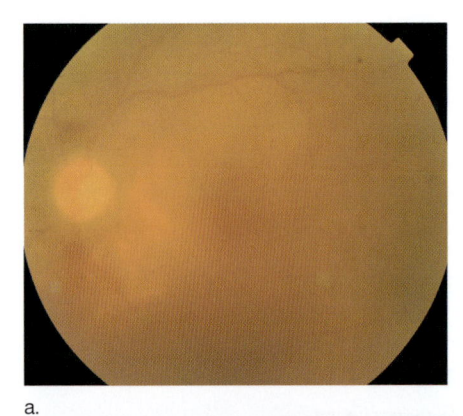

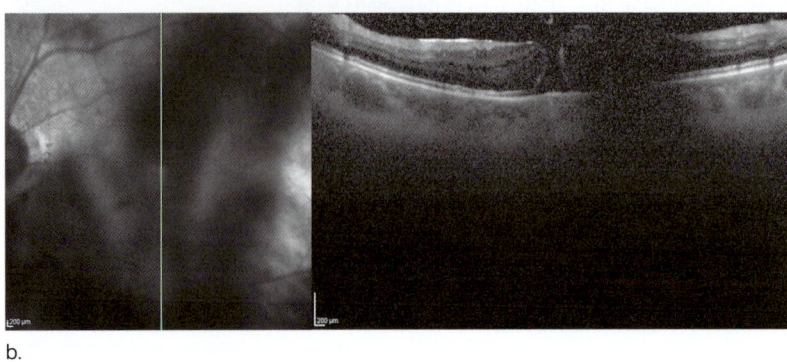

図9 黄斑円孔
69歳，男性．視力（0.03）．
a. 硝子体出血で黄斑は不明瞭である．
b. OCT断層像で黄斑円孔を認める．

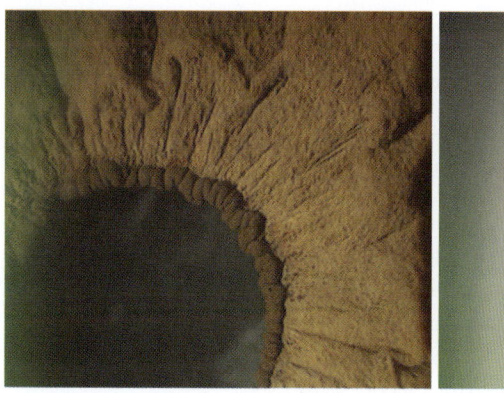

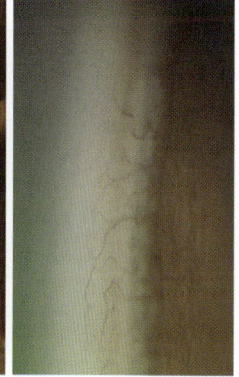

a. 虹彩ルベオーシス   b. 隅角ルベオーシス

図10 虹彩・隅角ルベオーシス
49歳,女性.
a. 高倍率下で瞳孔縁のルベオーシスがわかる.
b. 隅角にもルベオーシスを認めた.

体内注射は網膜光凝固が奏効するまでの時間稼ぎとなる.また,血管新生緑内障での治療成績を向上させうる.

最終的な適応の判断で

　硝子体手術が低侵襲となってきたことで,視機能改善や維持の可能性があれば積極的に手術を考慮することが多い.しかし,循環障害による網膜虚血や視神経機能低下が高度で視野狭窄も著しいとなれば,手術後の視機能喪失もありうる.患者には,事前に自然経過による予後,手術介入後の想定される視機能,手術による視機能低下と失明の可能性などについて,よく説明して理解・納得していただくことが大切である.術後の見えかたの期待値と結果との大きなギャップはトラブルの原因となる.

（岡野内俊雄）

増殖糖尿病網膜症の治療／硝子体手術の方法

目的と施術スキーム

　"増殖糖尿病網膜症（proliferative diabetic retinopathy；PDR）の硝子体手術は難しい…"，筆者はいつもそう考えている．術前の糖尿コントロールに気を使うことから始まり，ようやく手術に臨むと，広範な増殖膜の処理に長時間を要し，術中の強い出血で手間取ることもある．さらには，術後には難治性緑内障や感染症をきたすこともある．加えて，PDR 患者の個性も典型的な糖尿病気質を示すことも多いと考えている．PDR は無論，微小血管障害に由来するため，硝子体手術を行っても究極的な機能的根治は不可能である．しかしながら，解剖学的網膜復位を得て汎網膜光凝固ができれば，大部分の患者は失明を防ぐことができ，QOV（quality of vision）をまずまず保つことができる．

　眼底透見が可能で網膜レーザー光凝固が未施行例であれば，蛍光眼底造影の後，線維血管増殖膜（fibrovascular membrane；FVM）や牽引性網膜剝離（traction retinal detachment；TRD）を避け，虚血領域に対して十分に密に光凝固する．眼科的に未治療の PDR は，血糖コントロールを含めた内科的管理もまったくなされていない場合も多く，HbA_{1c} も高値な場合が多い．そのような際は，まずは全身管理を含めた内科コンサルトが必須であり，同時に眼科的評価・治療も進めていく．PDR は増殖性硝子体網膜症に近い状態もあれば，裂孔はなく活動性の高い TRD が主体のものもある．まず一番の目標は，網膜を損傷することなく FVM を正確に切除することである．その際，慢性的な虚血を背景として成長した新生血管は容易に破綻し出血するため，出血の制御がキーポイントである．硝子体手術の技術レベルを考えると，単純硝子体切除に近い形で終刀できる場合もあれば，シビアな症例はあらゆる手技を要する最も高難度のものになるといえるだろう．

手術手順

　PDR の初回硝子体手術は，結膜を温存できる小切開硝子体手術

(microincision vitrectomy surgery；MIVS) が最良である．20～40歳代など若年で白内障が強くなければ積極的に lens sparing 25G-MIVS を行う．網膜虚血の強い症例に水晶体再建術を併施すると，術後に虹彩新生血管が出現し血管新生緑内障 (neovascular glaucoma；NVG) に至ることがあるので注意する．原則的に，増殖膜を処理切除し牽引が完全に解除でき，かつ裂孔が存在しなければ，術後にTRD は吸収される．よって，術中に完全に光凝固できなくても，TRD 吸収後に光凝固を十分に密に行う．裂孔併発型や医原性裂孔を生じた際は，液空気置換を行い，裂孔から排液を強制的に行い，術中に裂孔周辺を含めて汎網膜眼内光凝固を密に行う．最周辺部・鋸状縁付近の網膜は術後に光凝固しづらいため，可能な限り術中に完成させたい．PDR の初回手術は，原則的に増殖膜切除に専念し網膜切開は行わず手術を完遂することを肝に銘じておく．

1. **術前の網膜光凝固**：その際，トリアムシノロンアセトニド (TA) Tenon 囊下注射を併用し，抗炎症効果を期待するのもよい．術前の抗VEGF 抗体硝子体内投与は，網膜新生血管の活動性がきわめて高い場合や NVG 併発の場合に行う．しかしながら，網膜血管虚血を悪化させたり，FVM の収縮・硬化も起こるため安易には行わないこと．

2. **球後麻酔**：2％ リドカインを 3～4 mL 注射する．最近は減ってきたと思われるが，手術時間が 2 時間を超える可能性が高い症例には，0.5％ ブピバカインも混注する．

3. **3 ポート作製**：25G のトロカールカニューラを強膜に対し，斜め 45°傾けて刺入．その後に，キセノンシャンデリア照明を挿入する (図 1，2)．

4. **水晶体乳化吸引術 (PEA)**：強角膜切開ではなく角膜切開が望ましい．術後に NVG のために線維柱帯切除を要する場合もあるため，結膜は極力温存するように努める．

5. **IOL 挿入**：術後に前嚢収縮し眼底透見に支障をきたすこともあるため，連続円形切嚢 (continuous curvilinear capsulorrhexis；CCC) は適度に大きく，また IOL (intraocular lens；眼内レンズ) も直径 7 mm 光学部を有するものなど，大きめのものを選択するとよい．

6. **コアビトレクトミー**：硝子体中心部を切除し，ワーキングスペースを確保．この際，後極・周辺網膜の状況を，術前評価と相違ないか確認しながら手術を進める．

7. **TA 硝子体内注入**：ある程度，コアビトレクトミーできたら硝子体可視化目的に，TA を硝子体内注入する．入れすぎると逆に増殖膜やエピセンタ (増殖膜と網膜の癒着部) がしばらく見えづらくな

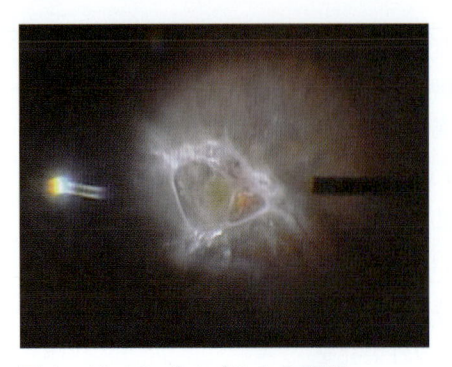

図1 ライトパイプのみの照明

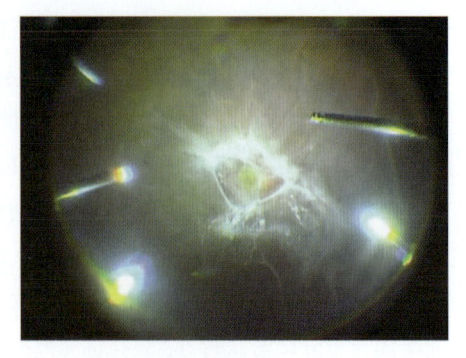

図2 図1と同一症例でのキセノンシャンデリア照明
眼底を俯瞰できる点で優れる．

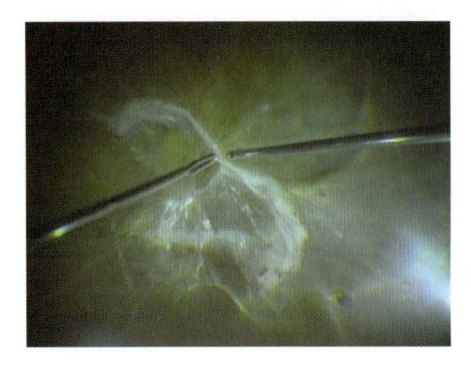

図3 広角観察系レンズでの増殖膜切除
全剥離で裂孔も伴う症例．術野右下に裂孔が確認できる．

ることがあるので注意する．

8. **増殖膜と硝子体牽引の解除**：視神経乳頭近傍から作製が基本．このとき，周辺部の裂孔形成にも注意する．広角観察系を用いることにより，周辺部も含め網膜を全体的に俯瞰しながら安全に硝子体を処理できる（図3）．しかしながら，広角観察系では立体感がおよそ1/4にまで落ちるため，黄斑や視神経乳頭近傍のファインな操作は困難である．特に後部硝子体剥離前には医原性裂孔を作製しないように注意する．

9. **増殖膜の切除（1）**：25Gカッターを用い，網膜を損傷しないように注意深く切除する．原則的にはカッター開口部は網膜側に向けない．増殖膜と網膜との間にスペースがあり，広範な強い癒着がなければ，single handで対応可能なことが多い．

10. **増殖膜の切除（2）（図4, 5a, b）**：増殖膜と網膜が面で強固に接着している場合など，シャンデリア照明を用いた双手法（bimanual technique）が有用である．増殖膜の新生血管が累々と拡張しているような活動性が強いときや，出血の可能性が高いときはジアテルミーを切除前後に行う．剥離網膜の可動性が良好にならない場合や，

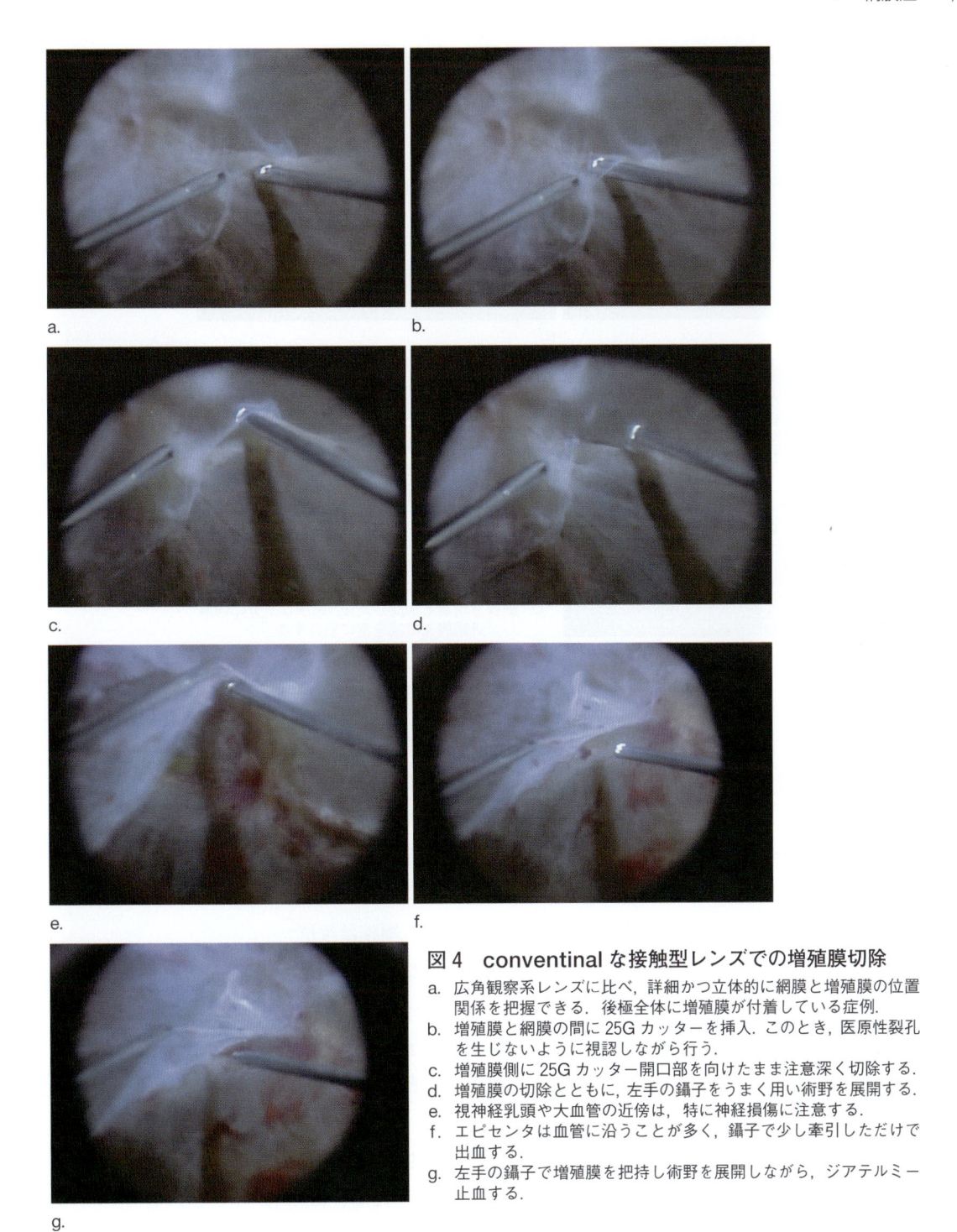

図4 conventinal な接触型レンズでの増殖膜切除
a. 広角観察系レンズに比べ，詳細かつ立体的に網膜と増殖膜の位置関係を把握できる．後極全体に増殖膜が付着している症例．
b. 増殖膜と網膜の間に 25G カッターを挿入．このとき，医原性裂孔を生じないように視認しながら行う．
c. 増殖膜側に 25G カッター開口部を向けたまま注意深く切除する．
d. 増殖膜の切除とともに，左手の鑷子をうまく用い術野を展開する．
e. 視神経乳頭や大血管の近傍は，特に神経損傷に注意する．
f. エピセンタは血管に沿うことが多く，鑷子で少し牽引しただけで出血する．
g. 左手の鑷子で増殖膜を把持し術野を展開しながら，ジアテルミー止血する．

増殖膜切除の判定が困難な場合は，増殖膜処理後に液体パーフルオロカーボン（perfluorocarbon liquid；PFCL）で網膜を伸展し，残存増殖膜の有無を判定する．黄斑や視神経乳頭近傍の FVM に対し双

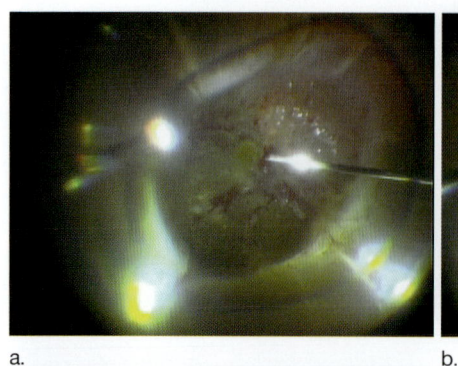

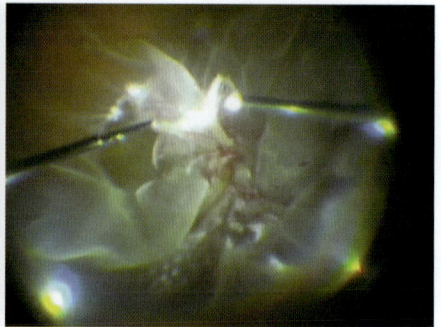

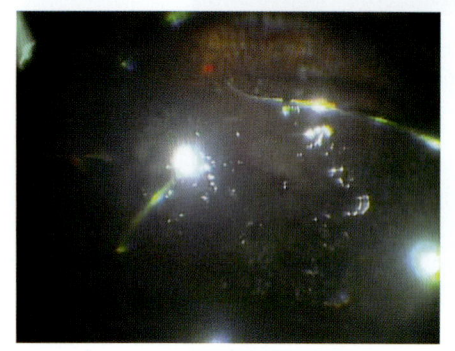

図5 高度な網膜下増殖を伴う症例
a. 液体パーフルオロカーボンで網膜伸展を試みるも，網膜下増殖が強く困難であった．
b. 耳側周辺部網膜を切開し，網膜下増殖を一塊に切除．強いストランドを摘出できた．
c. 網膜下増殖を切除した後，網膜は十分に伸展し，汎網膜光凝固を密に施行する．

手法を行う場合，誤吸引を避けるため硝子体カッターは用いず，25G 剪刀を用い手動でていねいに切除する．乳頭血管新生の拳上と切除には，強い出血を伴うことがあるので留意する．最後に，黄斑皺襞が明らかな場合など，黄斑上膜・黄斑浮腫を想定し，TAで可視化しながら黄斑上膜・内境界膜剥離を併施する．原則的に網膜前増殖をすべて処理すれば，軽度の網膜下増殖は残っていても網膜は復位する．意図的裂孔は術後に開通したり再増殖の起点になることがあるので，安易には作製しない．

11. **周辺部硝子体切除**：十分な郭清が必須である．硝子体出血が強い場合は，網膜周辺部を圧迫し郭清しようと試みる場合，インデントが視認できないので，網膜誤切除に注意する．

12. **眼内光凝固（図5c）**：術後に追加困難な最周辺部を特に施行したい．TRDで，裂孔を形成せずにFVMを完全に切除できた場合は，術中は可能なところのみ光凝固し，残りは術後にTRD吸収後に行う．

13. **posterior capsulotomy（後囊切開術）**：トリプル手術でposterior capsulotomy（PCX）を併施すると，後発白内障発生を1/10程度にまで防ぐことが可能になる．しかし，裂孔併発型の症例などPCX後に液ガス置換を行う場合では，IOLが結露したり，前房にガ

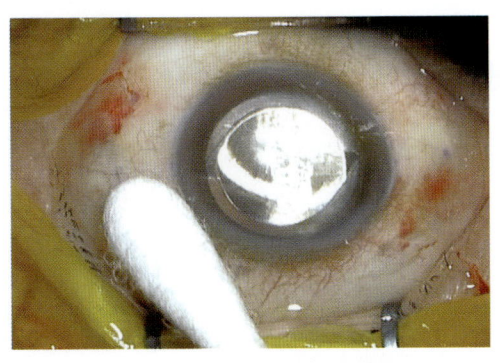

図6　25G-MIVS での術終了時写真
硝子体腔はガス置換され，良好なオキュラーサーフェス．

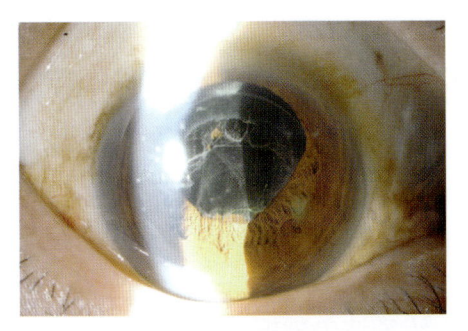

図7　PDR 術後にみられた6時から9時にかけての虹彩後癒着
フィブリン析出を認める．

スが迷入し視認性が低下したりする場合があるので，注意を要する．また，20〜30歳代など若年で網膜症の活動性が高く光凝固が不十分な症例に水晶体再建を行う場合は，NVG 予防の観点から PCX は控える．

14. 閉創（図6）：特に初回手術は無縫合で終了する．漏出が強く明らかなら吸収糸で縫合を行うが，初回手術の場合，手術が長時間に及んでも不要なことが多い．一方で，再手術例では，縫合を要することが多い．

術後の虹彩後癒着

　PDR は，特に術後フォローも大事である．周辺部を圧迫しゲル郭清した症例，眼内光凝固を多数行った症例，ガス置換を要した症例など，術後に虹彩後癒着を生じることがある（図7）．前房出血やフィブリンを伴いやすい．散瞳薬や消炎薬の点眼による瞳孔管理を行っても，虹彩後癒着に至ってしまうことも多い．全周で癒着が起きれば当然，iris bombé（膨隆虹彩；瞳孔ブロックにより虹彩が前方に圧迫され隅角を閉塞）に至るので，処置室など顕微鏡下に30G 針を用いて観血的に整復する．

〔國方彦志〕

増殖糖尿病網膜症の治療／硝子体手術の治療と予後

病期と治療法の選択

病期の進行：糖尿病網膜症は単純期，前増殖期，増殖期と病期が進行していく．病期によって眼底所見が異なり，単純糖尿病網膜症では網膜血管からの血管透過性が亢進して，毛細血管瘤，点状出血，斑状出血がみられる．前増殖糖尿病網膜症では網膜の虚血性変化[*1]が起こり始め，軟性白斑や網膜静脈の血管拡張と蛇行がみられる．増殖糖尿病網膜症になると網膜や視神経乳頭から新生血管が出現し，増殖組織や硝子体出血，さらに進行すると牽引性網膜剥離がみられる．

単純糖尿病網膜症の治療：主に血糖コントロールである．しかし，毛細血管瘤からの漏出による黄斑浮腫が出現して視力低下が生じた場合には，ステロイド薬であるトリアムシノロンのTenon嚢内投与や局所的な網膜光凝固術の適応となる．

　血管漏出が限局性であれば光凝固が選択されるが，後極の網膜全体に血管漏出があるびまん性の黄斑浮腫に対しては硝子体手術が適応となる．鑑別には蛍光眼底造影検査を行い，また光干渉断層計（optical coherence tomography；OCT）で黄斑浮腫の程度を判定する．

前増殖期の治療：蛍光眼底造影を行い，網膜や視神経に新生血管が出現しているか調べる．網膜に無血管野が広範に存在する場合や新生血管がみられる場合には汎網膜光凝固を行う．汎網膜光凝固後に黄斑浮腫がしばしば出現するが，この黄斑浮腫により視力低下を起こすため注意が必要である．視力が低下していなくても，蛍光眼底造影ですでに黄斑浮腫がある場合や，OCTで同様に黄斑浮腫が確認された場合には，黄斑浮腫の増悪による視力低下を予防するために，光凝固前にあらかじめトリアムシノロンのTenon嚢内投与を行っておく．また，光凝固後に熱エネルギーを発生しづらいパターンスキャンレーザー（PASCAL®に代表される）を用いると黄斑浮腫を起こしにくい．これはレーザー照射時間が従来の0.2秒から0.02秒

[*1] 糖尿病は末梢の虚血性疾患であるが，虚血性変化を生じる前に血管からの漏出が亢進して滲出性変化を生じる．この病態を理解しておくことが，その治療を考えるにあたり重要である．糖尿病網膜症は初期変化である単純期から始まる．この時期には網膜血管からの透過性が亢進するため毛細血管瘤や網膜出血，硬性白斑などを生じる．次に前増殖期に進行すると網膜の局所で虚血性変化が起こる．

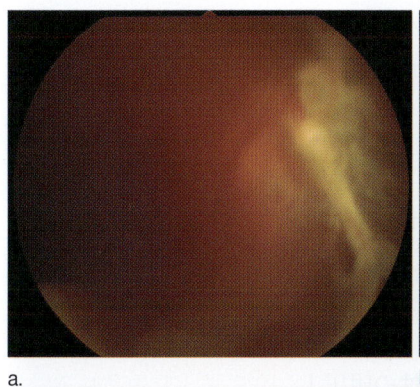

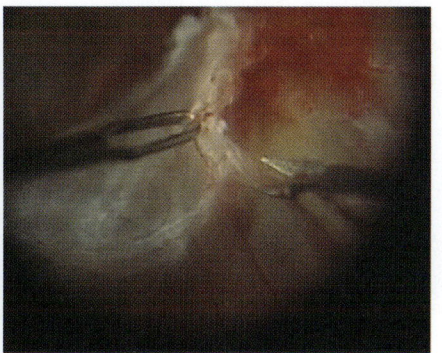

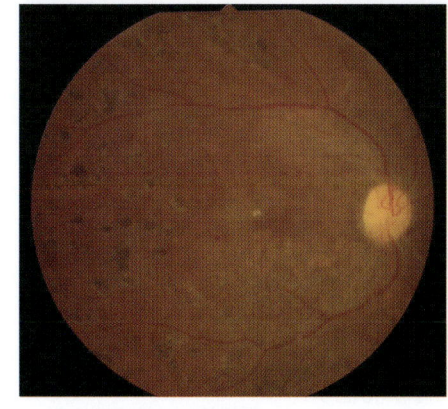

図1 硝子体出血を伴った増殖糖尿病網膜症
a. 術前写真．硝子体出血と増殖組織がみられる．
b. 硝子体手術中写真．牽引性網膜剥離を起こしている増殖組織を双手法で除去している．
c. 術後眼底写真．網膜に皺襞が残存するものの，網膜は復位している．

と短時間になったため，凝固される部位が網膜色素上皮と網膜外層に限局されるためである．硝子体出血を伴う場合や牽引性網膜剥離を伴う場合には，硝子体手術の適応となる．

硝子体手術の適応と意義

糖尿病網膜症における硝子体手術の適応は，吸収しない硝子体出血，再発性の硝子体出血，黄斑部を含んだ，もしくは黄斑部に及びそうな牽引性網膜剥離，進行性の牽引性網膜剥離などである（図1）．網膜新生血管が存在すると硝子体皮質を足掛かりに伸展し，線維血管組織となって収縮して網膜への硝子体牽引を生じるが，硝子体手術によってこの牽引を解除することができる．また，硝子体中に貯留した血管内皮増殖因子（vascular endothelial growth factor；VEGF）を含んださまざまなケミカルメディエーターを除去し，硝子体中の酸素分圧を上昇させることができる．硝子体手術によって網膜浮腫は軽減する方向に向かうものの，硝子体中の酸素分圧が上昇することで核白内障が進行したり隅角の線維柱帯が酸化ストレス

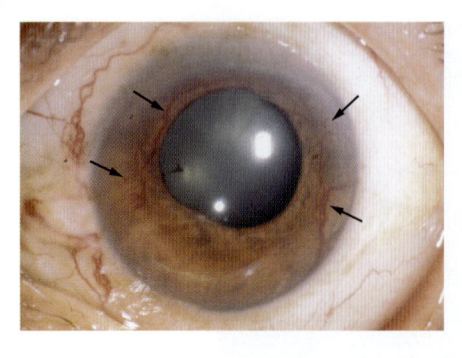

図2 硝子体手術後に生じた虹彩ルベオーシスの前眼部写真
虹彩に新生血管（矢印）がみられる．

によって傷害され，硝子体手術からしばらくたって続発性の眼圧上昇をきたすことなどが知られている．硝子体手術の予後を決める要因としては，術後の網膜剝離，血管新生緑内障，虚血性視神経症である．

予後を決める要因（1）網膜剝離[*2]

硝子体手術を行っても網膜表面の残存増殖組織の収縮や硝子体牽引の除去が不十分であった場合，また硝子体基底部の残存硝子体が収縮したりする場合，術後に網膜剝離が生じることがある．網膜剝離を生じれば，網膜虚血が進行しうるため血管新生緑内障が発症する危険度が増加する．

予後を決める要因（2）血管新生緑内障

硝子体手術を行えば硝子体中の酸素分圧が上昇し，虚血を改善させる方向に進む一方で，網膜が産生したVEGFが硝子体中から前眼部に拡散するため虹彩や隅角に新生血管が生じる．虹彩に新生血管が生じることを虹彩ルベオーシスという（図2）．特に水晶体切除を行った際には，頻度が増加する．隅角に新生血管が生じると眼圧が上昇するが，隅角の新生血管周囲に線維性増殖を生じて隅角が閉塞した場合は，眼圧が急上昇する．隅角が閉塞していない場合には，網膜の虚血を改善するため網膜光凝固を施行もしくは追加する．網膜の虚血が改善されれば，隅角の新生血管が退縮して眼圧が低下する．すでに隅角が閉塞してしまっている場合には，網膜の虚血を改善しても眼圧が低下しないため緑内障手術を優先する．高眼圧は網膜虚血を起こしている要因でもあるため，眼圧が低下すると網膜虚血も改善する．新生血管緑内障への緑内障濾過手術は，術中容易に出血して成績が不良であるため，術前に抗VEGF薬を硝子体内注射して新生血管の活動性を下げてから行う．

[*2] 増殖糖尿病網膜症に対する硝子体手術の予後を悪化させる因子として，術後の網膜剝離がある．網膜剝離が出現すると，視野欠損が生じて視機能が低下する．術後に硝子体出血も生じている場合には，網膜剝離は検眼鏡的には確認できない．患者が術眼で感じる明るさが低下するため，光の差し込んでくる方向が全方向でわかるか（light projection），暗く感じていないかチェックする．また，網膜剝離が出現すると血液網膜関門の破綻が進行して，硝子体中や前房中のフレアが高くなる．さらに剝離した網膜は虚血に陥るため，VEGFを産生して血管新生緑内障を発症することがある．よって，早急に網膜を復位させる手術を行う必要がある．

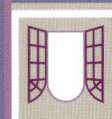

ETDRSのまとめ

エビデンスの扉

ETDRSとは？

Early Treatment Diabetic Retinopathy Study (ETDRS) は，米国でNational Eye Instituteの支援を受けて実施された糖尿病網膜症の治療に関する，多施設におけるprospective randomized controlled trialである。

従来手法調査目的で1980年にスタートしたが，調査結果の追加発表があり，さらなる経過観察により，当初の調査目的以外のさまざまな結果も明らかにされ，2005年までの報告は27編に及ぶ。本稿では，当初の調査目的に関連する重要なものについて概説するが，この結果は非常に高いエビデンスを有し，その後の米国における糖尿病網膜症治療のゴールド・スタンダードとなった。

調査目的

糖尿病網膜症の治療における以下の3疑問点を明らかにすること。
1. 汎網膜光凝固をどの時期に開始するのが，最も有効か？[1,2]
2. 黄斑浮腫に対するレーザー光凝固治療が，視力予後を改善するうえで有効か？[3]
3. アスピリン内服は，糖尿病網膜症の治療にも有効か？[4]

文献はp.247参照。

対象

非増殖網膜症，および早期の増殖網膜症を有する3,711人は以下の3様に分類された。
a. 黄斑浮腫を認めない中等症，重症の非増殖網膜症または早期の増殖網膜症
b. 黄斑浮腫を認める軽症または中等症の非増殖網膜症
c. 黄斑浮腫を認める重症の非増殖網膜症または早期の増殖網膜症

方法

図1に示すように，非常に複雑な調査が行われた。翻

なお、有効性の認められないものに対しては硝子体手術などの治療を検討する。また、光凝固が可能な局所性浮腫の症例に対しては直接網膜光凝固を一選択とする。また、IVBで黄斑浮腫が残存して、抑鬱症候の改善がみられないものに対しては再治療の適応になく、治療に抵抗して再発を繰り返すものは、難治性黄斑浮腫に至る各併用療法のリスクと上回するので代替治療薬を検討する。

アバスチン®は適応外使用

アバスチン®はわが国のみならず海外でも眼疾患に対しては適応外であり、安全性が確立されてかつけられていないアバスチン・コンセントのように慎重に投与する必要がある。各併用症は直接的な手術による眼内炎や水晶体損傷というものがあり、投与に際しては細心の注意を払う必要がある。

各併用症については動脈血栓などの報告があり、特に脳梗塞が十分に既往ある方や、脳塞栓などの脱者、閉塞性動脈硬化症（arteriosclerosis obliterans : ASO）、梗塞中の手または治療期間中に妊娠の可能性があるものは禁忌である。また、各併用症の観点からは糖尿病網膜症の硝子体手術時投与のように、1.25 mgより低用量で十分な効果が得られるとの使用経験から推奨されるが、糖尿病網膜症や糖尿病黄斑浮腫の硝子体手術に対するVEGF薬の投与について今後さらなる検証が必要である[*2]。

閉鎖、光凝固が優れられる。

（山地英孝）

[*2] 糖尿病網膜症黄斑浮腫に対するアバスチン®は、一週間の効果を保つことが目的であるが、臨床経過のように慎重に経過観察するような必要があり、また十分な病状の診断必要があると思われる。

68　1. 網膜疾患

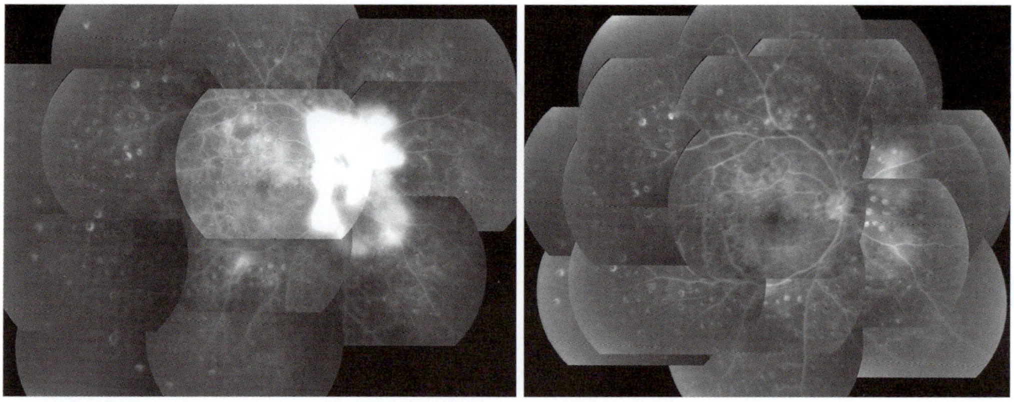

増殖糖尿病網膜症に対するアバスチン®

無灌流域の活動性が高い増殖糖尿病網膜症は，汎網膜光凝固の適応となるが，一部に硝子体出血が残存している場合が，光凝固途中に硝子体出血をきて，完遂できないことがある。そういった場合，増殖網膜組織の退縮が少ない症例[3]であれば，硝子体出血を減少させ，増殖網膜組織は収縮してまれが凝固を施行して IVB を行うと，増殖網膜は収縮してまれが凝固を施行して IVB を行うと，増殖網膜は収縮してまれが凝固を施行して IVB を行うと，増殖網膜は収縮しきれている因を減らすことができる。そこで，IVB の効果が得られている期間に汎網膜光凝固を施行して IVB を行う。一方，すでに高度に増殖因子を減らすことができる。その低下を望めば，増殖網膜によって牽引性に硝子体出血が見る場合では，硝子体手術の適応を考え，手術施行 1〜7 日前に IVB を行い，増殖糖尿病網膜症の活動性を低下させた状況で硝子体手術を行う。術後に IVB を行うと，術中出血を減らすことができる。増殖糖尿病網膜症に対する IVBは凝固や手術を行うためのさの治療であるため，投与量が薬剤そのに行うよりも少なく，0.25 mg のみ量で十分な効果が得られる（図 1）[4]。また，硝子体術後の難治網膜血管新生による硝子体出血に対しても IVB は有効である。

糖尿病黄斑浮腫に対するアバスチン®

糖尿病黄斑浮腫は VEGF 以外の因子もかかわっているため，網膜硝子体牽引要素による黄斑浮腫と比べて，アバスチン®の効果が劣る症例もあり，若年の症例では，まず行ってみるてよい治療である。しかし，

図 1 0.25 mg アバスチン® 硝子体内投与前後のフルオレセイン造影
65歳，男性．増殖糖尿病網膜症に対し，0.25 mg アバスチン®硝子体内投与を行った．投与前 (a) は，フルオレセイン造影では蛍光血管外からの漏出が旺盛であったが，24 時間後 (b) には著明な蛍光漏出の減少がみられた．
(Yamaji H, et al：Reduction in dose of intravitreous bevacizumab before vitrectomy for proliferative diabetic retinopathy. Arch Ophthalmol 2011；129：106-107.)

網膜症におけるベバシズマブ投与の実際について教えてください

Answer
ベバシズマブ（アバスチン®）は血管内皮増殖因子（vascular endothelial growth factor：VEGF）のモノクローナル抗体であり、VEGFの作用と血管透過性亢進作用を強力にブロックする。糖尿病黄斑浮腫や糖尿病網膜症に伴う網膜新生血管内障害に対し、点眼麻酔を行ったあと、内服手術と同様な清潔操作、開瞼器を用いて、通常1.25 mgのアバスチン®を30G針を手持ちで硝子体投与する。ドレーピングを行った後に、通常1.25 mgのアバスチン®を30G針を手持ちで硝子体投与する。輪部顕微鏡下に有水晶体眼では4.0 mm、眼内レンズや無水晶体眼では3.5 mmの位置に投与する。

VEGFとは

VEGFは生理的な血管新生においても重要な働きをしているが、主に低酸素によって血管内皮から分泌され、血管新生を惹起する。また、VEGFは五つのアイソフォームが知られており、眼内のVEGF産生に関与しているVEGF$_{165}$とVEGF$_{121}$である。VEGF$_{121}$は主に血管新生に関与しているのに対し、VEGF$_{165}$は病的な血管透過性に作用しているとみられる*[1]。

VEGFは強力な血管新生作用をもち、増殖糖尿病網膜症による網膜血管新生や血管新生緑内障における虹彩新生血管に関与している。また、血管透過性亢進作用もあり、糖尿病黄斑浮腫にもかかわっている。

アバスチン®の薬剤持続期間と複数回投与

糖尿病黄斑浮腫に対するベバシズマブ硝子体内投与（intravitreal injection of bevacizumab：IVB）では有硝子体眼の場合、一般的に1か月後から網膜浮腫が再燃する。効果持続期間は約2〜3か月である。一方、無硝子体眼ではクリアランスが早く、効果持続期間が非常に短く、通常、無硝子体眼には行わない。また、増殖糖尿病網膜症に対しては術前に投与し、2〜3週間ごとに追加治療を検討する。あるいは1〜2か月ごとに継続投与を行う方法もある。

[*1] 抗VEGF薬のなかで、ルセンティス®やアバスチン®はすべてのVEGFのアイソフォームを阻害するが、マクジェン®はVEGF$_{165}$を選択的に阻害するため、生理的なVEGF$_{121}$の作用を阻害しないため、このため安全性が高いことが推測されている。

文献は p.246 参照。

と疑われている。この患者アレアの頻度とdのACE活性血中濃度は，眼底血の遂行によって上がる。eのlight projectionは眼底所見が高度困難な例の網膜機能を推測するのに光の方向がわかるか，もしくは色がわかるかを単者に聞く検査である。網膜剥離は広範になる，光に対する感受性が低下するためlight projectionもわからなくなる。a の眼痛の出現は，網膜裂孔血が進行して血管新生緑内障による眼圧の上昇が可能性がある。しかし，眼痛はその他の要因でも出る可能性がある。bの網膜剥離が出現しても，さらにそのbの可能性が高い。cの飛蚊症は毛様充血は出血混濁などによって症状が高い血については，毛様充血は出血混濁などによって症状が高い。しかし，飛蚊症もしくは，同様に網膜剥離との関連性は高いと考えられる。

採点講評 c, d, e

(井上 算)

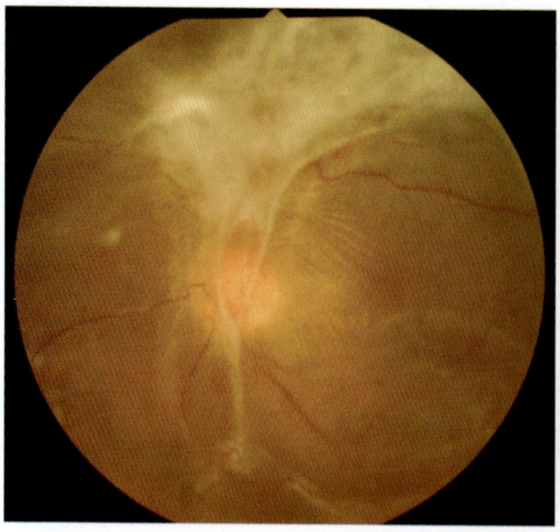

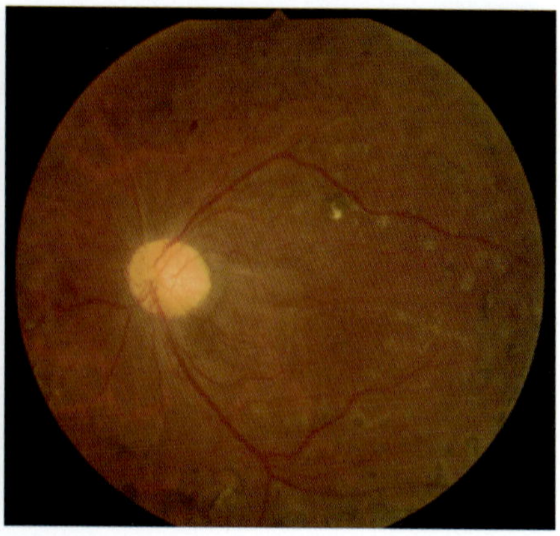

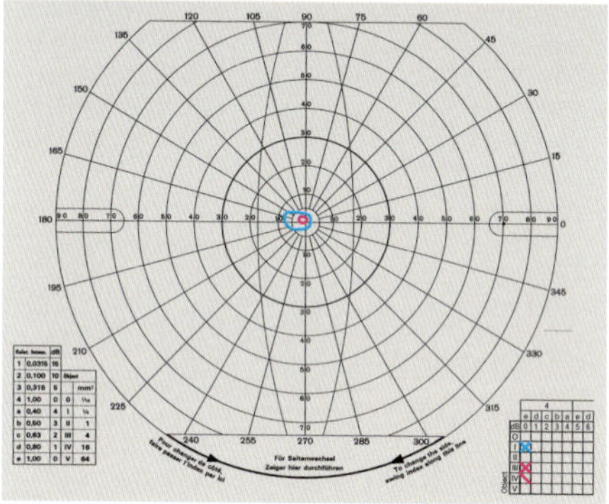

方針を決める重要所見 (3) 硝子体出血，牽引性網膜剝離

牽引性網膜剝離を併発すると，経過中に視神経乳頭を中心に線維性増殖膜を形成することが知られている（図3）。機能的には障害を免れていることもあるが，なかには視神経への癒着を伴って網膜裂孔を生じる症例がある。この病態に対する未治療は行わない。

図3 牽引性網膜剝離を伴った増殖糖尿病網膜症
a. 術前眼底写真。視神経乳頭周囲に線維増殖組織と牽引性網膜剝離がみられる。
b. 術後眼底写真。術2ヶ月後には，牽引性網膜剝離は消失して眼底所見も落ち着いている。
c. 術後 Goldmann 視野検査結果。術2年後には視神経乳頭周囲は暗点となり，求心性の視野狭窄が進行した。

カラメン眼底　第19回　一般問題97

増殖糖尿病網膜症の硝子体手術術後に硝子体出血で眼底が透見できない場合に，網膜剝離発生を疑う所見はどれか。3つ選べ。
a. 眼圧の発生　b. 充血の増強　c. 前房フレアの増強
d. 術後新生血管の発生　e. light projection の悪化

解説 増殖糖尿病網膜症で網膜剝離があれば，網膜血管の走行より前眼部血流低下している可能性がある，という2つの問題を解く

```
                    ┌─────────────┐
                    │ 黄斑浮腫なし │
                    └──────┬──────┘
                     ┌─────┴─────┐
                   早期群        延期群
                     │             │
            ┌────────┴─────┐ ┌─────┴────────┐
            │直ちにmildなPRP│ │直ちにfullなPRP│
            │必要なら黄斑部 │ │必要なら黄斑部 │
            │局所光凝固追加 │ │局所光凝固追加 │
            └───────────────┘ └───────────────┘
```

a. 黄斑浮腫を認めない中等症，重症の非増殖網膜症または早期の増殖網膜症群．

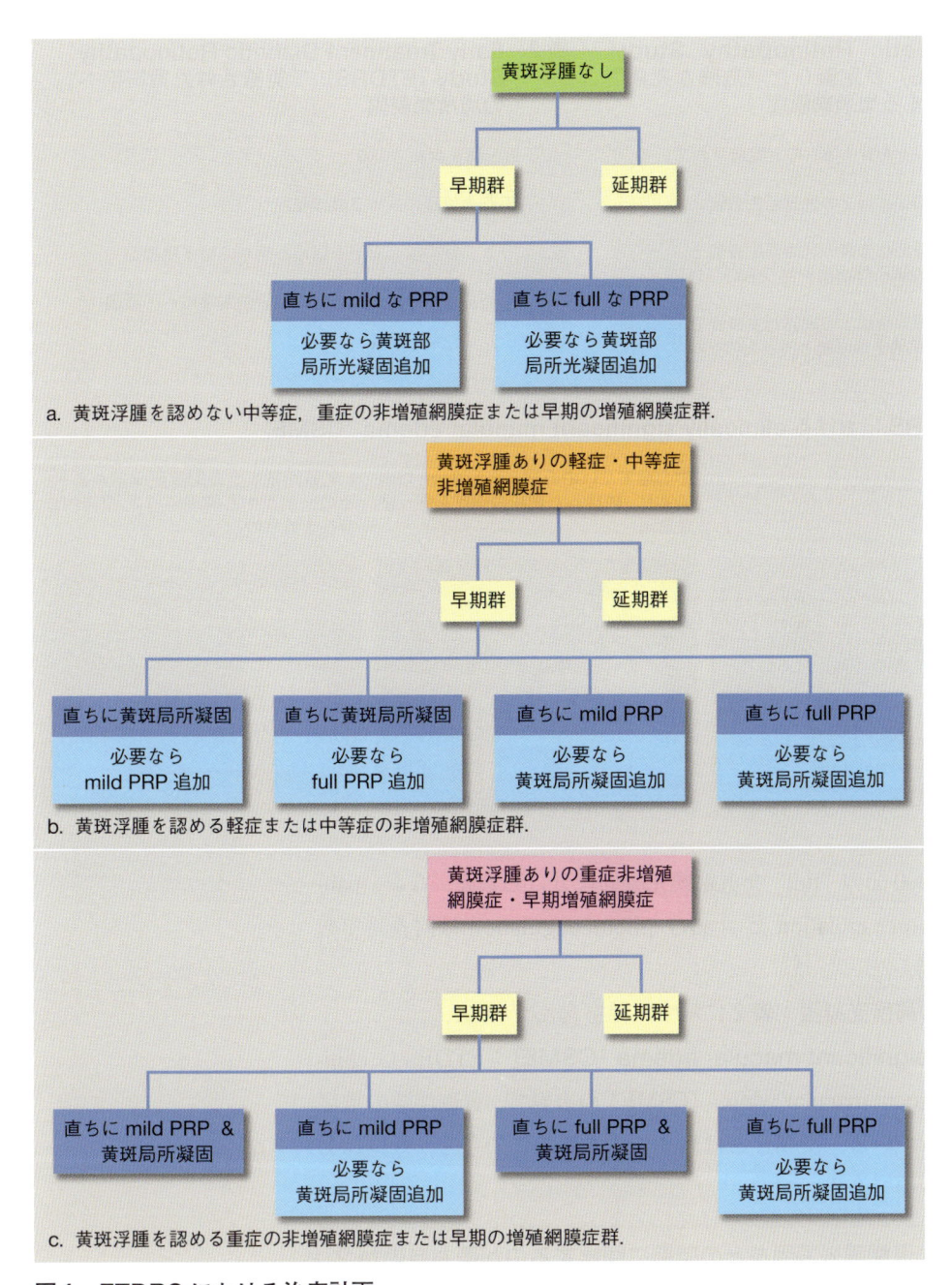

```
              ┌───────────────────────┐
              │黄斑浮腫ありの軽症・中等症│
              │非増殖網膜症             │
              └───────────┬───────────┘
                    ┌─────┴─────┐
                  早期群        延期群
```

- 直ちに黄斑局所凝固 / 必要なら mild PRP 追加
- 直ちに黄斑局所凝固 / 必要なら full PRP 追加
- 直ちに mild PRP / 必要なら黄斑局所凝固追加
- 直ちに full PRP / 必要なら黄斑局所凝固追加

b. 黄斑浮腫を認める軽症または中等症の非増殖網膜症群．

```
              ┌──────────────────────┐
              │黄斑浮腫ありの重症非増殖│
              │網膜症・早期増殖網膜症   │
              └───────────┬──────────┘
                    ┌─────┴─────┐
                  早期群        延期群
```

- 直ちに mild PRP & 黄斑局所凝固
- 直ちに mild PRP / 必要なら黄斑局所凝固追加
- 直ちに full PRP & 黄斑局所凝固
- 直ちに full PRP / 必要なら黄斑局所凝固追加

c. 黄斑浮腫を認める重症の非増殖網膜症または早期の増殖網膜症群．

図1 ETDRSにおける治療計画

査結果を理解するうえで，以下の事項を知っておく必要がある．

早期の増殖網膜症：Diabetic Retinopathy Study（DRS）が定義した"危険な兆候"を有さない増殖網膜症．

"危険な兆候（high-risk characteristics）"を有する増殖網膜症：表1の三条件のうち，一つ以上を有するもの．

汎網膜光凝固：凝固総数400〜600発の"mild"な汎網膜光凝固と，

表1 Diabetic Retinopathy Study (DRS) が定義した"危険な兆候"を有する増殖網膜症

以下の一つ以上を有するものと定義されている
1. 1/4乳頭面積以上の乳頭新生血管
2. 1/4乳頭面積未満の乳頭新生血管で網膜前か硝子体出血を伴うもの
3. 1/2乳頭面積以上の網膜新生血管で網膜前か硝子体出血を伴うもの

表2 Early Treatment Diabetic Retinopathy Study (ETDRS) で実施された黄斑部への局所光凝固

以下の三種を含んでいる
1. 毛細血管瘤に対する直接凝固
2. びまん性の蛍光漏出を認める部への格子状凝固
3. 中心窩から2乳頭径以内の血管閉塞領域への凝固

表3 ETDRS における clinically significant macular edema (CSME)

中心窩または中心窩から500μm以内の網膜の肥厚	中心窩または中心窩から500μm以内にあり、隣接した網膜の肥厚を伴う硬性白斑	1乳頭面積以上の網膜肥厚部があり、その一部が中心窩から1乳頭径内に存在するもの

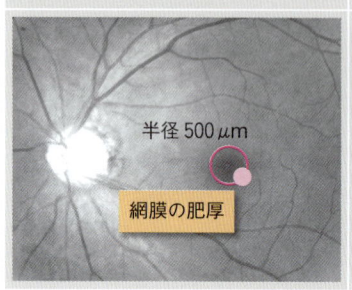

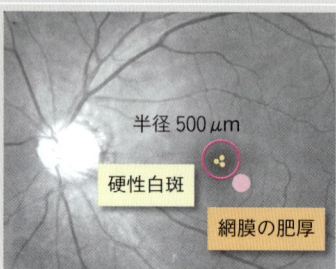

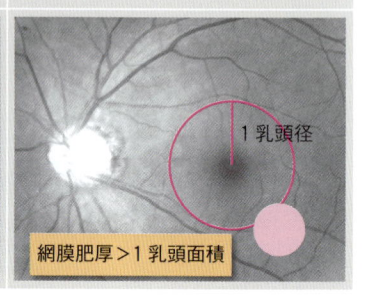

1,200～1,600発の"full"な汎網膜光凝固に分けられた．なお，pan-retinal photocoagulation と scatter photocoagulation は同義語である．

黄斑部への局所光凝固：表2に示す三種を含んでいる．

clinically significant macular edema (CSME)：ETDRS は clinically significant macular edema (CSME) の有無で，黄斑浮腫の重症度を分類している．CSME とは表3に示す三条件のうち，一つ以上を有するものである．

結果（1）汎網膜光凝固をどの時期に開始するのが最も有効か？

定期的で注意深い経過観察が可能という前提で，以下の治療法が提示された[2]．

1. 軽症，中等症の非増殖網膜症では汎網膜光凝固は推奨できない．
2. 重症の非増殖網膜症，早期の増殖網膜症では汎網膜光凝固を考慮すべきである．
3. "危険な兆候"を有する増殖網膜症では，直ちに汎網膜光凝固を行うべきである．

結果 (2) 黄斑浮腫に対するレーザー光凝固治療が視力予後を改善するうえで有効か？

　有効であり，特に CSME を認める場合は，たとえ視力が正常でも黄斑部への局所光凝固を考慮すべきと結論されている[3]．以下に，概要を示す．

1. 3 年間の経過で，視力低下は局所光凝固の施行群で 12％，非施行群で 24％ と施行群で有意に低い．
2. 光凝固による視力安定化の効果は光凝固前の視力の程度にかかわらず得られるが，光凝固前の視力が良好なほど安定化の効果は大きい．
3. CSME の有無では，CSME を認める群でより治療効果があり，特に CSME が中心窩を含む群で治療が有効である．
4. CSME を認めない群では，CSME が発生するまで光凝固を行わずに経過観察して差しつかえない．
5. 汎網膜光凝固は黄斑浮腫を悪化させ，中等度の視力低下や視野障害を生じることがあり，mild な汎網膜光凝固より full な汎網膜光凝固でその頻度は高い．
6. 黄斑浮腫を認める軽症または中等症の非増殖網膜症群では，まず黄斑浮腫に対する光凝固を行って経過観察し，重症の非増殖網膜症や早期の増殖網膜症に移行した時点で汎網膜光凝固を考慮するのがよい．
7. 黄斑浮腫を認める重症の非増殖網膜症または早期の増殖網膜症群では，可能なら，まず黄斑浮腫に対する光凝固を行い，黄斑所見が安定化した後に汎網膜光凝固を考慮するのが望ましい．もし，黄斑凝固と汎網膜光凝固を同時に行う必要がある場合は，黄斑凝固と乳頭鼻側に対する光凝固をまず行い，2 週間待ってほかの部の凝固を行い，汎網膜光凝固を完成させていく方法がよい．

結果 (3) アスピリン内服は糖尿病網膜症の治療に有効か？

　3,711 人を 650 mg/day のアスピリンを内服させる群と，プラセボを内服させる群に分けて検討した結果，アスピリン内服の有効性は認められなかった[4]．

（佐藤幸裕）

黄斑症の分類と検査所見

病態と分類

糖尿病黄斑症（diabetic maculopathy）とは，糖尿病網膜症のすべての時期において発生しうる黄斑部の病態の総称で，多くは視力低下の原因となり，糖尿病患者のQOLを著しく阻害する．糖尿病黄斑症は黄斑部の網膜内，網膜と硝子体の界面に形成された病理学的変化の総称であり，基本的に，① 浮腫，② 硬性白斑，③ 虚血，④ 萎縮，⑤ 牽引を主体とする病変が複雑に絡みあって形成する病態である．黄斑症の分類は確立されたものはなく，これまでに表1に示すようなさまざまな分類が提唱されてきた[1-4]．また近年，硝子体手術の進歩に伴い，網膜硝子体界面の変化も黄斑症の一部にとらえられるようになった．本項では，黄斑症のなかで最も頻度が高く治療の適応になる糖尿病黄斑浮腫の分類を中心に述べ，さらにそのほかの黄斑症の所見についても解説をする．

文献は p.247 参照.

黄斑浮腫 (1) 診断と分類の全体像

糖尿病黄斑症のほとんどが浮腫と何らかの関連をもった病態であり，黄斑症のなかでは最も頻度が高く治療の適応となる病態である．黄斑浮腫の病態はさまざまであり，浮腫の程度や部位により視機能への影響が異なり，歪視程度ですむ軽症の黄斑浮腫から，最終的に深刻な視力障害を呈する重症な黄斑浮腫までさまざまである．

黄斑浮腫の診断は黄斑部網膜の肥厚をもって決定するが，近年，光干渉断層計（optical coherence tomograph；OCT）が導入され，これまでの検眼鏡所見や立体眼底写真撮影による診断から，OCTを用いた明確な診断に替わりつつある．OCTによる糖尿病黄斑浮腫の定義は，一般に macular thickness analysis のカラーマップにて中心窩 6mm 以内に網膜の肥厚が存在する場合である．一方，臨床研究などで治療適応とされる黄斑浮腫は，一般に中心窩網膜厚（central subfield thickness）が 300 μm 以上（time-domain OCT では 250 μm 以上）である（図1）．OCT のない施設では，細隙灯顕微鏡に非接

1. 網膜症

表1 糖尿病黄斑症の分類

1. Bresnick[1] の分類	
黄斑浮腫（macular edema） 黄斑虚血（macular ischemia）	

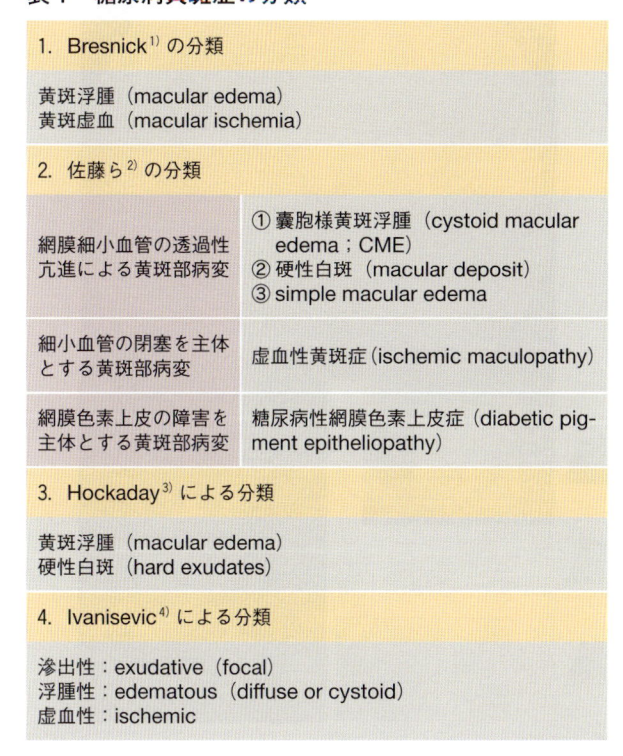

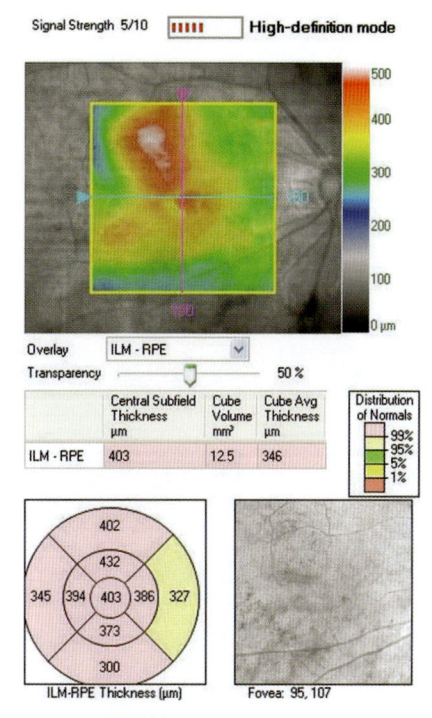

2. 佐藤ら[2] の分類	
網膜細小血管の透過性亢進による黄斑部病変	① 囊胞様黄斑浮腫（cystoid macular edema；CME） ② 硬性白斑（macular deposit） ③ simple macular edema
細小血管の閉塞を主体とする黄斑部病変	虚血性黄斑症（ischemic maculopathy）
網膜色素上皮の障害を主体とする黄斑部病変	糖尿病性網膜色素上皮症（diabetic pigment epitheliopathy）

3. Hockaday[3] による分類
黄斑浮腫（macular edema） 硬性白斑（hard exudates）

4. Ivanisevic[4] による分類
滲出性：exudative（focal） 浮腫性：edematous（diffuse or cystoid） 虚血性：ischemic

図1 糖尿病黄斑浮腫の中心窩網膜厚のカラーマップ

黄斑浮腫の存在する部分が描出される．中心窩平均網膜厚が 300 μm を超えているので，黄斑浮腫治療の適応になる．
（大越貴志子：糖尿病黄斑浮腫へのレーザー光凝固術．眼科 2011；53：849-857．）

触レンズ（90D，78D，60D），または三面鏡を用いて網膜の肥厚を観察する．

　糖尿病黄斑浮腫の病態は多彩であり，分類も複数ある．眼底所見の特徴のみならず蛍光眼底撮影所見も反映した分類や，OCT所見に基づく分類，重症度を反映した分類，治療に対する反応や予後を予測した分類や，治療時期を決定するための分類，大規模臨床試験に用いられてきた分類など，さまざまある．

黄斑浮腫（2）局所浮腫とびまん性浮腫[*1]

　黄斑浮腫の範囲および病態や重症度を反映した分類である．よく用いられている分類であるが，明確な定義がないままに用いられていることが多い[5]．一般に浮腫が限局して存在する場合を局所浮腫，浮腫が黄斑部全体に広がり，囊胞様浮腫を伴うような重症な病態をびまん性浮腫と解釈されている．

局所浮腫：黄斑部の毛細血管瘤から漏出した液成分やリポ蛋白によ

[*1] この分類のもとになったのが，Bresnick[1] の分類である．Bresnick[1] は1983年に糖尿病黄斑浮腫を，① 毛細血管瘤からの漏出を主体とする局所浮腫と，② 毛細血管床からのびまん性漏出を主体とするびまん性浮腫とに分類した．したがって，浮腫の範囲のみならず蛍光眼底撮影（FA）所見にもとづき，病態をも反映した分類である．

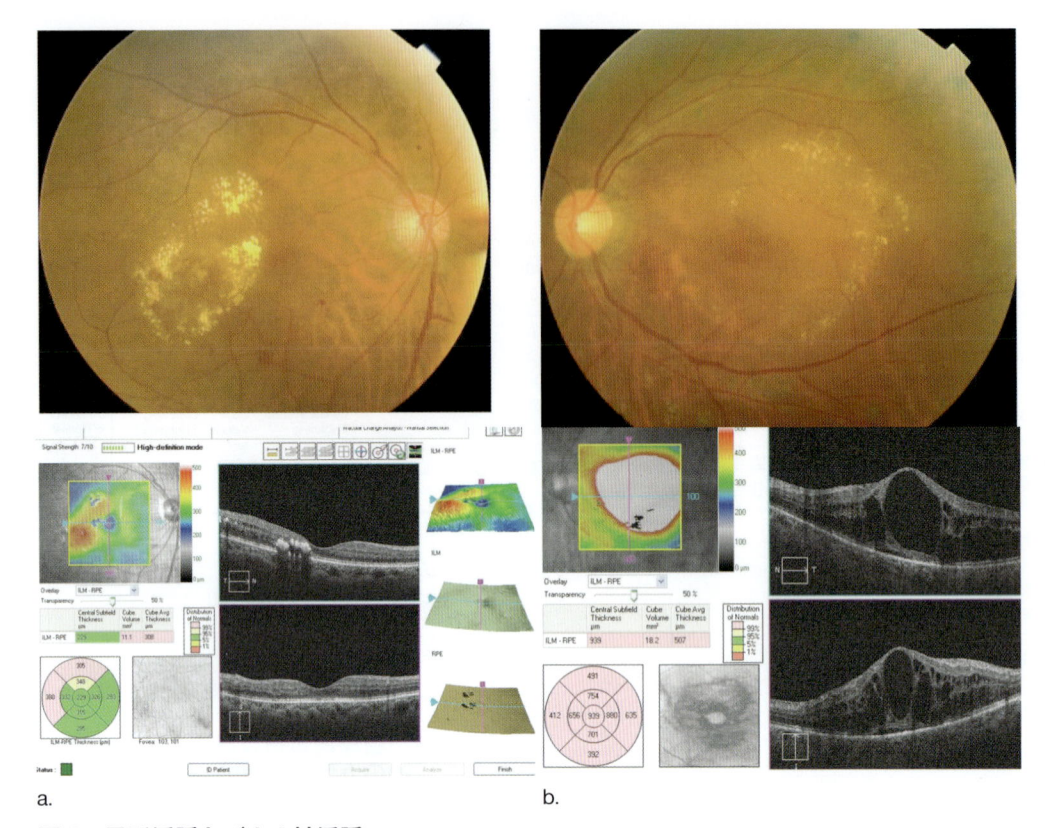

図2 局所浮腫とびまん性浮腫
a. 局所浮腫のカラー眼底写真（上図）と光干渉断層計（OCT）写真（下図）．黄斑耳側に毛細血管瘤を認め，その周囲に硬性白斑が輪状に沈着している（輪状硬性白斑）．OCTでは，輪状硬性白斑に一致して網膜の肥厚を認める．中心窩網膜厚は正常である．
（大越貴志子：糖尿病黄斑浮腫へのレーザー光凝固術．眼科 2011；53：849-857．）
b. びまん性浮腫のカラー眼底写真（上図）とOCT写真（下図）．中心窩を中心にびまん性に網膜の肥厚を認める．中心窩網膜厚は939μmと，著明に増加しており，囊胞様浮腫も観察される．

り，局所的な浮腫や硬性白斑を形成する病態である（**図2a**）．FA所見では毛細血管瘤に一致して局所的な漏出を認め，びまん性蛍光漏出は認めない（**図3**）．局所浮腫の初期は視力が良好であり，自然に消退することもあるが，中心窩近傍の毛細血管瘤から漏出している症例では中心窩に小さな囊胞様浮腫を形成し，次第に視力が低下してくる．また，原因となる毛細血管瘤が中心窩から離れている症例でも，浮腫の裾野に沈着した硬性白斑が中心窩に及ぶと視力低下の原因となる．局所浮腫は，後述する輪状網膜症と呼ばれる，中心窩近傍に輪状に硬性白斑を形成する病態をしばしば呈する（**図4**）．輪状網膜症の中心には集蔟した毛細血管瘤を認め，光凝固で閉塞させることで浮腫や硬性白斑を減少させることが可能である．
びまん性浮腫：びまん性浮腫は，網膜血管床全体からの漏出を主体とする浮腫で，浮腫は黄斑全体に及び，網膜厚の増加は著しく，し

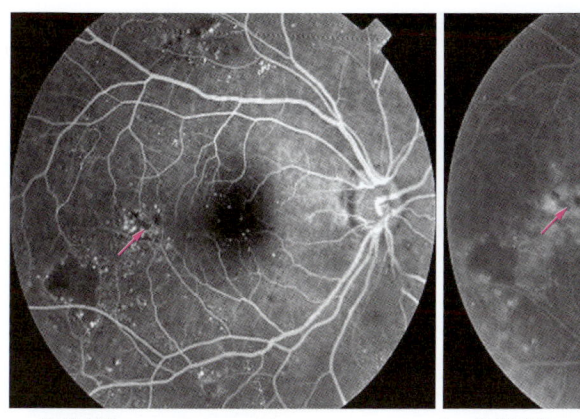

a. 造影中期　　　　　　　　　　　　　b. 造影後期

図3　局所浮腫の蛍光眼底写真
毛細血管瘤（矢印）からの蛍光漏出を認めるが，ほかの網膜血管からの漏出は認めない．

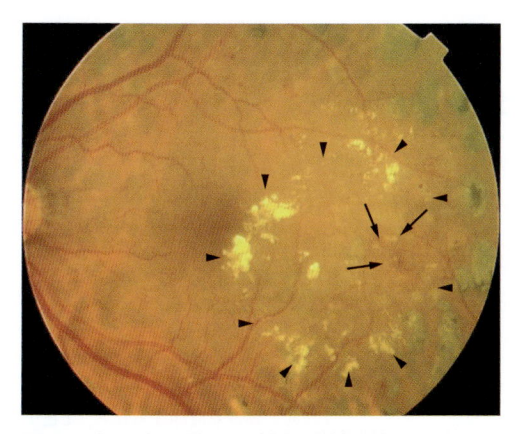

図4　中心窩に接する輪状硬性白斑
黄斑耳側に輪状硬性白斑（矢頭）を伴う局所浮腫を認める．硬性白斑が中心窩の領域に及んでおり，視力も0.6に低下している．浮腫と硬性白斑は輪状硬性白斑の中心に集簇した毛細血管瘤（矢印）からの漏出に起因するものであり，硬性白斑の中心の毛細血管瘤の直接凝固が適応になる．輪状網膜症と呼ばれる．

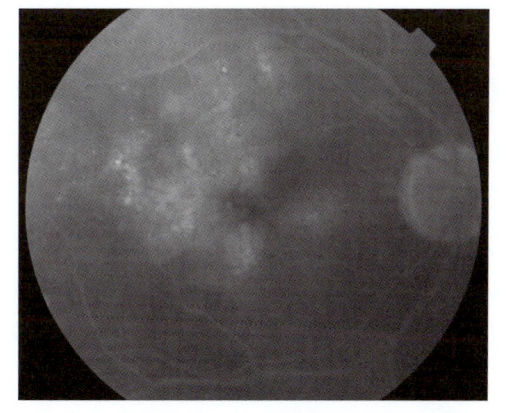

図5　びまん性浮腫の蛍光眼底写真（後期）
黄斑部の網膜血管から，びまん性に蛍光漏出を認める．囊胞様浮腫も認める．

ばしば囊胞様浮腫（cystoid macular edema；CME）や漿液性網膜剝離を伴う（**図2b**）．びまん性浮腫の成因には網膜血管の病理変化のほか，血管内皮増殖因子（vascular endothelial growth factor；VEGF）などのサイトカインの増加，そして，高血圧による灌流圧の増加，静脈圧の増加，腎症に伴う血管内の膠質浸透圧の低下，貧血による組織の低酸素，網膜色素上皮細胞のポンプ作用の低下，硝子体の牽引など，さまざまな要因が複雑に関与しているといわれている．FAでは，網膜毛細血管床からびまん性に蛍光色素の漏出を伴う（**図5**）．漏出した液成分は中心窩に大小の囊胞（CME）を形成し，花弁様ま

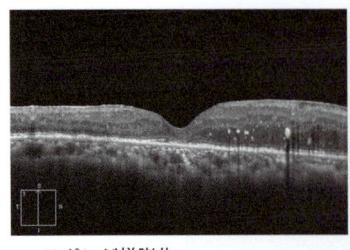

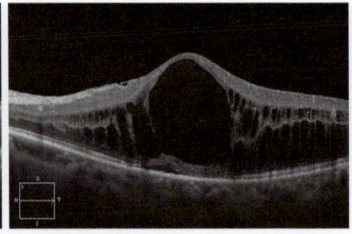

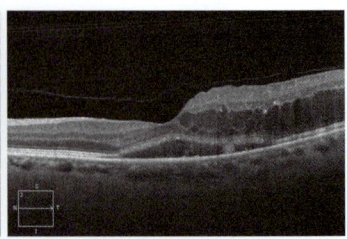

a. スポンジ様膨化　　　　b. 嚢胞様黄斑浮腫　　　　c. 漿液性網膜剥離

図6　糖尿病黄斑浮腫のOCT分類（Otaniらの分類[8]を参考）

たは蜂巣状に蛍光色素の貯留が認められる（図5）．OCT所見では，網膜は黄斑部全体に膨化し，CMEを伴う場合は外網状層や内顆粒層に低大小の円形，楕円形の低反射領域が観察される（図6b）．また，中心窩に漿液性網膜剥離による神経網膜と色素上皮層の間の低反射領域（図6c）を伴うこともある．

黄斑浮腫（3）clinically significant macular edema（CSME）

米国のETDRS[6]*2が，米国で糖尿病黄斑浮腫の光凝固術の臨床研究を行った際に定義した黄斑浮腫の分類である．ETDRS[6]は黄斑浮腫のなかで表1に示すいずれかの所見があればclinically significant macular edema（CSME）*3（表3〈p.92〉参照）と定義し，これに対する早期の光凝固術が視力の維持に有効であることを証明した．CSMEによる黄斑浮腫の分類と定義は，あくまで形態的なものであり，浮腫の病態は反映していない．あくまで眼底を立体的に観察することで評価した分類である．

黄斑浮腫（4）糖尿病網膜症の国際分類

近年，AAO（American Academy of Ophthalmology）が糖尿病網膜症の国際分類を提唱した[7]．その際に黄斑浮腫も分類定義された．わりやすい分類であるが，まだ普及していないので臨床に用いられることは少ない．

1. mild diabetic macular edema：黄斑から離れた硬性白斑や網膜肥厚
2. moderate diabetic macular edema：黄斑中心を含まないが，黄斑中心に近づきつつある網膜肥厚や硬性白斑
3. severe diabetic macular edema：黄斑中心を含んだ網膜の肥厚や硬性白斑

*2 **ETDRS**
Early Treatment Diabetic Retinopathy Study．米国で1980年代に糖尿病網膜症（黄斑浮腫も含め）の早期治療の研究目的で設立された多施設共同研究班である．糖尿病網膜症や黄斑浮腫に対する早期黄斑光凝固術の有効性を証明するなど，エビデンスレベルの高い研究結果を残した．

*3 CSMEは，OCTのない施設で黄斑浮腫の治療を決定する際に有用な所見である．CSMEの診断にはFAは必要がないが，治療を行う際はFA所見にもとづいた治療計画をたてる必要がある．

黄斑浮腫（5）OCT による糖尿病黄斑浮腫の定義

　OCT が導入されて以来，黄斑部網膜の内部構造を詳細に観察できるようになった．Otani ら[8] は OCT による糖尿病黄斑浮腫の分類を以下のように定義した．

スポンジ様膨化：網膜内に液成分が貯留し，網膜が肥厚し，反射が減弱した状態を示す（図 6a）．

囊胞様黄斑浮腫：網膜内の液成分の貯留が顕著になると，中心窩を中心とし，Henle 層に大小の囊胞が網膜内に形成される．OCT では，囊胞内は低反射として観察される（図 6b）．蛍光眼底撮影では，蜂の巣状に囊胞腔内に蛍光色素が貯留する．

漿液性網膜剝離：網膜色素上皮と神経網膜の間に液成分が貯留する状態を示す．網膜の膨化や囊胞様浮腫を伴うこともある．OCT では，色素上皮を示す高反射のラインの内側に低反射領域が観察される（図 6c）．

硬性白斑

　硬性白斑は網膜毛細血管から脂質や蛋白質など，高分子の成分が漏出し，網膜内または神経網膜下に沈着するものである．眼底所見は，黄白色の点状または面状，ろう様の沈着物として観察される．特に中心窩下に硬性白斑が沈着すると視細胞の障害は著しく，多くは線維性の瘢痕を残し不可逆的な視力低下をきたす．硬性白斑は，びまん性浮腫，局所浮腫いずれの場合も発生する．一般に局所浮腫では輪状硬性白斑を形成し，びまん性浮腫では，微細な白点状から星芒様，または，ろう様など多彩な沈着の仕方を呈する．

輪状網膜症：局所浮腫にしばしばみられる硬性白斑の沈着を主体とする病態である．毛細血管瘤から漏出した成分が硬性白斑として毛細血管瘤の周囲に輪状に沈着し，輪状網膜症（図 4）と呼ばれる特徴的な眼底所見を呈する．輪状網膜症の多くは，中心窩近傍から黄斑耳側にかけて発生することが多い．OCT 所見では，輪状硬性白斑の中心を頂点とするドーム状の網膜厚の増加として描出される．

リピド黄斑症：網膜血管から漏出した血漿成分のうち，脂質の成分を主体とした黄斑部網膜への蓄積が顕著に認められる場合をリピド黄斑症と称す．高脂血症を有する患者に多く認められる．時に硬性白斑がろう様に黄斑部の広い範囲に沈着することがあり，このような症例では浮腫が引いたあとで中心窩下に線維性の瘢痕組織を残

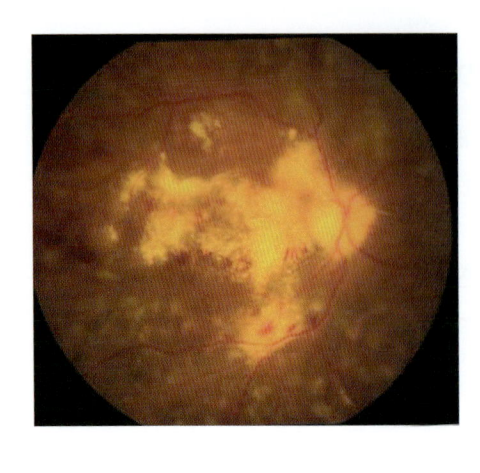

図7 リピド黄斑症の一例
硬性白斑が大量に黄斑部に沈着している.

し,視力は高度に低下する(図7).

虚血性黄斑症,黄斑虚血

　虚血性黄斑症とは,傍中心窩の網膜毛細血管床の閉塞によって生じる黄斑部の虚血を主体とする病態である.診断は蛍光眼底撮影にて中心窩周囲の無血管帯が拡大した状態を確認する.正常では中心窩を中心とする約400〜500μmの無血管領域が存在する.糖尿病網膜症では,無血管領域の周囲の毛細血管が途絶し,無血管領域が拡大することがある.一般に1乳頭径以上の拡大をもって虚血性黄斑症と呼ぶことが多い.

黄斑萎縮

　黄斑浮腫が遷延すると,黄斑部網膜視細胞または色素上皮細胞に不可逆的な変性を生じ黄斑萎縮を形成する.最終的に浮腫が完全に消失しても萎縮をきたす場合は少なくない.黄斑萎縮には,視細胞レベルの萎縮と色素上皮を主体とする萎縮がある.視細胞レベルの萎縮は,黄斑浮腫が遷延した場合などしばしば観察される.近年,spectral-domain OCT が導入され,視細胞外節内節接合部(IS/OSライン)や,外境界膜(external limiting membrane;ELM)など,視細胞の健全性を評価することができるようになり,これらの所見が糖尿病黄斑症の視機能と密接に関連していることが判明しつつある.その一方で,古くから糖尿病性網膜色素上皮症という,色素上皮の萎縮を主体とした病態が報告されている.

糖尿病性網膜色素上皮症:糖尿病性網膜色素上皮症とは,糖尿病以外の網膜疾患の既往がなく,黄斑部網膜に色素変性症に類似した萎縮が生じる非可逆的変性病変である.浮腫が遷延して二次的に萎縮

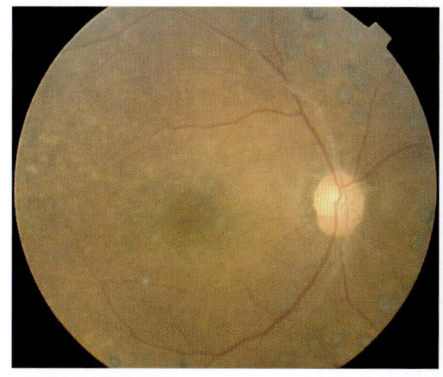

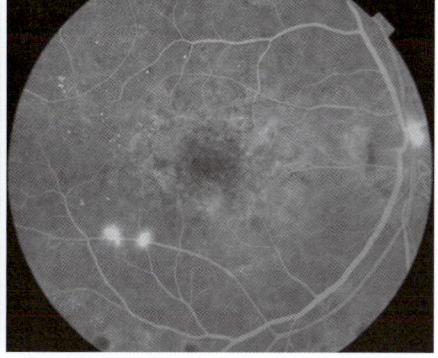

a. カラー眼底写真　　　　　　　　　　　　　　　b. 蛍光眼底写真後期

図8　糖尿病性網膜色素上皮症の一例
黄斑部の色調が灰白色調になり，FA所見では色素上皮の萎縮を示す window defect を認める．この症例は経過観察中に黄斑浮腫をきたしたことはなく，原因不明の色素上皮の萎縮である．

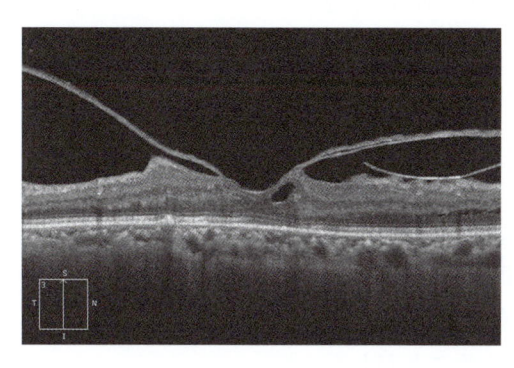

図9　黄斑牽引の OCT 写真
中心窩に後部硝子体膜が付着し牽引されている．

が起こる場合と，浮腫を伴わない特発性の萎縮がある．色素上皮の萎縮は，黄斑の色調が灰白色に変化し（図8a），蛍光眼底撮影では，window defect を示す（図8b）．原因は不明で，良好な治療法はない．OCTでは，網膜色素上皮の不整と網膜厚の減少を示す．

黄斑牽引

　黄斑牽引とは，後部硝子体未剝離の糖尿病網膜症患者で，網膜硝子体界面に後部硝子体膜による牽引が加わり，中心窩が牽引され，次第に視機能の低下をきたす病態である．増殖糖尿病網膜症患者で乳頭やアーケード血管近傍に生じた増殖組織により黄斑部が牽引される場合と，後部硝子体未剝離の非増殖網膜症患者において，中心窩に付着した後部硝子体膜が中心窩を牽引して発生する場合がある．検眼鏡所見で黄斑部が変形し明らかな牽引が認められる場合もあるが，後者の場合は検眼鏡所見ではとらえにくく，OCTを用いることで黄斑の牽引を観察することができる．診断は，OCTで黄斑に連続する硝子体膜を観察することである（図9）．治療は，硝子体手

術である．

> **カコモン読解** 第23回 一般問題45
>
> 嚢胞様黄斑浮腫を来すのはどれか，3つ選べ．
> a 網膜色素変性　　b 糖尿病網膜症　　c 網膜血管腫状増殖
> d 卵黄状黄斑ジストロフィ　　e Stargardt-黄色斑眼底

[解説]　嚢胞様黄斑浮腫は，中心窩を中心に Henle 層に液成分が貯留し，黄斑が膨大する疾患である．蛍光眼底撮影を行うと中心窩に花弁様の蛍光貯留をきたす．光干渉断層計では，外網状層や内顆粒層などに大小の液貯留が観察される．

　嚢胞様浮腫の主たる成因は，網膜血管の透過性亢進である．代表的な疾患は，bの糖尿病網膜症に合併した糖尿病黄斑浮腫である．その他，網膜静脈閉塞症や，cの網膜血管腫状増殖，Coats 病，眼内腫瘍など，網膜血管透過性が亢進するような病態，または新生血管・腫瘍などの異常血管から液成分が漏出する疾患に，しばしば合併する．また，内眼手術後やぶどう膜炎など，炎症性疾患においても，しばしば合併する．白内障術後の硝子体脱出や眼内レンズの偏位や振盪に伴って発症することもある．aの網膜色素変性も網膜血管透過性亢進をきたす場合があり，嚢胞様黄斑浮腫をきたすことがある．

　dの卵黄状黄斑ジストロフィは，黄斑部に黄白色の境界明瞭な卵黄様の病変をきたす疾患である．蛍光眼底撮影では卵黄様病巣に一致して薄い円形の過蛍光を示すが，網膜血管からの漏出をきたすことはなく，嚢胞様浮腫を呈することはない．eの Stargardt-黄色斑眼底は，黄斑部や後極部に顆粒状の黄白点を形成する疾患である．蛍光眼底撮影では，黄白色点はブロックによる低蛍光となるが，進行して色素上皮の萎縮をきたすと window defect による大小の点状の過蛍光を呈する．しかし，網膜血管からの漏出を伴うことはなく，嚢胞様黄斑浮腫を呈することはない．

[模範解答]　a, b, c

（大越貴志子）

黄斑症の治療／薬物治療

糖尿病黄斑浮腫

　糖尿病黄斑症（diabetic maculopathy）といえば，臨床上，治療対象になり頻度も多い局所性および，びまん性糖尿病黄斑浮腫を指す場合が多い．糖尿病黄斑浮腫の治療は，薬物治療，光凝固，硝子体手術が主なものだが，このなかで薬物治療は黄斑部への物理的侵襲がなく速効性があり，再発の問題はあるといっても，視力良好な早期から，また繰り返し治療が行える利点がある．局所性黄斑浮腫に関しては，漏出部位（毛細血管瘤）をターゲットとした直接光凝固のよい適応であり，ステロイド局所投与を併用することはあっても，直接光凝固の代わりに薬物治療を継続するということは，少なくとも現時点では控えるべきことである．一方，びまん性黄斑浮腫においては，光凝固を行う具体的なターゲットが定まらないために網膜色素上皮を主なターゲットとした格子状光凝固が従来から行われてきたが，網膜外層への侵襲や不十分な治療効果が問題で，薬物療法は速効性と低侵襲を理由に重要な治療の選択肢である．黄斑浮腫の背景に網膜虚血，炎症などに由来する網膜血管の透過性亢進が存在するため，現在，薬物療法としては，抗炎症を期待してステロイド懸濁製剤であるトリアムシノロンアセトニド（ケナコルト-A®）の局所投与（後部Tenon嚢下投与または硝子体内投与）か，黄斑浮腫発生に関与していると考えられる血管内皮増殖因子（vascular endothelial growth factor；VEGF）を標的とした抗VEGF薬（アバスチン®）の硝子体内注射が行われる．薬物治療は簡便である一方，糖尿病網膜症は慢性疾患であり，網膜静脈分枝閉塞症に合併する黄斑浮腫などと比較すると，治療はさらに長期にわたることが予想され，薬物の特徴，作用期間，合併症，コストについて把握しておく必要がある．

トリアムシノロンアセトニド

投与の実際：トリアムシノロンアセトニド（トリアムシノロン）は，一部，適応外使用である問題はあるものの，黄斑浮腫の治療薬また

は硝子体の可視化剤として，世界中で広く使用されている．黄斑浮腫の治療のために，20〜40 mg の後部 Tenon 囊下投与か 4〜8 mg の硝子体内投与が行われる．網膜静脈閉塞症または糖尿病に伴う黄斑浮腫に対して，4 mg の硝子体内投与と 40 mg の Tenon 囊下投与を比較した場合，ともに有効であるが，光干渉断層計（optical coherence tomography；OCT）でみる黄斑浮腫の改善度と視力改善率は，ともに 4 mg 硝子体内投与のほうが良好で，また，黄斑浮腫の再燃も少ないと報告されてきている[1〜3]．しかし，硝子体内投与の場合，眼圧上昇と白内障の進行をより高率に認めることに加え，溶解液内の添加物の影響かトリアムシノロン結晶粒子の影響か十分解明されていないが，無菌性眼内炎が複数例，報告され，硝子体内投与を選択しにくいのが現状である．一方，後部 Tenon 囊下投与[*1]は外来で簡便に施行でき，眼内炎の心配はないことから，まず選択してもよいかと思われる（図1）．トリアムシノロンに起因する高眼圧は，多くは一過性で，トリアムシノロンの効果消失とともに改善する場合がほとんどであるが，まれに，薬剤抵抗性に高眼圧が持続し，選択的レーザー線維柱帯形成術（selective laser trabeculoplasty；SLT）や緑内障手術が必要となる場合がある．

効果と長期経過：トリアムシノロン局所投与と，網膜光凝固，硝子体手術との比較および，長期経過についてまだ十分な見解が得られていないが，現状の照射条件で行われる格子状光凝固は浮腫の改善度，視力改善度においてほかの治療法に劣るようである[5,6]．トリアムシノロンの硝子体内投与は早期に黄斑浮腫の軽減，視力改善効果が期待でき，また，治療による悪化率は低いが，黄斑浮腫の再燃があるようである（図1）[5,6]．また，硝子体手術は，早期には黄斑浮腫悪化例を認めるが，1年以上経過をみると黄斑浮腫の改善度はトリアムシノロンをしのぐようである．ただ，視力改善の点ではトリアムシノロンのほうが良好のようで，より早期に黄斑の構造を正常に近づけることが重要なのかもしれない[5,6]．このように，トリアムシノロンと硝子体手術の併用療法がよいかもしれないが，硝子体内投与を選択する場合は，無硝子体眼では眼内薬物滞留時間が著明に短縮することを念頭に置く必要がある[*2]．

アバスチン® 硝子体内注射

黄斑浮腫発症メカニズムとして，網膜虚血や炎症により発現亢進した VEGF の作用による血管透過性亢進が主要因子であり，加齢黄

文献は p.247 参照．

[*1] 眼瞼下垂の合併症が出ないように下耳側から注入するか，上耳側から投与する場合は上直筋の位置を意識して，その方向に注入しないように注意する．また，投与時にトリアムシノロンの逆流を認めると黄斑浮腫への効果が減弱するだけでなく，眼圧上昇や白内障の進行を合併する可能性が高くなるので，刺入する針を横方向に動かさない，ゆっくり注入する，逆流しないように綿棒で円蓋部から刺入部位あたりを押さえるなど，投与操作は慎重に行うべきである[4]．

[*2] たとえば，4 mg のトリアムシノロンを硝子体内投与した場合，硝子体中の半減期は有硝子体眼で 18.6 日，無硝子体眼で 3.2 日と報告がある．実際，硝子体手術単独の場合と硝子体手術＋トリアムシノロン 4 mg 硝子体内投与の場合に比較して，硝子体手術＋トリアムシノロン 8 mg 以上の硝子体内投与，または硝子体手術＋トリアムシノロン Tenon 囊下投与のほうが視力改善率がよいという報告もある．

a. 治療前

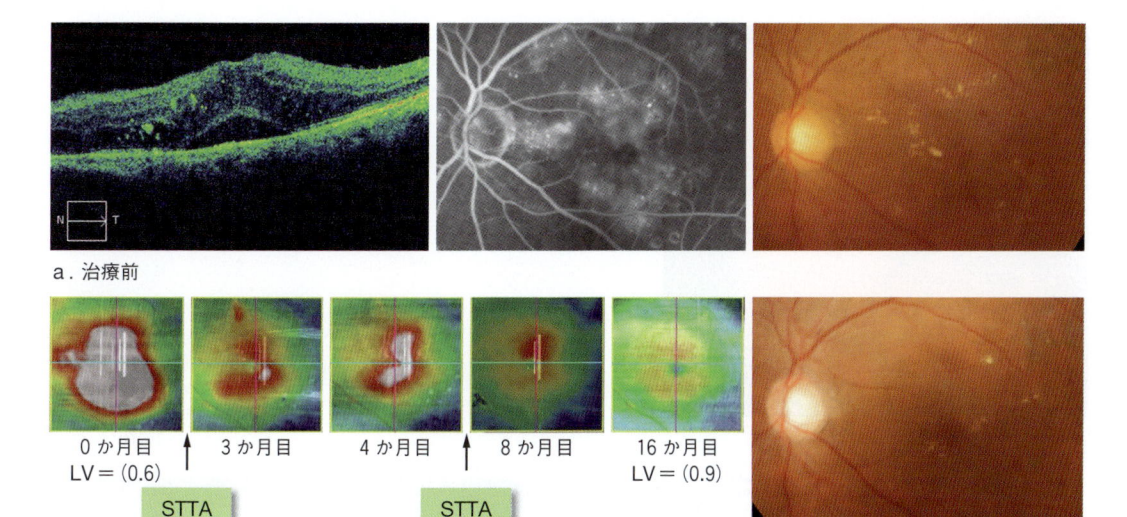

b. 治療経過

0か月目 LV＝(0.6) → STTA　3か月目　4か月目 → STTA　8か月目　16か月目 LV＝(0.9)

図1　糖尿病黄斑浮腫にトリアムシノロンアセトニドが有効であった症例
68歳，男性．漿液性網膜剥離を伴う，びまん性糖尿病黄斑浮腫を認めた．矯正視力（0.6）．トリアムシノロン 20 mg（0.5 mL）後部 Tenon 嚢下投与（STTA）を施行したところ，術後3か月まで黄斑浮腫の改善を認めたが，4か月目に再燃を認めたため，STTA 追加施行した．その後，黄斑浮腫は改善し続け，初回投与 16 か月目で矯正視力（0.9）と改善した．

斑変性の治療で用いられる抗 VEGF 療法が黄斑浮腫の治療にも利用されている．もともと直腸癌などの治療薬であるアバスチン®は，眼科領域には適応外使用であるが，国内でも広く使用されている（図2）．ただし，血圧，血栓・塞栓形成などへの影響が考えられ，糖尿病患者は全身の大血管・最小血管障害を伴うため，投与量が少ないといっても眼内投与した薬剤の全身への影響についても念頭に置かねばならない．また，VEGF が神経保護作用も有していたり生理的にも不可欠であるため，果たして，抗 VEGF 療法の長期的な継続の弊害はないのか，閉塞した血管などの正常範囲での再構築をも障害し網膜虚血を増悪させたり病状再燃の原因とならないかなど，長期的な有効性についての慎重な検討が必要である．

BOLT 試験[*3]では，矯正視力（0.06）〜（0.5）に低下した CSME[*4]の患者に対して，アバスチン®（1.25 mg）を6週間おきに3回硝子体内注射後，6週後ごとに診察し，適宜追加注射を行った 37 症例（アバスチン®群）と，微小血管瘤には直接光凝固，びまん性の漏出部位や無灌流領域には格子状光凝固を行い，4か月ごとに診察し，適宜追加光凝固を行った 28 例（光凝固群）の2年成績を比較したところ，アバスチン®群は平均 13 回の投与で，平均 8.6 文字の視力改善を認めた[7]．一方，光凝固群は平均4回の治療で視力は 0.5 文字悪化と，アバスチン®群のほうが成績が良好であった．本試験の結果

[*3] **BOLT 試験**
bevacizumab or laser therapy の略．糖尿病黄斑浮腫に対して，アバスチン®硝子体内注射と光凝固の比較試験．

[*4] **CSME**
clinically significant macular edema. 以下の条件の一つを満たす黄斑浮腫を CSME と呼ぶ．CSME に対しては網膜光凝固の有効性が示されている．

1	中心窩から半径 500 μm 以内の網膜浮腫
2	中心窩から半径 500 μm 以内に硬性白斑の析出を伴う網膜浮腫
3	中心窩から1乳頭径以内に及んでいる1乳頭径以上の網膜浮腫

a.

b. 初診時. RV =(0.1). IVB 施行.

c. 1 か月目. RV =(0.5).

d. 3 か月目. IVB 施行.

e. 4 か月目.

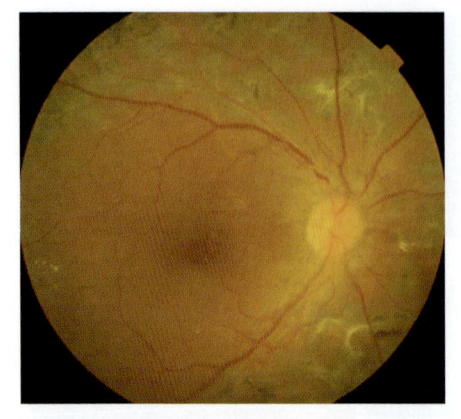

f. 6 か月目. IVB 施行.

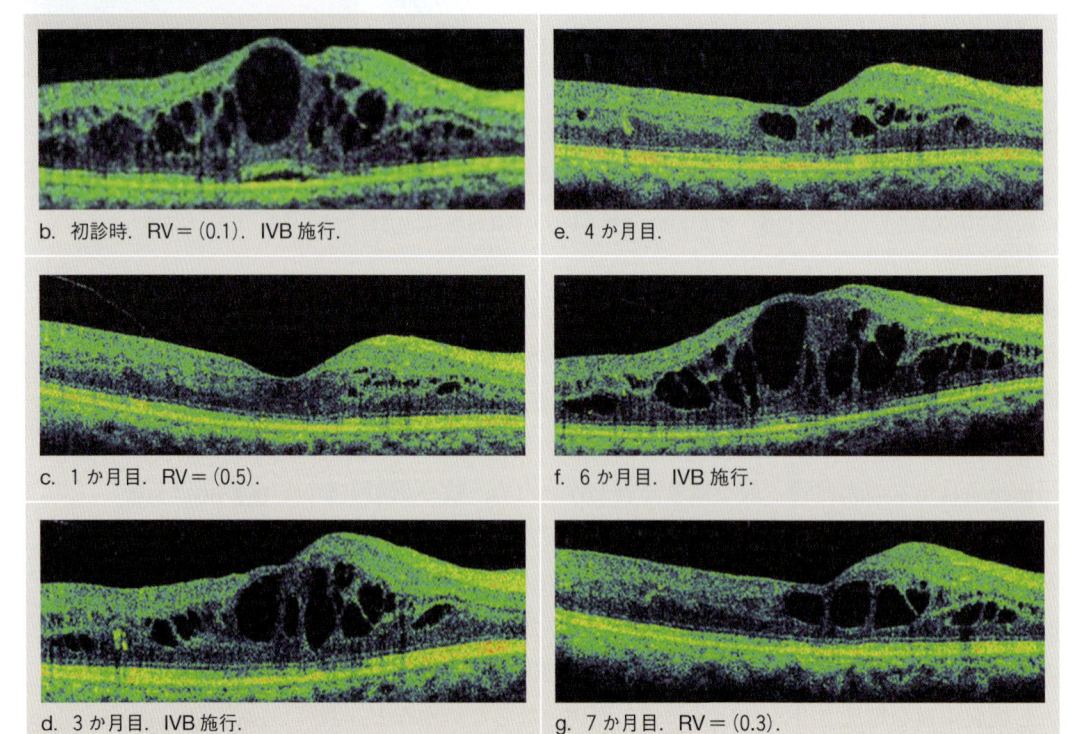

g. 7 か月目. RV =(0.3).

図2 糖尿病黄斑浮腫にアバスチン®硝子体内注射施行した症例
57歳,男性.囊胞状黄斑浮腫を認めた(b).矯正視力(0.1).アバスチン® 1.25 mg (0.05 mL) 硝子体内注射 (intravitreal bevacizumab；IVB) 施行したところ,術後1か月 (c) で著明に改善,矯正視力 (0.5) に改善したが,本症例においては再発傾向を認めた (d, f).
(資料提供：名古屋大学医学部附属病院眼科　植谷留佳先生.)

は,現在行われているルセンティス®の臨床試験と同様の結果であるが,詳しく見てみるとアバスチン®は最初の1年はほとんど連続投与を続けている.また,網膜光凝固と薬物投与の併用療法の意義や,光凝固の照射方法の最適化については評価されていないので,この試験の結果を受けて,直ちに網膜光凝固の効果を否定するということにはならないだろう.

糖尿病黄斑浮腫の長期管理

　糖尿病黄斑浮腫に対する薬物治療は簡便で，継続投与を行った前提での数年間の視力成績という点では網膜光凝固や硝子体手術より優れているが，糖尿病網膜症が慢性疾患であることから，さらに5年，10年といった長期管理となると，当初得られた数文字の視力改善の意義は薄れてくるかもしれない．硝子体内注射の頻回投与においては，眼内炎や全身合併症のリスクを忘れず，また，有水晶体眼においては針先で水晶体後嚢を損傷しないように注意を払う．なぜなら，水晶体後嚢損傷後に白内障が進行した場合，白内障手術時に硝子体切除を併用することになると，その後の硝子体内注射が効きにくくなるからである．また，現在の薬物治療は網膜の虚血をむしろ増悪させうる対症療法であるので，適宜，無灌流領域には網膜光凝固を施行する．一方，網膜光凝固は網膜の正常組織をも破壊する治療であり，閾値下格子状光凝固などが試されているように，黄斑近傍への治療は必要最小限にすべきであろう．硝子体手術が有効な症例があるのは間違いないが，術後，黄斑浮腫遷延例や再発例に対しては，硝子体内投与された薬物の眼内滞留時間短縮により効果が減弱するため，治療の選択肢を狭めることとなるので，適応は慎重に決定すべきである．

カコモン読解　第19回　臨床実地問題44

62歳の男性．15年前から糖尿病がある．最近，右眼の視力低下を訴えて来院した．視力は右0.4（0.7×1.00D），左1.0（矯正不能）．右眼眼底写真と蛍光眼底造影写真（造影早期と後期）とを図A，B，Cに示す．適切でない処置はどれか．2つ選べ．

a 経過観察　　b トリアムシノロンアセトニド後部テノン嚢下注射
c 蛍光漏出部への直接光凝固　　d 格子状光凝固　　e 硝子体手術

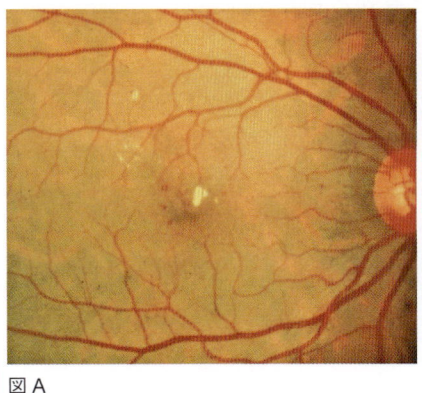

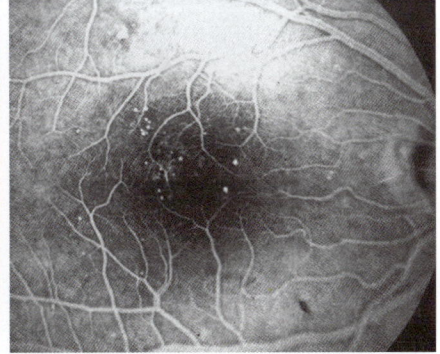

図A　　　　　　　　　　　　図B

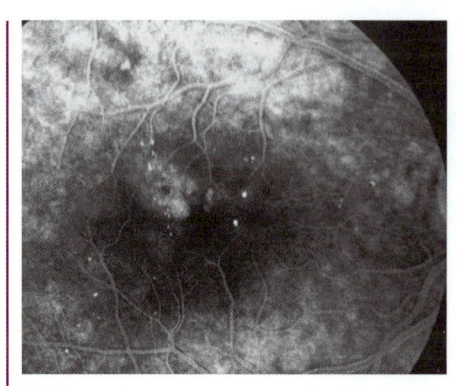

図C

解説 中心窩の上方に中心窩から500μm以内に硬性白斑の析出と，それに隣接する毛細血管瘤を認め，蛍光眼底造影にて蛍光漏出を認め，CSMEと考える．

a. 経過観察：視力が比較的良好な現時点では経過観察してもよいが，悪化傾向を認めた場合は速やかに治療を開始すべきである．

b. トリアムシノロンアセトニド後部Tenon嚢下注射：網膜光凝固や硝子体手術より低侵襲で外来で簡便に行えるため，第一選択としてもよいと思われる．ただし，眼圧上昇や白内障の進行には注意する．アバスチン®硝子体内注射も検討してよいが，治療効果が十分でない場合や再発を繰り返す場合は，直接光凝固などを検討すべきであろう．

c. 蛍光漏出部への直接光凝固：毛細血管瘤への直接光凝固のよい適応である．ただし，将来，凝固斑の拡大の可能性を考えると，中心窩から500μm以内への凝固は初回は控えるほうが無難である．

d. 格子状光凝固：毛細血管瘤への直接光凝固のみで有効である可能性が高く，格子状光凝固の適応ではないと考えられる．

e. 硝子体手術：視力良好で薬物治療や直接光凝固など有効と考えられる現段階では，硝子体手術は過剰治療であろう．

模範解答 d, e

（安川　力）

クリニカル・クエスチョン

黄斑症に対する薬物療法の将来性について教えてください

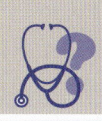

Answer 薬物療法は糖尿病黄斑浮腫（diabetic macular edema；DME）に対する今後の治療戦略の中心的役割に位置づけられています．抗VEGF（vascular endothelial growth factor）薬とステロイドを中心に，さまざまな新しい薬物療法の開発と臨床試験が進められています．

やはり主流は抗VEGF薬の硝子体内投与

DMEに対する抗VEGF療法としては，わが国ではこれまでベバシズマブ（アバスチン®）しか使用できなかった．しかしながら，ベバシズマブは未承認薬であり，ラニビズマブ（ルセンティス®）の承認が得られ次第，多くのユーザーはラニビズマブにスイッチしていくと思われる[*1]．最近の海外の臨床試験によれば，ラニビズマブを毎月連続投与するプロトコール[1]では24か月後に約2段階（10〜12文字程度）の視力改善が得られ[*2]，最初の3か月のみ毎月投与してその後は必要に応じて投与（pro re nata；PRN）[2]とすると，12か月後には1段階強（約6文字）の視力改善が得られるようである[*3]．

ラニビズマブに少し遅れて，VEGF Trap-Eye（アフリベルセプト）[*4]もわが国でDMEに対する認可が得られる予定である．最近の海外の臨床試験の結果[3]では，6か月の時点でやはり2段階程度の視力改善が得られている[*5]．アフリベルセプトはベバシズマブやラニビズマブよりもVEGFに対する親和性が高いことが知られており，より長い投与間隔で治療できる可能性が期待されている．

さまざまな投与法によるステロイド製剤

DMEに対する薬物療法で，抗VEGF薬に次いで期待されているのはステロイドである．これまでもトリアムシノロンアセトニド（ケナコルト-A®）の硝子体内投与やTenon嚢下投与でわが国でも広く施行されてきた．しかし残念ながら，これは適応外使用という状態であった．

トリアムシノロンアセトニド製剤：これに対して，硝子体可視化剤として使用されてきたトリアムシノロンアセトニド製剤（マキュエ

[*1] わが国におけるDMEに対するラニビズマブの承認は，2013年中の予定である．

文献はp.248参照．

[*2] RISE and RIDE Studyの結果による[1]．DME患者は，0.3mgラニビズマブ毎月投与群，0.5mgラニビズマブ毎月投与群，シャム群の3群に分けられた．

[*3] RESTORE Studyの結果による[2]．この研究では，DME患者は，ラニビズマブ単独療法群，ラニビズマブ＋黄斑レーザー群，黄斑レーザー単独群の3群に分けられた．

[*4] VEGF Trap-Eyeは，ヒト型VEGF受容体1と2の細胞外ドメインの一部をヒト型IgG$_1$のFc部分と融合させた遺伝子組換え融合蛋白質である．

[*5] DA VINCI Studyの結果による[3]．さまざまな投与法によるアフリベルセプトの結果とレーザー治療による結果が比較されている．

イド®）が糖尿病黄斑浮腫の治療目的に承認され，実際に使用できる状態になった．これにより，添加剤を含まない眼科承認薬のステロイドが初めてDMEに使用できるようになる．

ステロイド徐放剤：しかしながら，トリアムシノロンアセトニドは作用期間が比較的短く，2～3か月後には再投与が必要となる症例が多い．そこでドラッグデリバリーシステムを用いたステロイド徐放剤の開発と臨床応用が進められてきた．DMEに対して，現在最も有力視されているステロイド徐放剤は，デキサメタゾン徐放剤（Ozurdex®）である．すでに網膜静脈閉塞の黄斑浮腫に対しては海外で承認され，わが国でも臨床試験中の段階にある．今後はこれがDMEにも使用されていく可能性がある*6．しかしながら，やはりステロイド製剤であるので，眼圧上昇と白内障という副作用が一定の割合でみられるようである．

投与法の模索：また，徐放作用を有するステロイドを硝子体内ではなくTenon嚢下に投与する治療法も模索されている．DME患者に対して，マイクロスフェアを用いて徐放化されたベタメタゾンをTenon嚢下に投与するという臨床試験が，わが国で進行中である．硝子体内投与よりも安全性が高く，副作用も少ないと考えられるため，効果が確認されれば一般臨床で広く使用される可能性がある．

*6 DMEに対するOzurdex®の効果については，現在，海外で臨床試験中の段階である．

点眼薬，その他の薬物療法

DMEに対する点眼薬も開発が進んでいる．DME患者に対して強力なステロイドであるジフルプレドナート0.05％（Durezol®）の点眼を用いることにより，1か月後の視力が約1段階（0.09 logMAR）改善したと報告されている[4]．また，Tanitoらは，徐放作用を有するデキサメタゾン点眼薬がDMEに効果があったことを報告している[5]．ただし，これも一定の割合で眼圧上昇がみられるため，ステロイドレスポンダーでないことを確認してから治療を開始しなければならない．

非ステロイド性抗炎症薬（NSAID）の点眼治療も注目されている*7．DMEに対し単独での効果は限られるが，ほかの治療と併用することによる相乗効果が期待されている．

その他の薬物療法として，シロリムス*8やsiRNA製剤，経口製剤など，さまざまな新しい薬剤が開発されており，臨床試験も進行中である．

*7 わが国では，ジクロフェナク，ブロムフェナク，ネパフェナクなどがある．

*8 ラパマイシンとして知られ，幅広い作用をもつ高活性化合物である．

（近藤峰生）

黄斑症の治療／光凝固

光凝固の目的：失明予防だけではなく視力改善

糖尿病網膜症に対する光凝固には，以下の二つの目的がある．①網膜血管新生抑制による失明の予防（汎網膜光凝固），②糖尿病黄斑浮腫の治療による良好な視力の維持（毛細血管瘤凝固＋グリッド凝固）．

わが国の網膜光凝固は，失明予防に重点が置かれ，糖尿病黄斑浮腫への治療にあまり用いられてこなかった．光凝固は虚血網膜のvascular endothelial growth factor（VEGF；血管内皮増殖因子）過剰産生を永続的に抑制する効果をもつ．今後，急速に広まるであろう抗VEGF薬硝子体内注射と比較して，患者の通院や経済的負担を軽減してくれる，きわめて優れた治療法であることをこの項で説明したい．

中心窩の浮腫の有無で治療スキームは異なる

黄斑浮腫は中心窩を含むか含まないかで，診断方法，治療方法，これに伴う視力回復経過が大きく異なる．

中心窩を含まない黄斑浮腫（focal macular edema）：図1aの眼底写真は，panretinal photocoagulation（PRP；汎網膜光凝固）終了した活動性の低い糖尿病網膜症であり，患者に視力低下の自覚もない．しかし図1bのように，optical coherence tomography（OCT）のmacular thickness map機能を使うと，黄斑浮腫が中心窩を取り囲む，つまり，視力低下するリスクがきわめて高い状態であることが明瞭に表示される．浮腫の厚みは，赤（400〜500μm），白（500μm以上）で表示され，緑が正常（300μm前後），中心窩は青（250μm以下）が望ましい．背景に示される眼底写真の血管走行などから，レーザー施行時に正確に位置を確定するためのよい指標となる．一方で，通常用いられる図1cのOCTの断層像でみると，中心窩に浮腫はなく矯正視力は（0.8）と良好であることもあり，黄斑浮腫のリスクがあるとはとらえられない．この状態で，たとえばPRP，白内

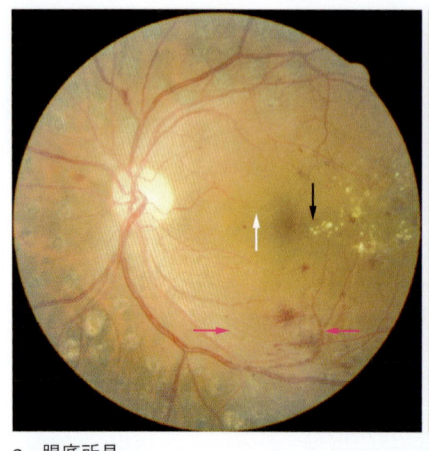

a. 眼底所見 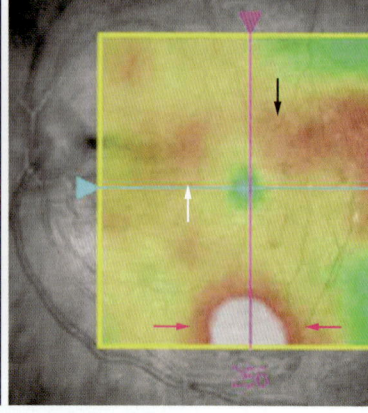　　　　　　　　　　b. OCT macular thickness map

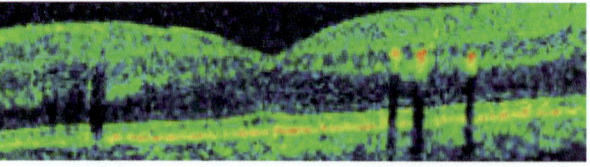

c. OCT 断層像

図1　中心窩を含まない黄斑浮腫
黒矢印：ETDRS の定義による CSME-1
赤矢印：ETDRS の定義による CSME-2
白矢印：ETDRS の定義による CSME-3

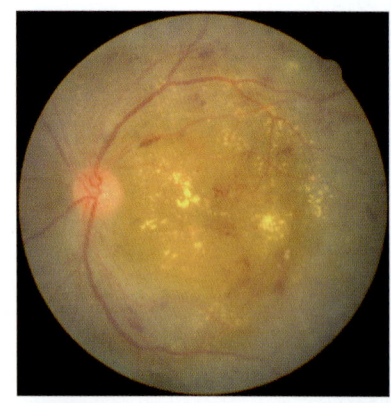

a. 眼底所見 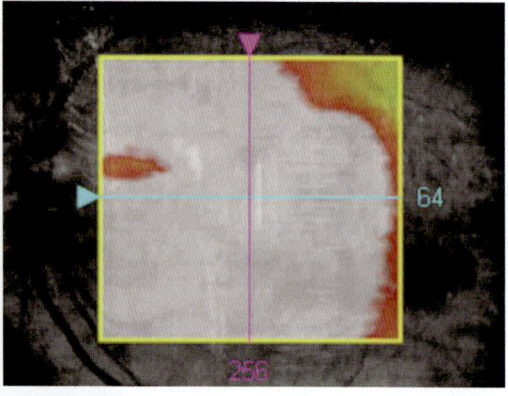　　　　　　　　　　b. OCT macular thickness map

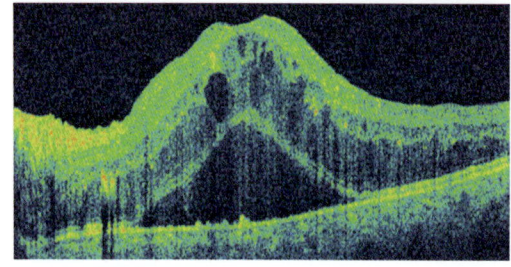

c. OCT 断層像

図2　中心窩を含むびまん性黄斑浮腫

障手術などを施行すると，浮腫が中心窩に広がり急速な視力低下を起こし，無用なトラブルを抱える．

中心窩を含むびまん性黄斑浮腫（diffuse macular edema）：図2a

表1 ETDRSの定義によるCSMEのパターン

CSME-1	硬性白斑が中心窩500μm（1/3乳頭径）以内に存在する（図1a, b 黒矢印）.	硬性白斑は，漏出した血液内の脂質が蓄積して白い塊をつくったものである．したがって，硬性白斑が集簇する部位には，必ず水分も漏出して浮腫がある．眼底写真で硬性白斑が集簇している部位では（図1a黒矢印），黄斑浮腫（赤と白）が中心窩（青緑）に迫っていることが，OCT macular thickness mapで確認できる（図1b黒矢印）．背景が眼底写真になっているので，浮腫がある部位をカラー眼底写真と比較して簡単に浮腫を凝固すべき部位が同定できる．OCT断層像で中心窩陥凹とIS/OSラインが保たれ，明らかな浮腫が中心窩に広がっていないので，矯正視力は（0.8）と良好である（図1c）.
CSME-2	網膜の肥厚（浮腫）が，中心窩500μm（1/3乳頭径）以内に存在する（図1a, b 白矢印）.	眼底写真（図1a白矢印）では，異常所見がない中心窩の鼻側上方1/3乳頭径以内にも，OCT macular thickness mapでは黄斑浮腫（赤）が発見される（図1b白矢印）.
CSME-3	1乳頭径以上の網膜肥厚（浮腫）が，中心窩1乳頭径以内にかかっている.	これも明らかな異常所見を伴わないので，眼底所見では見つけにくいが（図1a赤矢印の間），OCT macular thickness mapでは明瞭に描出されている（図1b赤矢印の間）.

p.92の表3もあわせて参照されたい．

は中心窩を含むびまん性黄斑浮腫の眼底写真で，黄斑浮腫のサインである硬性白斑が黄斑全体にみられ，視力低下が著明である．OCTのmacular thickness map機能では黄斑全体が白（500μm以上）の浮腫で，OCT断層像で漿液性網膜剝離と囊胞様黄斑浮腫（cystoid macular edema；CME）が著明である．

黄斑浮腫治療に必要なCSMEの定義

Clinically significant macular edema（CSME）とは，ひと言でいえば中心窩に迫り，今にも視力低下の原因となりそうな浮腫である．糖尿病黄斑浮腫は，中心窩に浮腫が及ぶ前にCSMEを発見し，これを毛細血管瘤凝固＋グリッド凝固で吸収させるのがベストな治療である．前述のように，眼底写真（図1a）とOCTの断層像（図1c）では，一見問題なくみえるこの眼底は，OCTのmacular thickness mapで検査すると，Early Treatment Diabetic Retinopathy Study（ETDRS）が定義した三つのCSMEのパターンをあわせもつ，きわめて視力低下のリスクが高い眼であることがわかる．図1bにみられる三つのCSMEについて表1にまとめる．CSMEは放置すれば，いずれ必ず中心窩に広がり視力を低下させるので，早急な治療が必要である．

中心窩を含まない黄斑浮腫の治療

視力良好例，つまり中心窩を含まない黄斑浮腫では，まぶしさのために90Dを用いた細隙灯顕微鏡検査では詳細な観察が困難で発

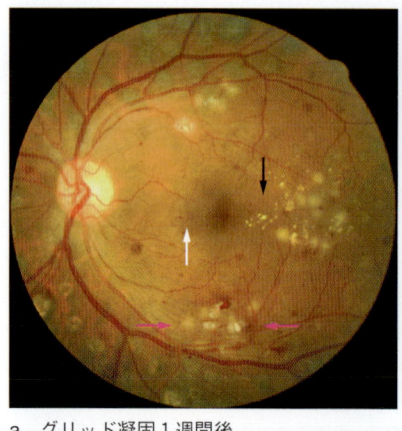

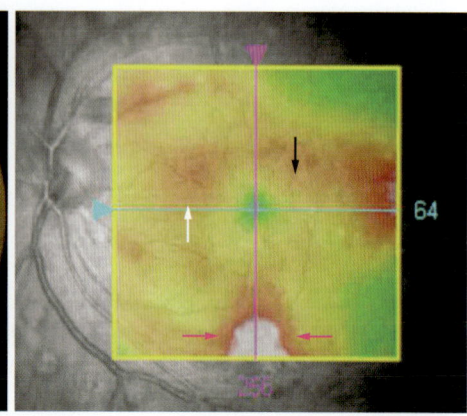

a. グリッド凝固1週間後

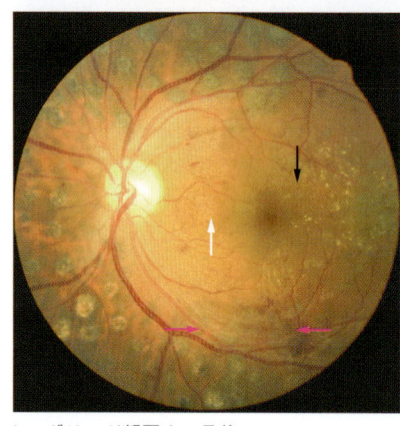

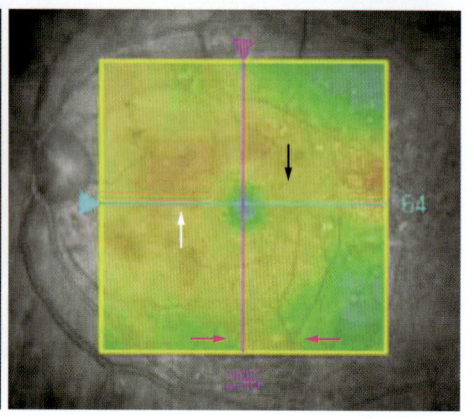

b. グリッド凝固2か月後

図3 グリッド凝固による治療（図1と同一症例，a，bとも左図は眼底写真，右図はOCT macular thickness map）
黒矢印：ETDRSの定義によるCSME-1
赤矢印：ETDRSの定義によるCSME-2
白矢印：ETDRSの定義によるCSME-3

見されにくい．OCTのmacular thickness mapは，無散瞳で可能な数秒の検査で100％黄斑浮腫を検出できる．糖尿病患者にはスクリーニング的に施行すべきである．なぜなら，無症状の中心窩を含まない黄斑浮腫は発見することが治療の鍵である．中心窩を含まないので黄斑光凝固治療が容易で，患者の通院回数や経済的負担が軽く，効果も半永久的である．

CSMEの治療の具体例（1）毛細血管瘤凝固＋グリッド凝固（図1，3）：図1の症例の毛細血管瘤凝固＋グリッド凝固による治療経過を具体的に示す．ETDRSのグリッド凝固の定義は，黄斑内の無灌流領域と網膜肥厚部位（浮腫）にばらまき状にレーザーを行うことである（**図3a**）[*1]．無灌流領域の凝固は，中心窩近くでのVEGFの過剰産生を低下させるので，きわめて理にかなった治療である．

[*1] わが国では図4のように黄斑全体を凝固することがグリッド凝固であると誤解され，その凝固斑の拡大による視力低下などが懸念されてグリッド凝固は受け入れられなかった．グリッド凝固の正しい定義を広める必要がある．

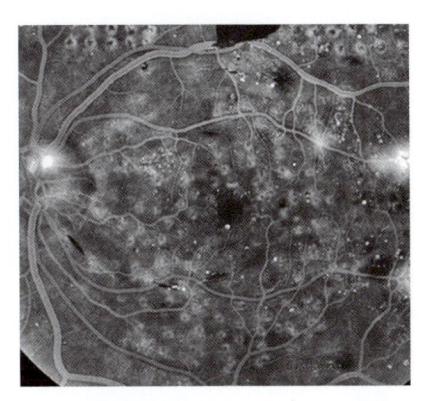

図4 黄斑全体に及ぶグリッド凝固

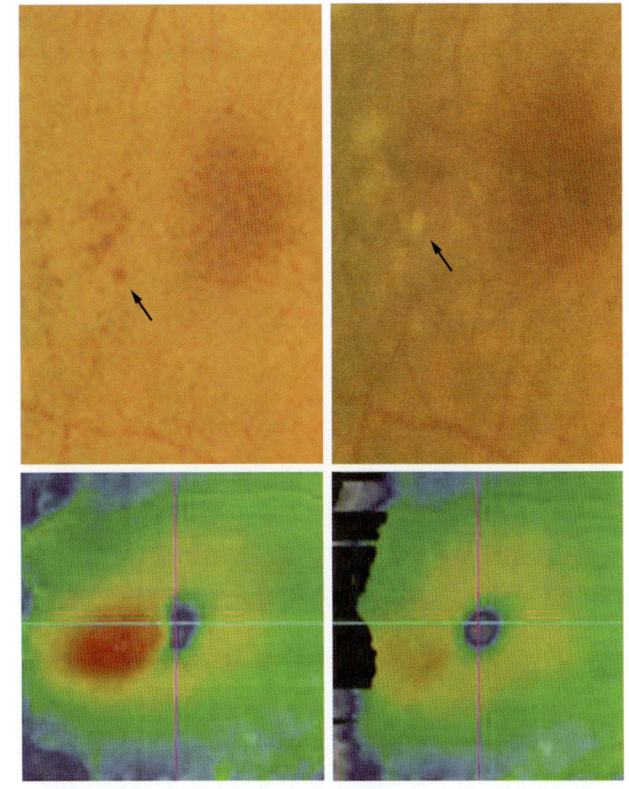

a. 施行前　　　　　　b. 施行後

図5 毛細血管瘤凝固による治療
中心窩耳側に漏出する毛細血管瘤（黒矢印）が多発した糖尿病黄斑浮腫の症例で，a 下図の同時期に施行した OCT macular thickness map でみると，赤く表示される CSME が青く描出される中心窩に広がりかけているのが明瞭にわかる．これに対して，毛細血管瘤凝固を行うと，OCT macular thickness map で赤く表示される CSME が吸収され，青い中心窩が丸く復活していることがわかる（b 下図）．以後 4 年間，黄斑浮腫の再発はない．

　図1の症例の，OCT macular thickness map（**図1b**）を参考に，赤や白で描出された部位を背景の眼底写真に写る血管などを目安に，その位置を同定して，黄斑内の網膜肥厚部位にグリッド凝固を施行した（**図3a**）．1週間後にはすでに浮腫の吸収傾向が明瞭であり，中心窩下方の白色で描出される500μm以上の肥厚が，明らかに縮小傾向を示している（**図3a** 右図の赤矢印の間）．2か月後の眼底写真では，硬性白斑は中心窩に沈着することなく吸収され（**図3b** 左図の黒矢印），OCT macular thickness map で，赤と白で描出されていた CSME がきれいに吸収している（**図3b** 右図）．以後3年間，黄斑浮腫の再発はない．このように OCT macular thickness map は治療効果の判定にも有用である．
　グリッド凝固の推奨条件：波長は黄（なければ緑），50～100μm，

0.02秒，凝固パワー150〜250mWまで*2．短時間凝固（0.02秒）は出血が起こりやすいので，この条件で凝固斑がでない場合は毛細血管瘤凝固やトリアムシノロンTenon囊下注射で可能な限り浮腫を軽減させてから，再度グリッド凝固を試みる．

使用レンズ：Area Centralis®など，視神経乳頭やアーケード血管など黄斑全体が視野に入り（誤射を防ぐ），拡大率が1倍程度のレンズを用いる*3．TransEquator®（1.44倍）やSuper Quad®（2倍）は眼底の見える範囲は広がるが，像が小さくなるので正確な凝固位置の設定が難しい．

CSMEの治療の具体例（2）毛細血管瘤凝固：図3ではグリッド凝固に隠れて，毛細血管瘤の凝固がはっきり視認できないので，毛細血管瘤凝固が著効した症例を示す．図5aは中心窩耳側に漏出する毛細血管瘤が多発した糖尿病黄斑浮腫の症例で，図5a下図の同時期に施行したOCT macular thickness mapでみると，赤く表示されるCSMEが，青く描出される中心窩に広がりかけているのが明瞭にわかる．これに対して，図5bのように毛細血管瘤凝固を行うと，図5b下図のOCT macular thickness mapで赤く表示されるCSMEが吸収され，青い中心窩が丸く復活していることがわかる．以後4年間，黄斑浮腫の再発はない．

毛細血管瘤凝固の推奨条件：波長は黄（なければ緑），50μm，0.02秒でパワーを100mWから毛細血管瘤が白濁するまで上げていく．グリッド凝固と異なり，光エネルギーは毛細血管瘤内に滞留する赤血球に吸収されて熱エネルギーに変換されるので，浮腫が高度でも凝固は容易である．毛細血管瘤が凝固されずその周囲に凝固斑がでてしまい断念されることがあるが，グリッド凝固と同様，Area Centralis®など，倍率1倍のレンズを用いると目標が選択的に凝固されやすい*4．

中心窩を含むびまん性黄斑浮腫の治療

前述のように，CSMEの概念とOCT macular thickness mapによる検査が普及していないわが国では，大半の黄斑浮腫の症例は発見されたときには中心窩を含んでいる．中心窩から500μm以内は光凝固すると明瞭な暗点の原因となるので，直接凝固することができない．

びまん性浮腫は，いくつかの局所性の浮腫に分割できるかどうかで治療の成否が決まる．図6aは黄斑全体を覆うびまん性の浮腫（白＞500μm）浮腫で，これにまずトリアムシノロンTenon囊下注射（20mg）＋毛細血管瘤凝固を施行する．毛細血管瘤は浮腫が強い

*2 以前はETDRSのグリッド凝固の条件に従い，100μm，0.1秒，100mWで開始して淡い白濁する凝固斑が得られるまでが一般的であった．

*3 倍率は，設定凝固斑径がレンズにより網膜面上で拡大される倍率を示す．

*4 以前はETDRSの毛細血管瘤凝固（focal laserもしくはdirect laserと表記される）の凝固条件（100μm，0.1秒，100mWから毛細血管瘤が白濁するまでパワーを上げる）が用いられていた．しかし，0.1秒の照射時間では毛細血管瘤をピンポイントで凝固できても，その周囲の網膜をあわせて凝固してしまう傾向があり，0.02秒の凝固時間がよい．0.02秒の短時間照射は，眼球運動があっても毛細血管瘤の周囲網膜を凝固してしまう可能性を低くできる．

a.　　　　　　　　　　　b.

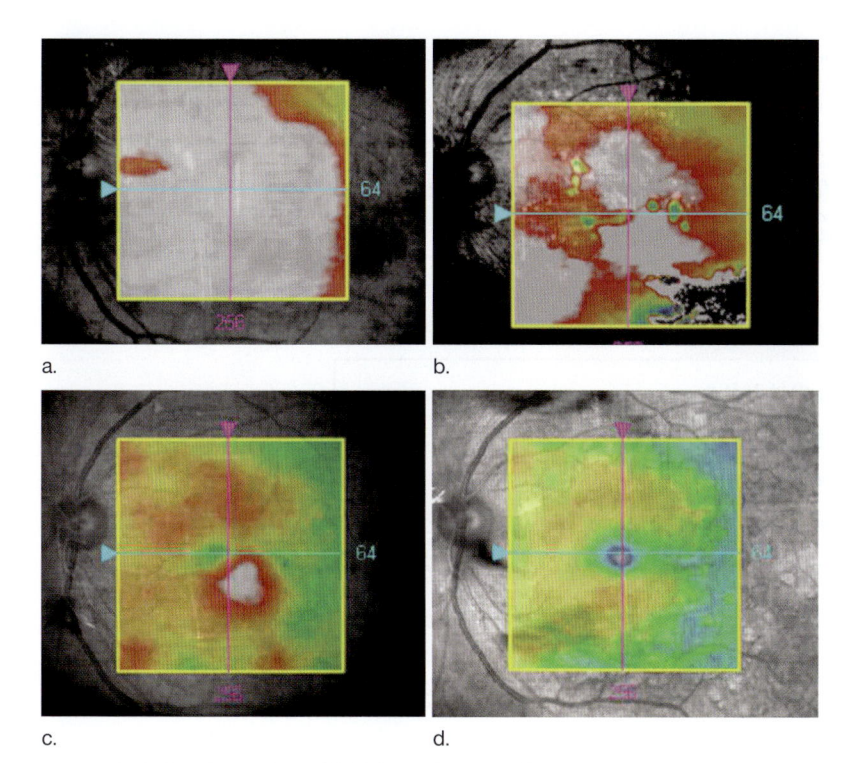

c.　　　　　　　　　　　d.

図 6　中心窩を含むびまん性黄斑浮腫への治療

黄斑全体を覆うびまん性の浮腫（白＞500 μm）浮腫で，これにまずトリアムシノロン Tenon 嚢下注射（20 mg）＋毛細血管瘤凝固を施行する．毛細血管瘤は浮腫が強い部位でも，その中にある赤血球で熱を吸収するので，グリッド凝固と異なり浮腫が強くても施行可能である．多くの症例では b のように，びまん性浮腫がいくつかのより小さな浮腫に分割されるので，これに毛細血管瘤凝固＋グリッド凝固を繰り返して浮腫を少しずつ吸収させ（c），最終的には d のように中心窩周囲に赤や白で表される網膜肥厚（浮腫）はなくなる．この症例も，3 年間無治療で浮腫の再発はない．

部位でも，その中にある赤血球で熱を吸収するので，グリッド凝固と異なり浮腫が強くても施行可能である．多くの症例では**図 6b** のように，びまん性浮腫がいくつかのより小さな浮腫に分割されるので，これに毛細血管瘤凝固＋グリッド凝固を繰り返して浮腫を少しずつ吸収させ（**図 6c**），最終的には**図 6d** のように中心窩周囲に赤や白で表される網膜肥厚（浮腫）はなくなる．この症例も，3 年間無治療で浮腫の再発はない．トリアムシノロン Tenon 嚢下注射は結膜刺入口を赤道部よりも後方に置くことで，眼球前半部の Tenon 嚢に逆流したトリアムシノロンが滞留することを避ければ眼圧上昇は起こらず，浮腫軽減効果も高い．

今後の黄斑浮腫のレーザー治療

今後，抗 VEGF 薬が糖尿病黄斑浮腫治療に認可される．網膜光凝固には虚血網膜による VEGF 過剰産生を低下させる効果があるの

で，抗VEGF薬と光凝固は併用されるべきである．光凝固には永続的な効果があるので，抗VEGF薬を長期にわたりに投与する経済的負担と眼内炎のリスクから解放される．本症ではトリアムシノロンTenon囊下と光凝固の併用の方法を説明したが，将来は症例に応じて抗VEGF薬と光凝固の併用療法を検討すべきであると考える．

カコモン読解　第18回 一般問題98

網膜光凝固で誤っているのはどれか．
a　レーザー光は主に眼底のメラニン色素に吸収される．
b　キサントフィルは黄色のレーザーを最もよく吸収する．
c　アルゴンレーザーは水晶体混濁により散乱されやすい．
d　ヘモグロビンに最も吸収されやすいのは黄色レーザーである．
e　網膜面でのエネルギー密度は使用するレンズによって異なる．

解説　a．レーザー光は，主に網膜色素上皮細胞と脈絡膜のメラニンで吸収される．
b．キサントフィルは青色のレーザーを最もよく吸収する．青は黄斑凝固には適さない．
c．アルゴンレーザー（青，緑）は白内障や硝子体出血などの混濁があると，眼底までエネルギーが到達しにくい．長波長の赤色のほうが混濁を透過する．
d．ヘモグロビンの吸収スペクトラムは415 nm，540 nm，575 nmにある．黄色の波長は561 nm，577 nmなどで吸収されやすい．
e．本文中にもあるように，使用するレンズによりレーザーで設定した凝固斑の大きさは拡大されて網膜に届く．拡大すればエネルギー密度は低下する．Area Centralis® は1倍程度，TransEquator® は1.44倍，Super Quad® は2倍に凝固斑を拡大する．

模範解答　b

（村田敏規）

黄斑症の治療／硝子体手術

はじめに

　糖尿病網膜症の初期所見として，毛細血管瘤（microaneurysm；MA）や網膜出血，硬性白斑などが認められるが，発生する場所によっては何ら視力に影響を与えない．一方，視力低下をきたす病態として糖尿病黄斑浮腫（diabetic macular edema；DME），硝子体出血，牽引性網膜剥離などがある．一般的に列挙した順に重症度が高いが，難治という意味ではDMEも長期にわたる根気強い治療が必要である．

　DMEの経過観察は従来どおりの検眼鏡所見に加えて，フルオレセイン蛍光眼底造影（fluorescein angiography；FA），近年，進化の目覚ましい光干渉断層計（optical coherence tomography；OCT）で行う．なかでもOCTは非常に簡便で患者への侵襲も少なく，そのうえ得られる情報が多いためDMEの経過観察には不可欠である．OCTの普及に伴い，軽症のものから山のように進行したものまで客観的に評価できるようになり，また浮腫の高さを定量化できるようになった．一方，FAはMAや毛細血管からの造影剤の漏出や無灌流領域の検出など，OCTとはまた違った評価が行えるため，検査の頻度は少なくともやはり必須の検査である．DMEに対して現在行われている治療としては，薬物治療，レーザー治療に加えて硝子体手術があり，本項では，なかでも持続的な効果が期待できる硝子体手術について解説する．

DMEの原因

　DMEの原因は一つではなく，さまざまな要因が複合的に関与している．このことがDMEの治療を困難にしており，ある治療が無効であっても，別の治療が著効するといった例がよくある．
毛細血管瘤：DMEの原因の一つとなるのが黄斑近傍の毛細血管瘤（MA）であり，この集簇したMAからの血漿成分の漏出により浮腫が引き起こされる．これはFAの後期像において造影剤の漏出がMA

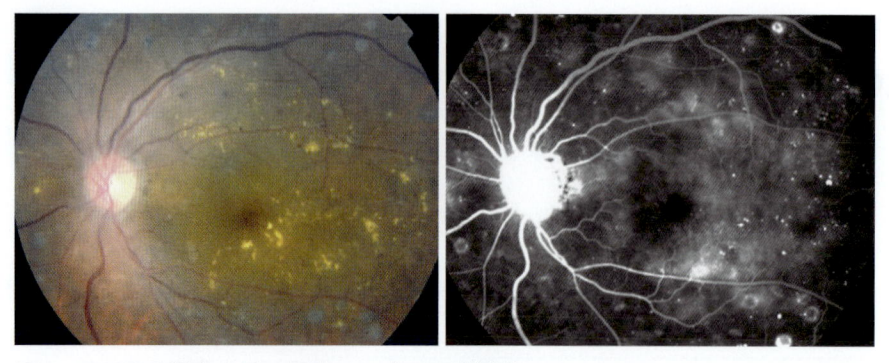

図1 DMEの眼底カラー写真（a）とFA造影像（b）
MAを中心として造影剤の漏出を認める．

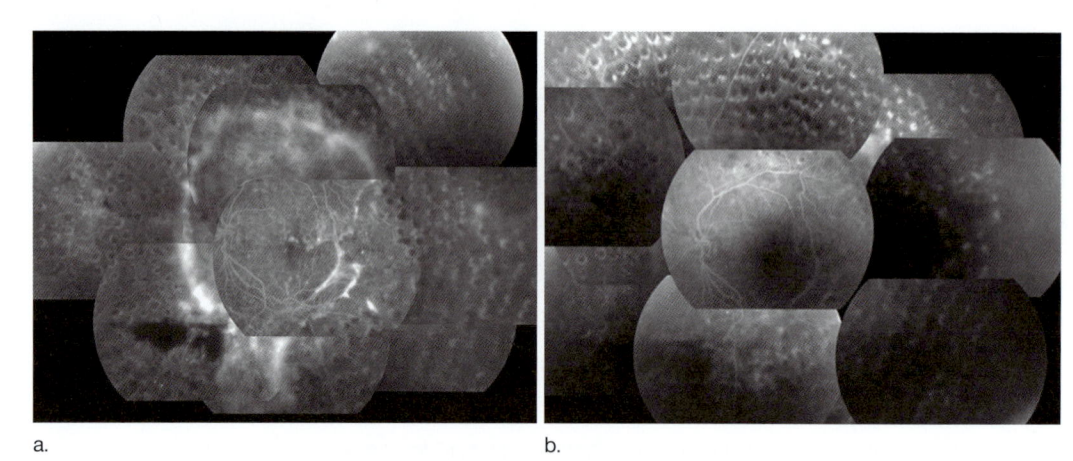

図2 抗VEGF抗体の硝子体内投与前（a），投与後（b）
新生血管からの造影剤の漏出が劇的に軽減している．

を中心に広がっていくことから理解できる（図1）．

　ただし，造影剤の漏出が必ずしもMAからだけではなく，網膜血管バリアの破綻により透過性の亢進した毛細血管からも漏出することが知られ，区別する必要がある．このような毛細血管の透過性亢進は，無灌流状態となった網膜から放出される血管内皮増殖因子（vascular endothelial growth factor；VEGF）をはじめとした諸々の炎症性サイトカインによる影響が大きいと考えられており，抗VEGF抗体の投与が造影剤の血管漏出を劇的に減少させることが報告されている（図2）．黄斑近傍に目立ったMAがないのに浮腫を生じている場合は，これら炎症性サイトカインの要因が強く影響しているものと推測できる．

物理的要因：進行したDMEをOCTを用いて観察すると，時に黄斑部網膜最内層に膜状の組織を発見することがある．これはDMEに黄斑上膜（epiretinal membrane；ERM）が合併している所見であ

a. b.

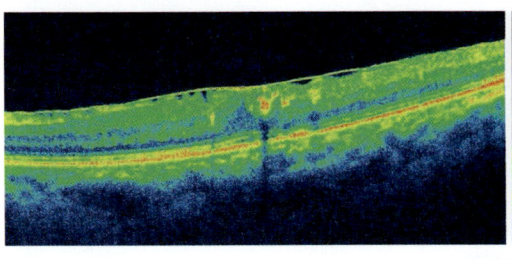

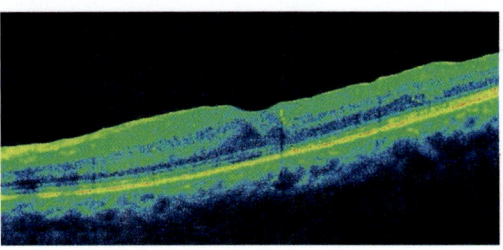

図3 軽度 DME に伴った ERM
a. 黄斑部に軽度浮腫と ERM を認める．中心窩付近に硬性白斑が存在している．
b. 手術により ERM を除去したところ，硬性白斑の消失をみた．

り，この ERM も黄斑浮腫の一因と考えられる．もともと ERM 単体でも視力低下を引き起こし，硝子体手術の適応となることがあるため，DME に合併したものはなおさら硝子体手術のよい適応と考えられる．また，ERM がなくても後部硝子体の黄斑部への強い癒着，牽引が観察されることがあり，総じて黄斑浮腫自体に物理的な要素が色濃い場合は手術の効果が期待できると考えられる．

硝子体手術の意義と限界

ERM の除去，後部硝子体の黄斑部異常癒着の解除：前述のとおり，黄斑浮腫の原因が物理的な牽引によると推測される場合は，硝子体手術によって ERM の除去，後部硝子体の黄斑部への異常癒着の解除を行えば DME は軽減する（図3）．

硝子体腔内の VEGF 濃度の低下：一方，物理的要素が強くない DME の場合でも硝子体手術が効果を示すことが知られており，奏効理由としていくつかの推測がなされている．その一つが硝子体手術による硝子体腔内の VEGF 濃度の低下である．硝子体を切除することにより，硝子体腔内にたまっていた VEGF をはじめとする炎症性サイトカインを一掃することができるため，手術の前後で VEGF 濃度は激減し，ひいては黄斑部毛細血管からの漏出減少，浮腫軽減となる（図4）．また別の要因として，硝子体腔内の酸素分圧の上昇が推測されている．硝子体が切除されることにより，酸素濃度の高い房水が硝子体腔を灌流するようになる．結果，硝子体腔内の酸素分圧が上昇し，網膜の低酸素状態を改善させ，毛細血管からの異常漏出を軽減させると考えられている．

内境界膜の剝離：硝子体手術時に内境界膜（internal limiting membrane；ILM）剝離を行うと，術後の黄斑浮腫の軽減に，より有効で

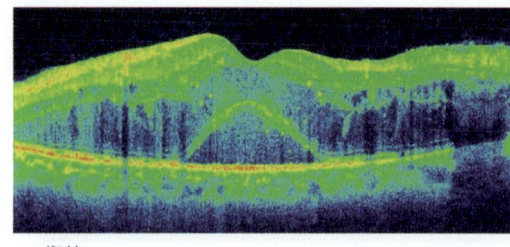

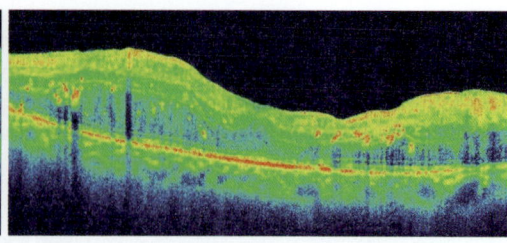

a. 術前　　　　　　　　　　　　　　　　b. 術後

図4　硝子体手術前・後のDMEのOCT所見
著明に腫れ上がっていた黄斑部（a）が手術によって軽減している（b）．視力は（0.5）から（1.5）まで上昇した．

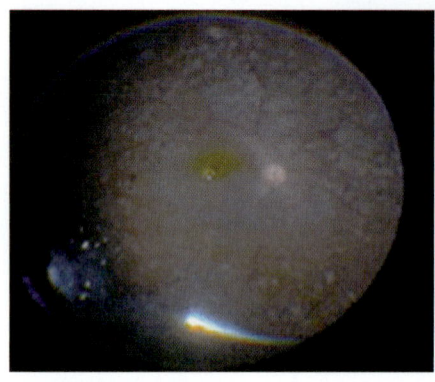

a. 硝子体手術の術中所見　　　　　　　　b. ILM剝離の術中所見

図5　硝子体手術時のILM剝離
特殊な染色剤で可視化されたILMを術中に剝離している．一部，硬性白斑が認められる．

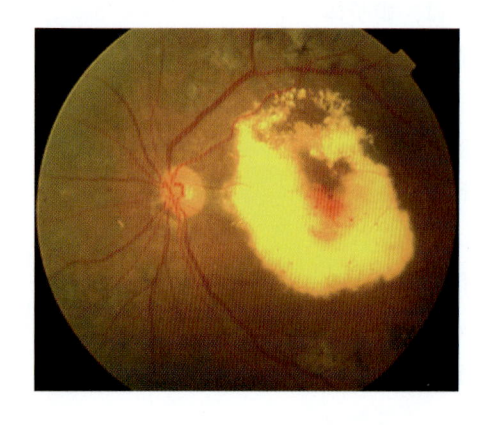

図6　黄斑部の巨大な硬性白斑
黄斑部網膜下に貯留した脂質がその本態であり，視力は著しく低下し，さまざまな治療に抵抗する．

あるという報告もある（**図5**）．ILM剝離によって，黄斑部網膜に貯留している炎症性サイトカインが硝子体腔側へ放出されることによる浮腫軽減効果が推測されている．ただし，ILM剝離を行ってもまったく無効な例もあることから，その有効性についてはいまだ確立されていない．

まとめ：DMEに対しての硝子体手術が有効である症例は限られており，視力の改善も患者の期待に添えるほどよくなるわけでもない

（図6）．しかし，黄斑浮腫の軽減は大多数の症例で認められ，形態学的改善と黄斑機能の悪化を持続的に予防しうるという意味では，今後も有用な治療法の一つであり続けると考えられる．

> **カコモン読解** 第22回 臨床実地問題48
>
> 58歳の男性．3か月前に右眼の増殖糖尿病網膜症で汎網膜光凝固を受けた．矯正視力が術前0.7から術後0.3に低下している．右眼フルオレセイン蛍光眼底造影初期および後期の写真を図A, Bに示す．適切でない治療はどれか．
> a 抗VEGF薬の硝子体内注射　　b トリアムシノロンアセトニドの硝子体内注射
> c 蛍光漏出部への格子状光凝固　　d 蛍光漏出部への直接光凝固　　e 硝子体手術
>
> 図A　　図B

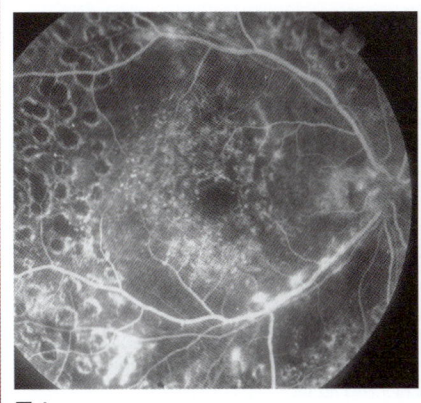

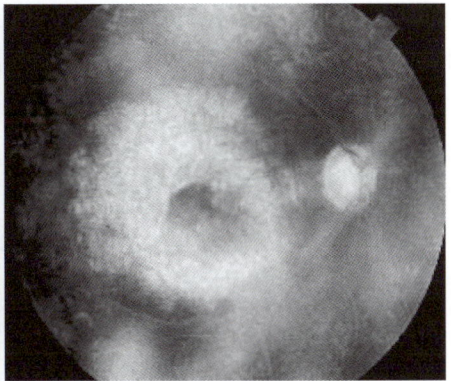

解説　問題に添付されている写真は，糖尿病黄斑浮腫のフルオレセイン眼底造影（FA）の早期像と後期像である．早期像では黄斑部の毛細血管から造影剤の漏出が明瞭に認められ，後期にはそれが旺盛となり，黄斑全体がびまん性に染色されている．造影剤の漏出が毛細血管瘤からの局所的な漏出というよりも，黄斑部毛細血管の透過性の亢進に伴うびまん性な漏出であることがわかる．血管アーケード外には汎網膜光凝固術の瘢痕を認め，アーケード血管からも一部造影剤の漏出を認める．総合すると，いわゆるfocalなtypeのDMEではなく，diffuseなtypeのDMEと思われる．

a. 抗VEGF薬の硝子体内注射：糖尿病網膜症症例の硝子体腔内に存在する高濃度のVEGFを失活させる目的で投与される抗VEGF薬が注目を浴びている．抗VEGF薬を硝子体内に投与することにより劇的にVEGF濃度が減少し，DMEを軽減させる．硝子体手術に比べ低侵襲で行うことができるため，初回治療として選択されることもある．ただし，物理的な要素が強いものには効果が低かったり，

まったく無効のこともある．また，薬剤である以上，効果のみられる期間に限りがあり，複数回にわたる治療が必要である．現在，製薬会社各社がDMEに対する抗VEGF薬の開発を進めており，今後DME治療の主流となる可能性がある．

b． トリアムシノロンアセトニドの硝子体内注射：トリアムシノロンアセトニド（TA）はステロイド製剤の懸濁液で，強い抗炎症作用を有する．DMEに対して硝子体内投与，Tenon嚢下投与が行われることがあるが，投与後に眼圧上昇をきたすことがあり，投与後に注意深い眼圧フォローが必要となる．また，硝子体内投与は投与後眼内炎の発症が報告されており，抗VEGF薬の登場もあり，現在あまり積極的には行われていないが，誤りではない．

c． 蛍光漏出部への格子状光凝固：黄斑部への格子状光凝固は，わが国ではあまり行われていないが，米国の大規模臨床研究でその有効性が示されている．いわゆる毛細血管瘤に対しての直接的光凝固と違い，黄斑部全体をその名のとおり格子状に凝固していく．本症例のような，びまん性のDMEには有効であろう．

d． 蛍光漏出部への直接光凝固：focalなDMEの場合は，その浮腫の中心付近に毛細血管瘤（MA）が複数存在しており，これをピンポイントに凝固していく直接光凝固が有効となる．ただ，本症例の場合は，びまん性浮腫であり，どちらかといえば毛細血管の透過性亢進による浮腫と考えられ，目立ったMAは認められない．よって本選択肢は適切でないと考えられる．

e． 硝子体手術：前述のとおり，硝子体手術はDMEに対して有効であることが知られている．

模範解答 d

（福田恒輝）

エビデンスの扉
黄斑症治療に関する最新の RCT

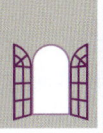

抗 VEGF 療法時代の到来

抗 VEGF 薬の出現によって，糖尿病黄斑浮腫（diabetic macular edema；DME）の標準治療は 1985 年の ETDRS チャート以来，約 30 年ぶりに変革の時期を迎えようとしている[1]．2011 年 1 月に EU でラニビズマブの DME への適応が認可され，米国およびわが国でも認可申請中である（2012 年 6 月現在，表1）．これらの認可および申請は，大規模ランダム化比較試験（randomized controlled trial；RCT）の結果を科学的根拠として進められている．本項では，DME に対するラニビズマブ投与療法の RCT の結果（治療効果および認容性評価）をまとめ，今後の課題について述べたい．

文献は p.248 参照．

DME に対するラニビズマブ投与療法の代表的な RCT

DME に対するラニビズマブ投与療法について，これまでに数多くの RCT が行われてきた．そのなかから本項では，代表的な RCT である READ-2, RESOLVE, RESTORE, RISE, RIDE, DRCR.net-1[*1] をとり上げる．各 RCT の概要を表2にまとめた．

DME に対するラニビズマブ投与療法の RCT は，対照の設定によって二つに分類される．一つは偽薬投与群（シャム群）を対照とした RCT であり，一つはこれまでの DME の標準治療である網膜光凝固（網膜微細動脈瘤に対する直接光凝固，および格子状光凝固）を

[*1] DRCR.net-1 については，本シリーズ "8. 網膜血管障害" の "糖尿病黄斑症に関する最新のランダム化比較試験"（p.61-64）に詳細がまとめられているので参考にしていただきたい．

表1 抗 VEGF 薬の DME への適応認可状況

一般名	ラニビズマブ	アフリベルセプト
商品名 (製薬会社)	ルセンティス® (米国外ノバルティス，米国内ジェネンテック)	アイリーア® (バイエル)
米国	申請中	第Ⅲ相臨床試験
EU	認可（2011 年 1 月）	第Ⅲ相臨床試験
日本	申請中（2012 年 3 月）	第Ⅲ相臨床試験

表2 各RCTの概要

略称	名称	主導団体	規模（人）	観察期間（年）
DRCR.net-1	Laser-ranibizumab-triamcinolone for diabetic macular edema	DRCRnet（Diabetic Retinopathy Clinical Research Network）	691	5
RIDE	Ranibizumab in Diabetic Macular Edema	ジェネンテック	382	3
RISE	Ranibizumab Injection in Safety Efficacy	ジェネンテック	377	3
RESTORE	Ranibizumab monotherapy or combined with laser versus laser monotherapy for diabetic macular edema	ノバルティス	345	1
RESOLVE	Safety and efficacy of ranibizumab in diabetic macular edema	ノバルティス	151	1
READ-2	Ranibizumab for Edema of the mAcula in Diabetes	Johns Hopkins大学	126	2

表3 RCTのプロトコール

対照	RCT名	治療群の内訳
シャム	RESOLVE	RBZ 0.3〜1.0mg：毎月3回投与，その後PRN シャム
シャム	RIDE RISE	RBZ 0.3mg：毎月投与 RBZ 0.5mg：毎月投与 シャム
網膜光凝固群	READ-2	RBZ 0.5mg：初回および1，3，5か月目に投与，6か月目以降はPRN RBZ 0.5mg＋網膜光凝固：初回および3か月目に投与，6か月目以降はPRN 網膜光凝固：初回，3か月目以降はPRN
網膜光凝固群	RESTORE	RBZ 0.5mg：毎月3回投与，その後PRN RBZ 0.5mg：毎月3回投与，その後PRN＋網膜光凝固：初回，その後PRN 網膜光凝固：初回，その後PRN
網膜光凝固群	DRCR.net-1	RBZ 0.5mg：毎月4回投与，その後PRN＋迅速な網膜光凝固：初回，その後PRN RBZ 0.5mg：毎月4回投与，その後PRN＋遅めの網膜光凝固：24か月目以降，その後PRN TCN 4mg：初回，その後PRN＋迅速な網膜光凝固：初回，その後PRN 迅速な網膜光凝固：初回，その後PRN

RBZ：ラニビズマブ，PRN：pro re nata (as needed)，TCN：トリアムシノロン

施行した群を対照としたRCTである．シャム群を対照としたRCTはRESOLVE, RIDE, RISEであり，網膜光凝固群を対照としたRCTはREAD-2, RESTORE, DRCR.net-1である（表3）．

シャム群と比較（1）RESOLVE

治療前後で，矯正視力はラニビズマブ投与群では平均10.3文字（ETDRSチャート）改善し，シャム群では平均1.4文字低下した

表4 RIDE, RISE の結果のまとめ

RCT名	治療群	患者数	平均変化文字数	視力改善が15文字以上であった患者の割合(%)	視力低下が15文字未満であった患者の割合(%)	最終視力が73文字以上であった患者の割合(%)
RIDE	RBZ 0.3 mg	125	+10.9*	33.6*	98.4*	54.4*
RIDE	RBZ 0.5 mg	127	+12.0*	45.7*	96.1*	62.2*
RIDE	シャム	130	+ 2.3	12.3	91.5	34.6
RISE	RBZ 0.3 mg	125	+12.5*	44.8*	97.6*	60.0*
RISE	RBZ 0.5 mg	125	+11.9*	39.2*	97.6*	63.2*
RISE	シャム	127	+ 2.6	18.1	89.8	37.8

24か月目における最高矯正視力：ETDRS チャートで測定，投与開始前と比較

*$p<0.05$（シャムとの比較）
RBZ：ラニビズマブ

($p<0.0001$)[2]．また，10文字以上の視力改善がみられた患者の割合は，ラニビズマブ投与群が60.8％，シャム群が18.4％（$p<0.0001$），15文字以上の視力改善がみられた患者の割合はラニビズマブ投与群が32.4％，シャム群が10.2％であった（$p<0.0001$）．中心窩網膜厚は，ラニビズマブ投与群がシャム群に比べて有意に減少した（それぞれ $-194.2\,\mu m$，$-48.4\,\mu m$；$p<0.0001$）．なお，12か月間における薬剤投与回数は，ラニビズマブ投与群が10.2回，シャム群が8.9回であった．

シャム群と比較（2）RIDE，RISE

RIDE および RISE は，米国食品医薬品局への認可申請を目的に，同じデザイン，規模で同時期に行われた二つの RCT である．この二つの RCT の結果は同等の結果となり，ラニビズマブ投与が DME に対する"単独治療"として有効であることを裏づけることとなった[3]．矯正視力の平均改善文字数，矯正視力が15文字以上改善した患者の割合は，ラニビズマブ投与群がシャム群よりも有意に高かった（**表4**）．この視力改善は患者の糖尿病コントロールの状態とは関連がなく，HbA_{1c} 値の高低にかかわらず同程度の視力改善効果が得られた．中心窩網膜厚は，ラニビズマブ投与群がシャム群に比べて有意に減少した（それぞれ $-194.2\,\mu m$，$-48.4\,\mu m$；$p<0.0001$）．

網膜光凝固と比較（1）READ-2

　治療前後で矯正視力は，ラニビズマブ単独投与群では平均7.24文字改善し，光凝固単独群では0.43文字低下した（$p<0.0001$）[4]．なお，ラニビズマブ投与と光凝固を併用した群（以下，併用群）とラニビズマブ単独投与群では有意差はみられなかった．しかし，併用群は光凝固単独群よりも有意に視力が改善した．10文字以上視力が改善した患者の割合は，ラニビズマブ単独投与群が46％，光凝固単独群が5％（$p<0.0001$），15文字以上視力が改善した患者の割合は，ラニビズマブ単独投与群が22％，光凝固単独群が0％であった（$p=0.002$）．なお，併用群において10文字以上の視力改善がみられた患者の割合（30％）は，光凝固単独群（5％）よりも有意に高かった（$p=0.007$）．中心窩網膜厚の変化はラニビズマブ単独投与群が$-106.3\mu m$，光凝固単独群が$-82.8\mu m$，併用群が$-117.2\mu m$であった．治験開始6か月目以降24か月までは，すべての群でラニビズマブの単独投与を行った．その結果，光凝固単独群において矯正視力が有意に改善した．24か月間で，ラニビズマブ単独投与群および併用群におけるラニビズマブの平均投与回数は，それぞれ9.3回と2.9回であった（最大回数はそれぞれ13回と6回）．光凝固単独群は4.4回（最大9回）であった．

網膜光凝固と比較（2）RESTORE

　矯正視力の平均改善文字数，10文字以上もしくは15文字以上の改善がみられた患者の割合，20/40よりもよい矯正視力であった患者の割合について検討した結果，ラニビズマブ単独投与群もしくは併用群は，光凝固単独群よりも有意に改善した[5]．しかし，ラニビズマブ単独投与群と併用群の間に有意差はみられなかった（表5）．中心窩網膜厚の変化については，ラニビズマブ単独投与群（$-118.7\mu m$）および併用群（$-128.3\mu m$）が，光凝固単独群（$-61.3\mu m$）よりも有意に減少した（$p<0.0002$）．ラニビズマブ単独投与群は平均7.1回，併用群は平均6.8回のラニビズマブ投与を要した．光凝固単独群は7.5回のシャム投与を行った．

網膜光凝固と比較（3）DRCR.net-1

　治療前後で，ラニビズマブ投与と迅速もしくは遅めの光凝固とを併用した群（以下，RBZ＋迅速な光凝固群，RBZ＋遅めの光凝固群）

表5 RESTORE，DRCR.net-1の結果のまとめ

RCT名	治療群	患者数	12か月目における最高矯正視力: ETDRSチャートで測定，投与開始前と比較			
			平均変化文字数	視力改善が15文字以上であった患者の割合(%)	視力低下が15文字以上であった患者の割合(%)	最終視力が73文字よりも良かった患者の割合(%)
RESTORE	RBZ 0.5mg	115	+6.8**	22.6**	0.9	53.0**
	RBZ 0.5mg+光凝固	118	+6.4**	22.9**	3.4	44.9**
	光凝固	110	+0.9	8.2	8.2	23.6
DRCR.net-1	RBZ 0.5mg+迅速な光凝固	187	+9*	30*	2*	
	RBZ 0.5mg+遅めの光凝固	188	+9*	28*	2*	
	TCN 4mg+迅速な光凝固	186	+4	21	8	
	迅速な光凝固	293	+3	15	8	

*$p<0.01$，**$p≦0.0005$（網膜光凝固群との比較）
RBZ：ラニビズマブ，TCN：トリアムシノロン

は，光凝固単独群よりも有意に視力が改善した（**表5**）[6]．しかし，トリアムシノロン投与と迅速光凝固とを併用した群（以下，TCN＋迅速な光凝固群）と光凝固単独群とでは有意差はみられなかった．この結果は，10文字以上もしくは15文字以上の視力改善がみられた患者の割合についても同様の結果であった．12か月目における中心窩網膜厚の変化については，RBZ＋迅速な光凝固群（−131 μm），RBZ＋遅めの光凝固群（−137 μm），TCN＋迅速な光凝固群（−127 μm）は，それぞれ光凝固単独群（−102 μm）よりも有意に減少した（$p<0.001$）．24か月における経過で，RBZ＋迅速な光凝固群は平均11回（最大25回），RBZ＋遅めの光凝固群は平均13回（最大25回）のラニビズマブ投与を要した．TCN＋迅速な光凝固群は平均4回のトリアムシノロン投与を要した（最大8回）．

認容性評価のまとめ

すべてのRCTにおいて，ラニビズマブの認容性は高く，確認された有害事象は，加齢黄斑変性に対するラニビズマブ投与療法のRCTですでに報告されているものと同様であった．

眼科的有害事象：眼内炎の発生頻度はRISEで0.4％，RIDEで1.2％，DRCR.net-1では全症例の0.8％（$n=375$），全投与回数の0.08％（$n=3,973$）であった．外傷性白内障の発生頻度はRISEで0.8％，

RIDEで0.4％であった．なお，DRCR.net-1では，白内障手術が必要となった患者の割合は，TCN＋迅速な光凝固群がほかの群よりも有意に高かった．

非眼科的有害事象：全身的なVEGF阻害によると考えられる有害事象の発生頻度は，ラニビズマブ投与群とシャム群で有意差はみられなかった．

問題点，今後の課題

　すべてのRCTにおいて，ラニビズマブ投与はDME治療として有効で，認容性が高いという結果であった．特に，従来の標準治療である網膜光凝固では難しいとされてきた，視力改善効果がラニビズマブ投与でみられる点，また，その効果がラニビズマブ単独投与で十分に得られる（網膜光凝固の併施を必要としない）点は，今後のDMEの標準治療を考えるうえで非常に重要な結果であるといえる．

　しかし一方で，すべてのRCTにおいて経過観察期間が短い点は大きな問題である．特に，長期経過における網膜光凝固併施の必要性や，認容性を評価するにはデータがなく，現在のところ結論することはできない．網膜光凝固の必要性については，現在ほかの臨床試験（RETAIN，RESPOND，REVEALなど）が行われている．また，長期的な認容性については，European Medicines AgencyがDMEに対するラニビズマブの適応認可の際に述べているように，加齢黄斑変性に対するラニビズマブ投与でみられた有害事象の検討や，DMEに対するラニビズマブの市販後調査を続けていく必要がある．

（森實祐基）

エビデンスの扉

糖尿病治療と網膜症の進行

はじめに

　厳格な血糖コントロールにより網膜症の発症・進展が抑制できることが，大規模臨床研究によって明らかになってきている．その一方で，急速な血糖コントロールによる網膜症の悪化も臨床上の問題とされてきた．本項では，網膜症の発症・進展を抑制するための治療目標と，糖尿病治療による網膜症の悪化を防ぐための留意点について述べる．

網膜症の発症・進展抑制のための血糖コントロールの目標

　Kumamoto Study[1,2]*1 は，110人の2型糖尿病患者を一次予防群，二次介入群（単純網膜症・腎症あり）に分け，さらに従来インスリン療法（CIT；conventional insulin injection therapy）群と，インス

*1 **Kumamoto Study**
インスリン治療が必要な2型糖尿病患者を対象とし，強化インスリン療法による厳格な血糖コントロールが，細小血管合併症の発症および進展に及ぼす効果を，従来インスリン療法（1日1〜2回の中間型インスリン注射）と比較した前向き研究である．

文献は p.248 参照．

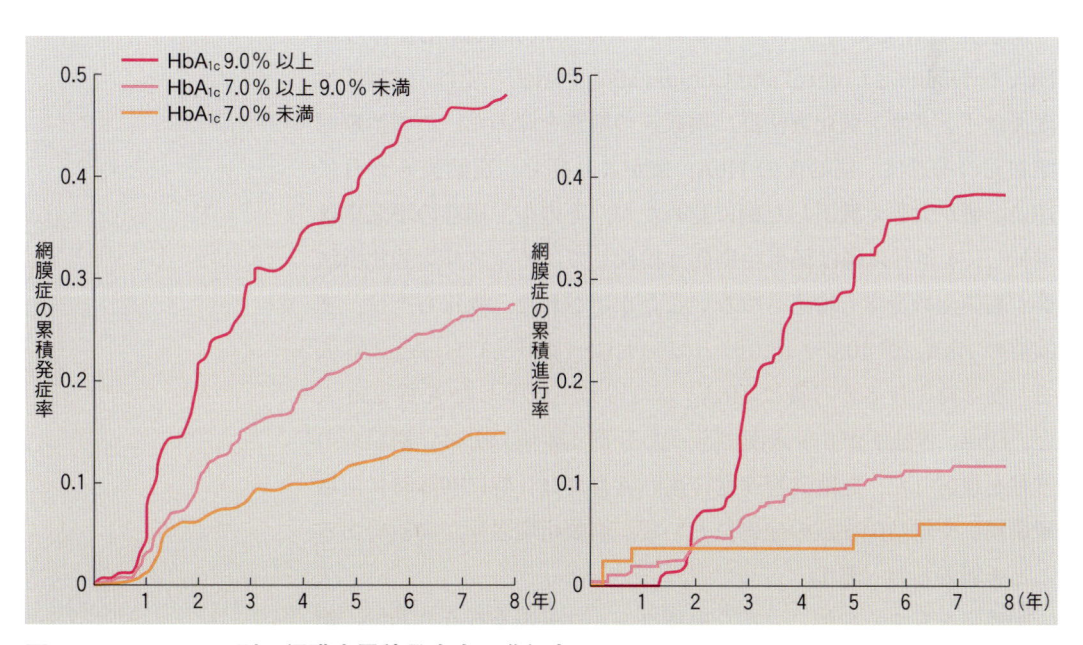

図1　HbA₁c レベル別の網膜症累積発症率・進行率
（Kawasaki R, et al：Incidence and progression of diabetic retinopathy in Japanese adults with type 2 diabetes：8 year follow-up study of the Japan Diabetes Complications Study (JDCS). Diabetologia 2011；54：2288-2294.）

リン頻回注射による強化療法（MIT；multiple insulin injection therapy）群に割りつけ，細小血管症の発症・進展を追跡した前向き臨床研究である．10年後の網膜症の累積悪化率は，一次予防群ではMIT群23％，CIT群64％，二次介入群ではMIT群27％，CIT群81％と，いずれもMIT群が有意に低値であった．Kumamoto Studyでは，空腹時血糖値＜110 mg/dL，HbA_{1c}＜6.5％の患者に網膜症の発症・進展は認められないことが示された．

最近になって，Japan Diabetes Complications Study（JDCS）[*2]の開始8年後までの解析結果が報告された[3]．HbA_{1c} 7％未満の患者と比較して，HbA_{1c} 7～9％の患者では網膜症発症リスクは約2倍，9％以上では約4倍であった（図1）．一方，網膜症の増悪も，HbA_{1c} 7％未満の患者と比較して，HbA_{1c} 9％以上では約8倍にも達していた（図1）．JDCSはHbA_{1c} 6.0％以上の糖尿病患者を対象としているが，HbA_{1c}値が6～7％程度であっても網膜症の発症・進展のリスクはHbA_{1c}値に比例して増加することが示され，網膜症発症・進展の閾値となるHbA_{1c}値は確認されなかった．JDCSの結果から，網膜症発症・進展予防のためには可能な限り血糖コントロールを正常化する必要性が示された．

急速な血糖コントロール後の網膜症の悪化

網膜症と腎症を有する対象者に対する二次介入研究を行ったDCCT（Diabetes Control and Complications Trial）[4]では，試験開始直後はインスリン強化療法群に網膜症の増悪を認めた．この治療開始初期の増悪は，開始前のHbA_{1c}値がより高く，開始後6か月にHbA_{1c}値が大きく低下した例に認めたが，その後，両群の増悪率は逆転し，4年目以降は従来治療群と比較して，インスリン強化療法群が網膜症の発症も増悪も少ないことが示された．森田ら[5]は，初診時のHbA_{1c}が10.0～15.0％とコントロール不良であった376人を，初診時より6か月後にHbA_{1c}が3％以上低下したA群256人と，HbA_{1c}の低下が3％未満であったB群120人に分け，網膜症の推移を検討した．血糖改善速度の速いA群では，特に初診時に前増殖網膜症や増殖網膜症の症例において，網膜症増悪率が高値であることを報告した（表1）．

網膜症を有する症例に急速な血糖コントロールを行うことで，網膜症が悪化するメカニズムにはまだ不明な点が多い．正常血糖下で培養した網膜細胞を低血糖状態に置くと，網膜症の増悪因子である

[*2] **JDCS**
糖尿病専門施設に通院中の2型糖尿病患者を，長期にわたり生活習慣改善指導を行う介入群と従来治療群に分け，生活習慣の改善により血糖コントロールが改善し，糖尿病合併症を予防するか否かを検討した．

表1 初診時の網膜症とその経過

網膜症の推移	A群* (%) 軽快	A群* (%) 不変	A群* (%) 増悪	計	B群** (%) 軽快	B群** (%) 不変	B群** (%) 増悪	計
網膜症なし	0 (0)	109 (86.5)	17 (13.5)	126	0 (0)	35 (81.4)	8 (18.6)	43
単純網膜症	13 (25.0)	16 (30.8)	23 (44.2)	52	5 (16.1)	17 (54.8)	9 (29.0)	31
前増殖網膜症	12 (23.5)	6 (11.8)	33 (64.7)	51	10 (32.3)	12 (38.7)	9 (29.0)	31
増殖網膜症	3 (27.3)	0 (0)	8 (72.7)	11	2 (20.0)	4 (40.0)	4 (40.0)	10
経過中に光凝固療法を施行した例	0 (0)	0 (0)	16 (76.2)	16	0 (0)	0 (0)	5 (23.8)	5
計	28 (10.9)	131 (51.2)	97 (37.9)	256	17 (14.2)	68 (56.7)	35 (29.2)	120

*A群：初診時と6か月後のHbA1cの差の絶対値が3％以上のもの
**B群：初診時と6か月後のHbA1cの差の絶対値が3％未満のもの
(森田千尋ら：急激な血糖コントロールの網膜症に及ぼす影響―内科の立場より. Diabetes Journal 1992；20：7-12.)

VEGF (vascular endothelial growth factor；血管内皮増殖因子)の分泌増加がみられるが，高血糖下で培養した網膜細胞を正常血糖にしてもVEGFの分泌は変化しないことから，低血糖によるVEGFの増加が網膜症悪化の一因として示唆されている[6]．このほか，急激な血糖変動による血液凝固線溶系への影響，赤血球の酸素解離能低下による網膜の酸素欠乏，網膜血流量低下なども網膜症の増悪要因として推測されている[5]．

網膜症の悪化因子

急激な血糖コントロールにより網膜症の悪化が予想される症例を表2に列挙する[7,8]．特に未治療例や血糖コントロール不良例をインスリン治療する際には，生活習慣の改善や糖毒性の解除により治療開始数週後に低血糖をきたしやすくなるため，注意が必要である．また，治療開始前から眼科医と内科医が密に連携して治療方針の検討を行う必要がある．

(宮本 聡，四方賢一)

表2 急激な血糖コントロールにより網膜症の悪化が予想される症例

1. 網膜症で糖尿病が発見されるなど，無治療期間が長い症例
2. 血糖コントロール不良期間が長い症例
3. 腎症の進行により透析導入が間近，あるいは透析導入直後の症例
4. 活動性肝疾患，血液疾患，感染症などの全身疾患を有する症例
5. 高血圧あるいは起立性低血圧を有する症例
6. 妊娠中
7. 高齢者 など

2. 角膜障害

角膜上皮障害／ドライアイ

糖尿病角膜症とは

　糖尿病症例に対する白内障手術や網膜硝子体手術，あるいは光凝固術後に突然発症し，治療に苦慮することがしばしばある．この糖尿病合併症のひとつであるオキュラーサーフェスの障害を糖尿病角膜症[*1]と総称し，点状表層角膜症や再発性角膜上皮びらん，あるいは遷延性角膜上皮欠損などに加えて角膜内皮障害も含まれる．ここでは，角膜上皮障害のうちドライアイについて解説する．

ドライアイの定義と診断基準

　ドライアイは，"さまざまな要因による涙液および角結膜上皮の慢性疾患であり，眼不快感や視機能異常を伴う（ドライアイ研究会，2006年）"と定義されている．確定診断において，"眼不快感"や"視機能異常"を含めた自覚症状と他覚所見としての涙液の量的異常（Schirmerテスト第I法にて5mm以下），あるいは質的異常（涙液層破壊時間が5秒以下）のいずれかを満たし，角結膜障害（フルオレセインなどの染色スコア3点以上，図1）を満たす必要がある．

糖尿病とドライアイ

　ドライアイは，厳密には涙液異常に自覚症状と角結膜障害を伴うものを指すが，自覚症状や角結膜障害を有さない糖尿病に伴う涙液

[*1] 糖尿病角膜症の診断と治療のポイント

1. 糖尿病症例では，フルオレセイン染色を積極的にしてみよう！
2. 涙液メニスカスの低下，上皮障害，涙液層破壊時間の短縮，フルオレセインの透過性亢進などがみられたら，涙液量と角膜知覚検査を行う．
3. 治療は，糖尿病の内科的コントロールが必須であり，眼科的には障害の段階に応じて対応する．
4. ドライアイでは，涙液減少型，水濡れ性低下型，蒸発亢進型に分類したうえでの層別治療で対応する．

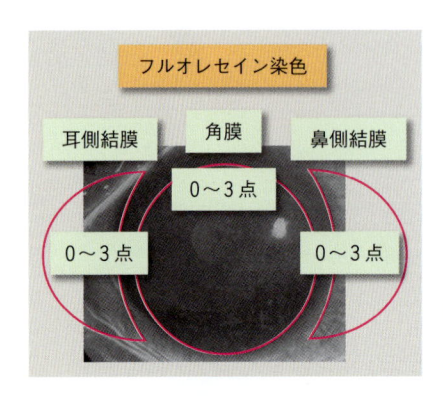

図1 角結膜上皮障害スコア
鼻側，耳側結膜，角膜のスコア（各3点満点）を合計する（合計9点満点）.

2. 角膜障害

表1 糖尿病の有無による涙液分泌量 (Schirmer テスト第 I 法による)

グループ	病例数	全涙液分泌 (mm)	基礎分泌 (mm)	反射性分泌 (mm)
非糖尿病群	58	21.6±10.3	12.7±8.6	8.9±7.7
糖尿病群	95	16.1±10.3*	10.0±6.8	6.1±6.9†

*: $p<0.005$
†: $p<0.05$ (Mann-Whitney U test, v.s. control〈非糖尿病群〉)
(Saito J, et al: Correlation of corneal sensation, but not of basal or reflex tear secretion, with the stage of diabetic retinopathy. Cornea 2003；22：15-18.)

表2 糖尿病網膜症のステージと角膜知覚

グループ	症例数	角膜知覚 (mm)
非糖尿病群	58	57.4± 5.3
糖尿病群	95	47.7±13.1*
NDR	41	52.4± 9.5†
SDR	23	50.0±11.9†
PPDR	11	42.3±13.5†
PDR	20	38.3±15.5†

*: $p<0.0001$ (Mann-Whitney U test)
†: $p<0.01$ (Steel test, v.s. control〈非糖尿病群〉)
NDR：non-diabetic retinopathy
SDR：simple diabetic retinopathy
PPDR：pre-proliferative diabetic retinopathy
PDR：proliferative diabetic retinopathy
角膜知覚は，Cochet-Bonnet 角膜知覚計を用いて測定した．
(Saito J, et al: Correlation of corneal sensation, but not of basal or reflex tear secretion, with the stage of diabetic retinopathy. Cornea 2003；22：15-18.)

異常は，サブクリニカルな糖尿病角膜症ととらえてもよいと考える．ここでは，涙液の量的および質的変化に絞って解説する．

ヒトにおける涙液分泌機能は加齢に伴い低下し，糖尿病症例では非糖尿病症例と比べて約10歳早く涙液の分泌量が低下する傾向がみられた[1,2]．また糖尿病症例では，基礎分泌量の減少よりも反射性分泌の低下が統計学的に有意であった（表1）[3]．これは，反射性分泌に関与する角膜知覚が，糖尿病網膜症の重症度に相関して有意に低下することによるものと推測される（表2）[3]．一方，涙液の質的変化については，糖尿病症例で涙液層破壊時間の短縮や杯細胞（goblet cell）*2 の減少もみられ，これらは角膜知覚の低下との関連が示唆されたとの報告もある[4]．

しかしながら，現時点では糖尿病による涙液の量的，あるいは質的異常が生じるメカニズムは十分解明されてはいない．今後，糖尿病がもたらすオキュラーサーフェスにおけるさまざまな細胞生物学的変化の解析の進展に期待したい．

文献は p.249 参照.

*2 杯細胞
結膜上皮に存在し，ムチンを分泌する細胞．オキュラーサーフェスの親水性に重要な役割を果たしている．

糖尿病症例ではオキュラーサーフェスの変化に目を光らせよう！

糖尿病は，オキュラーサーフェスを構成する細胞や組織への直接

的な障害をもたらす．同時に，オキュラーサーフェスの恒常性維持に重要な役割を果たしている神経などに障害を引き起こす際に間接的な障害を生じる．これらが，複合的にドライアイを引き起こしてくると予想される．

　糖尿病角膜症の臨床所見としては，涙液の量的・質的異常やさまざまな形態の角膜上皮障害がみられる．その病態として，涙液の量的・質的異常とともに上皮細胞と基底膜の病的変化に伴う上皮基底膜への接着不良，創傷治癒遅延，角膜知覚低下，細胞間結合の異常に伴う上皮細胞の脱落促進などにより，角膜上皮の恒常性が不安定となる[5]．そこに，手術などの侵襲が加わることにより，一気に角膜上皮障害が顕在化すると考えられる．

　したがって，糖尿病症例の診察においてオキュラーサーフェス異常の出現を常に想定して，フルオレセイン染色を用いたモニタリングを行うことが有用である．

治療

　涙液の量的異常のみでは，特に積極的に治療を行う必要はない場合が多い．涙液の質的異常のうち水濡れ性低下型では，自覚症状に応じてジクアホソル点眼やレバミピド点眼を処方して自他覚所見の変化を観察する．蒸発亢進型では，マイボーム腺機能不全を伴っているケースが多いため，眼瞼のホットパックや油性眼軟膏の少量点入などを試してみる．いずれにしても，自覚症状もない場合には過剰な点眼は使用せず，定期的にオキュラーサーフェスのモニタリングに徹するべきである．

〔近間泰一郎〕

角膜上皮障害／点状表層角膜症

　糖尿病眼合併症のうち，糖尿病角膜症はしばしば遭遇する疾患であり，治療に苦慮することも少なくない．本項では糖尿病角膜上皮障害に最も頻度の高い病型である点状表層角膜症（superficial punctate kratopathy；SPK）と，その病態の基盤となる糖尿病角膜のsubclinicalな異常について概説する．

点状表層角膜症（SPK，図1）

　角膜上皮は5～6層の非角化性重層扁平上皮であるが，そのうち表層の1～3層が脱落した状態をSPKという．SPKは角膜上皮自体の異常のみならず，涙液，輪部上皮，眼瞼，角膜知覚など，角膜上皮をメンテナンスしているさまざまな因子の異常によって生じる．糖尿病では主に瞼裂間にSPKを認めるが，それ以外にもどんなパターンもとりうる．その頻度はInoueらによるhospital-based studyに

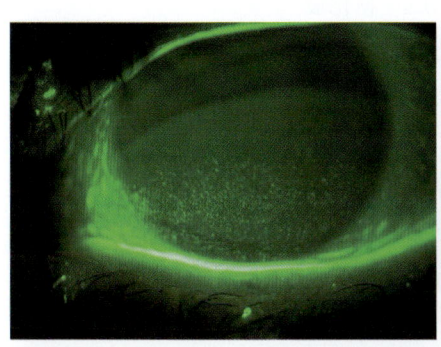

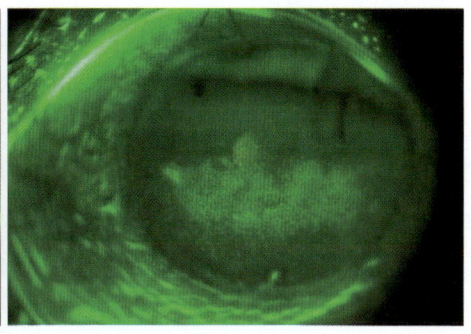

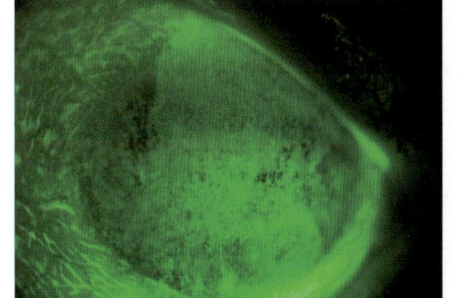

図1　糖尿病患者にみられた点状表層角膜症
a. 軽度のSPK．糖尿病患者によくみられる，下方のSPK．
b. 瞼裂部に認めた密度の高いSPK．
c. 角膜全体に認めるdiffuseな重症SPK．

よれば，健常人で8.5％に対して糖尿病患者では22.8％であったという[1]．このようにSPKが糖尿病患者に多い背景には，角膜上皮の糖代謝異常に加えて，糖尿病患者の角膜にはさまざまなsubclinicalな異常があり，このことが角膜上皮細胞のメンテナンスに影響を及ぼしている．

文献はp.249参照．

糖尿病角膜上皮症のsubclinicalな異常

糖尿病神経症：グルコースはアルドース還元酵素によってソルビトールとなり，その後フルクトースまで代謝される（ポリオール代謝経路）．しかし，高血糖状態ではソルビトールやフルクトースが神経細胞内に過剰蓄積し，Caチャネルのブロックや神経伝達速度遅延といった神経障害が生じる．三叉神経が分布する角膜においては，これが知覚低下という形で現れ，角膜知覚の低下は網膜症の重症度と相関している[2]．また，顔面神経も障害されることから瞬目低下も生じうる．

涙液の変化：涙液は角膜知覚からの顔面神経を介する反射によって涙腺から涙液が分泌されるため，糖尿病では涙液分泌低下を引き起こす．Dogruらによれば，健常人のSchirmer値が13.5mmに対して糖尿病患者では7.4mmに低下していたという[3]．また，涙液中のグルコース濃度やadvanced glycation end products（AGEs；糖化最終産物）の上昇が指摘されている[4]．よって，糖尿病患者では涙液成分も変化しており，それが角膜上皮に影響を及ぼしている可能性がある．

角膜構造の変化：近年，生体共焦点顕微鏡により，糖尿病角膜のさまざまな構造変化がとらえられるようになった．Changらは糖尿病の角膜上皮基底細胞密度は減少しており，網膜症の重症度と相関していることを報告した[5]．基底細胞密度が減少すれば，基底細胞から最表層細胞への分化が阻害される傾向にあると考えられ，糖尿病でSPKが生じやすい一つの要因であると考えられる．また，三叉神経密度の低下や走行の変化（ねじれ；tortuosity）も認め，これらも網膜症の重症度と相関する[6]．よって，糖尿病角膜の三叉神経は機能的かつ構造的に障害を受けていることがわかる．

細胞接着異常：糖尿病角膜では，古くから角膜上皮基底膜の肥厚や多層化が組織学的検討から明らかにされており，上皮と基底膜の接着機構であるanchoring fibrilが糖尿病では減少している．さらに角膜上皮細胞の糖代謝異常から上皮基底膜にはAGEsも蓄積し[7]，細

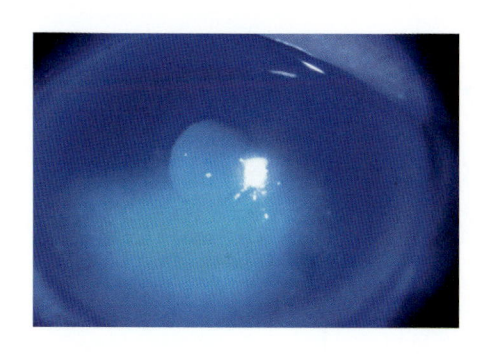

図2 バスクリン角膜症 (delayed fluorescein staining)
(写真提供：愛媛大学医学部附属病院眼科 大橋裕一先生.)

胞接着が脆弱である．そのために網膜光凝固後や白内障，硝子体手術などの内眼手術後など，角膜にストレスがかかった場合，しばしば角膜上皮の異常がみられる．

バリア機能低下：前述のさまざまな異常はバリア機能低下という形で現れる．Göbbels らは，糖尿病患者では健常人と比較して角膜上皮の透過性が 5.4 倍高くなると報告している[8]．臨床的には delayed fluorescein staining（バスクリン角膜症，図2）として観察でき，角膜上皮障害の前段階といえる．

(臼井智彦)

角膜上皮障害／再発性角膜上皮びらん

発症の契機と頻度

発症契機：糖尿病患者の角膜は脆弱で，白内障手術や硝子体手術，網膜光凝固術などの角膜へのストレスを契機として，角膜に障害を起こすことが知られている．これを糖尿病角膜症という．糖尿病角膜症は上皮障害だけでなく内皮障害もある．前者を糖尿病角膜上皮症と呼び，後者を糖尿病角膜内皮症と呼ぶ．糖尿病角膜上皮症のうち，最もよくみられる病型は，点状表層角膜症であるが，それに次いで多くみられるのが，遷延性角膜上皮欠損と再発性角膜上皮びらんである．

再発性角膜上皮びらんは，特に硝子体手術後にみられることが多い．硝子体出血や網膜剥離を伴った重症の増殖糖尿病網膜症の治療に，硝子体手術が盛んに行われるようになった1980年代から多く認められるようになった．当時，硝子体手術のときには術中の眼底観察のために，灌流つきのコンタクトレンズを患者角膜の上にのせて手術していた．手術時間も長くかかり，これらの原因によるためか，当時は手術中に角膜上皮が浮腫を起こしてやや曇った状態になり，手術の視認性が落ちるので，術中に角膜上皮掻爬（デブライドメント）を行った．こういう症例に多く再発性角膜上皮びらんがみられたのである．術後，経過観察していると角膜上皮欠損は数日で

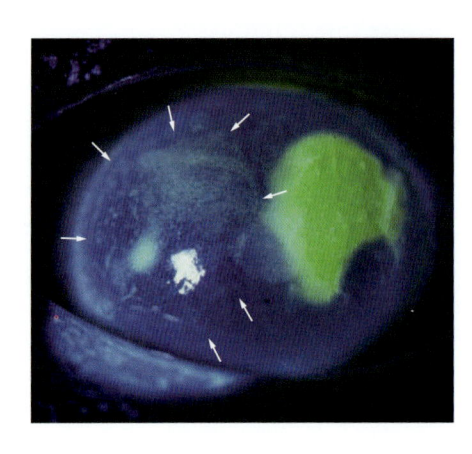

図1　硝子体手術後にみられた再発性角膜上皮びらんの一例
硝子体手術後に発症した．術中に視認性確保のために，上皮掻爬を行っている．上皮欠損はいったん治癒していたが，数日で発症した．角膜右側に上皮欠損を認め，左側にも浮腫状のやや浮いた接着不良の上皮がみられることに注目してほしい（矢印で囲んだ部分）．
（細谷比左志：糖尿病性角膜症．あたらしい眼科 1996；13：845-851.
細谷比左志：角膜障害の臨床像．シンポジウムⅡ：糖尿病と角膜障害．日本眼科紀要 2002；53：428-434.）

いったん治癒したかにみえる．しかしながら，しばらくすると突然，上皮剝離を生じて患者は激痛を訴える．診察すると，角膜上皮はシート状に剝離しており，また，その上皮欠損の周囲には接着が不良で浮腫状の上皮が観察される（**図1**）[1,2]．点眼，眼帯などの治療によりびらんは治るが，また剝離するといった状態で，なかなか完治させることは困難となる．

発症頻度：近年，硝子体手術の方法も非常に進歩してきて，昔とは大きく様変わりし，小切開硝子体手術が基本となり，結膜縫合の糸もなく，また手術時間は大幅に短縮され，非接触型の眼底観察装置の導入により，術中の角膜へのストレスは以前に比べ大きく減少していると思われる．したがって，以前のような糖尿病角膜上皮症は全体的に減少していると思われるのだが，現実は思ったほど減少していないかもしれない．というのも，以前，国立大阪病院（当時）で，10年間のスパンを置いて，糖尿病患者に対する硝子体手術後の角膜上皮障害の発生率を比較したことがあったのだが，結果はあまり差はなかったからである．手術時間や灌流つきコンタクトレンズの使用の有無や，術中の上皮搔爬の有無などを比較したのだが，予想に反して術後の角膜上皮障害の発生率に差がなかった．

また，10年ほど前に，全国の硝子体手術を数多く行っている病院に対し行ったアンケート調査では，硝子体手術を行った糖尿病眼総数4,385眼中，術後に何らかの角膜上皮障害を認めたのが，873眼（19.9％）であった．病型別内訳は，点状表層角膜症が483眼（11.0％），再発性角膜上皮びらんが140眼（3.2％），遷延性角膜上皮欠損250眼（5.7％）であった[3]．したがって，現在もある程度の頻度で，この病型は発生していると思われる．

文献はp.249参照．

症状・所見

硝子体手術後に，突然訴える強い眼痛がその症状の主たるものである．硝子体手術後に経過観察を毎日するが，術直後は角膜に問題はみられず，術後数日して患者が眼の激痛を訴えることがある．角膜をフルオレセインで染色すると，明らかなびらんが認められる．注意してみてほしいのは，びらん部だけでなく，その周囲の角膜上皮もである．よく観察するとびらん部の周囲の角膜上皮もやや浮いており，いかにも接着が悪い感じを受ける．浮腫が著明なときには，**図2**のようになり，重力により下方に垂れた形になることがある．この患者では腎症も合併しており，全身状態はあまりよくなかった．

a.　　　　　　　　　　　　　　b.

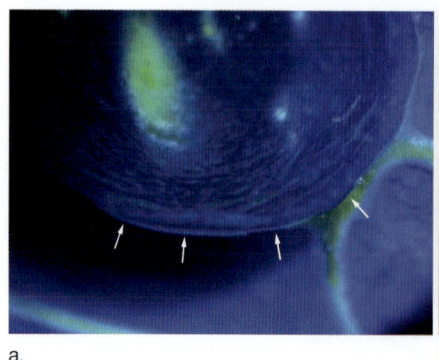

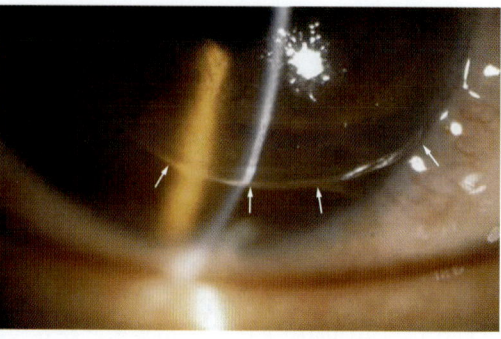

図2　硝子体手術後にみられた再発性角膜上皮びらん
上皮浮腫は非常に高度で，浮き上がった角膜上皮が重力により下方に垂れ下がったようになっていて皺襞を形成している（矢印）のがわかる．びらん部は比較的小さい．この患者では腎症も合併しており，全身状態はあまりよくなかった．
（a．細谷比左志：角膜障害の臨床像．シンポジウムⅡ：糖尿病と角膜障害．日本眼科紀要 2002；53：428-434．
b．細谷比左志：糖尿病性角膜症．あたらしい眼科 1996；13：845-851．）

角膜知覚は低下しているのが通常であるが，患者は痛みが強いので，あまり検査ができる状況にはない．

病態

糖尿病患者の角膜上皮は，一見，接着しているかにみえても，ピンセットで引っ張ると容易に浮き上がってしまう（**図3**）．この例は，糸状角膜炎の治療のために，ピンセットでその糸状物を引っ張ったところ，このようにテント状に上皮が浮き上がってしまったもので，いかに上皮の接着が弱いかを如実に示す例である．通常は，糸状物だけ切れてとれるのに，上皮の接着があまりに弱いため，このように糸状物につられてシート状に上皮まで浮いたのである．糖尿病患者の角膜では，基底膜の異常[4]や，ヘミデスモソームやアンカリング線維[*1]といった接着装置の密度の低下[5]が報告されており，これらの異常が，角膜上皮の接着の弱さ，すなわち脆弱性を説明するものである．また最近では，非酵素的糖化反応の最終産物である advanced glycation end products（AGE）が注目され，糖尿病患者角膜の上皮基底膜部に AGE の沈着が多くみられることが報告[6]されている．この AGE の沈着も，糖尿病患者角膜の上皮の接着の弱さの原因の一つかもしれない．

[*1] **アンカリング線維**
角膜上皮基底膜の下にある，接着装置と呼ばれる部位の一部を構成するもので，ヘミデスモソームなどとともに，角膜上皮が下の Bowman 層（実質）にしっかりと接着し容易には剥離しないようにする組織である．この構造に異常があると，角膜上皮の接着が悪くなる．

治療

治療は，タリビッド®眼軟膏を点入した後，圧迫眼帯，それも厚めのガーゼを当て，サージカルテープにてガーゼをしっかり押さえ

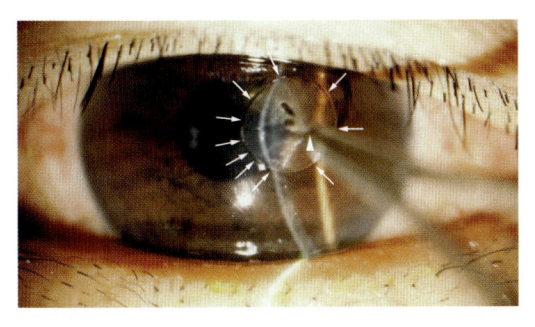

図3　糖尿病患者の角膜上皮の接着が弱いことを示す症例

糸状角膜炎の治療のために，ピンセットでその糸状物（矢頭）を引っ張ったところ，糸状物がとれるのではなく，その根部につながった上皮までが，このようにテント状に浮き上がってしまった（矢印）．いかに上皮の接着が弱いかを如実に示す例である．
（細谷比左志：糖尿病性角膜症．あたらしい眼科 1996；13：845-851.）

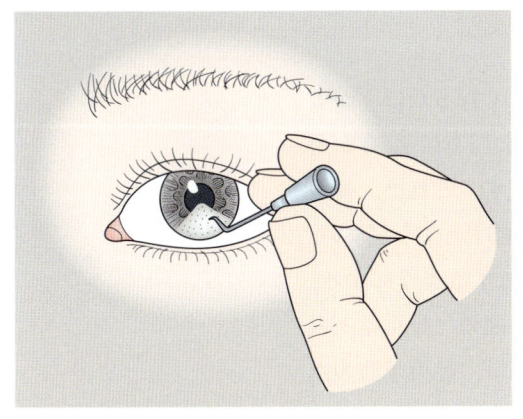

図4　角膜表層穿刺を施行しているところ

初めは患者を処置用ベッドに寝かせて行うが，慣れればスリットランプの前で行うことも可能．この図のように，接着不良の上皮の部位を穿刺する．
（細谷比左志：角膜障害の臨床像．シンポジウムⅡ：糖尿病と角膜障害．日本眼科紀要 2002；53：428-434.）

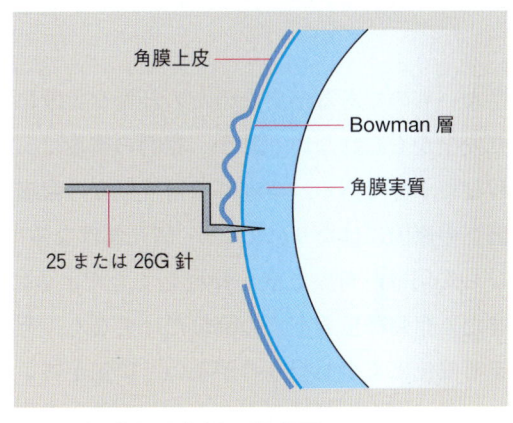

図5　角膜表層穿刺の模式図

先端を二段に曲げた25，26G針で接着不良の角膜上皮を下の角膜実質にピン止めするような感じで穿刺する．

るようにして固定した，きっちりとした圧迫眼帯を施行する．外傷性の再発性角膜上皮びらんでも応用されるこの方法は，とりあえずの方法としては有用であるが，いったん，治癒したかにみえる角膜上皮も，また容易に剥離する場合がある．治療用コンタクトレンズ装用も試みられるが，同様の結果に終わることが多い．

　最も確実な治療は，角膜表層穿刺（anterior stromal puncture）[*2]である．この方法[7,8]は，通常の眼科外来にあるような簡単な道具で施行が可能であり，簡便で非常に有効なよい方法である（図4，5）．まず，初めて行う場合には，患者を処置用ベッドに寝かせ，点眼麻酔を行う．慣れてきてコツがわかれば，スリットランプの前で診察のときと同じように顎台に顔をのせてもらって行うことができる．顕微鏡下で，25〜26G針を用いて，角膜上皮を穿刺していく．接着の不良上皮をその下の角膜実質にピン止めしていくような感じで穿刺していく．穿刺の深さは角膜実質の1/3ぐらいにとどめる．角膜穿孔を心配されるかもしれないが，そう容易には角膜穿孔は起こ

[*2] 角膜表層穿刺は非常に有効な方法であるので，一度試みてよい方法と思う．その作用機序については，まだ不明な点が多いが，角膜実質までの深い穿刺により，上皮が実質内に一部引き込まれ，上皮プラグのようになって，上皮の接着装置の代役をしているという説もある．また，糖尿病ではないのだが，水疱性角膜症に対し，角膜表層穿刺を行い，免疫組織学的に観察した結果，穿刺部位に一致して，Ⅳ型コラーゲン，フィブロネクチン，ラミニンが観察されたという報告もみられる．角膜表層穿刺をすることにより，これらの接着蛋白質の産生が促進され，角膜上皮，角膜上皮基底膜，角膜実質の接着がより強くなると考えられる．

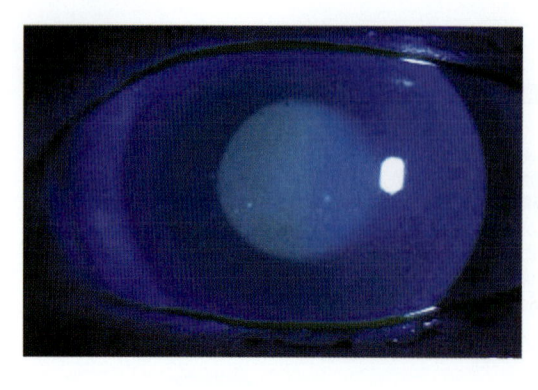

図6 角膜表層穿刺により治癒した再発性角膜上皮びらん症例

図1と同一症例に角膜表層穿刺を行ったところ，非常にきれいに上皮は治癒し角膜表面も非常に平滑になった．その後，再発は認めていない．
（細谷比左志：角膜障害の臨床像．シンポジウムⅡ：糖尿病と角膜障害．日本眼科紀要 2002；53：428-434．）

さないものであるが，念のため針先を二段に曲げて行ったほうがより安全かもしれない（**図5**）．穿刺の密度は，1mm四方に2, 3か所程度で十分である．穿刺部は術後軽度の瘢痕を残す．これは，視力低下の原因にはなりにくいが，瞳孔領はなるべく避けたほうがよい．びらん部は，角膜上皮が伸展してきたときに追加するようにする．また，穿刺は接着不良の部位だけでなく，その周囲の一見正常とみえる部位にも少し行うのがよい．穿刺が終了すれば，感染予防のためタリビッド®眼軟膏を点入し，前述の方法で確実な圧迫眼帯を施す．ガーゼの下で瞼が開くようなら，それは不完全である．ガーゼの下では開瞼ができない程度の圧迫が望ましい．24時間後に診察し，まだ接着不良の上皮が残っているようなら，再度，穿刺を追加する．**図6**は，**図1**の症例に角膜表層穿刺を施行した後のスリット写真である．角膜上皮は非常にきれいに治癒し，平滑となった．穿刺後の瘢痕もほとんど問題にならない．

　糖尿病患者にみられた再発性角膜上皮びらん7例に角膜表層穿刺を施行し，全例で完全な治癒が得られ，再発を認めなかった[8]．角膜表層穿刺の施行回数は，平均で2回であり，施行後の経過観察期間は，3年3か月から4年であった．

　アルドース還元酵素阻害薬の一つであるCT-112点眼液の臨床試験[9]に，以前携わっていた．再発性角膜上皮びらんの症例にも使用したことがあり，非常に有効であった．しかしながら，この点眼薬は実用化されずに終わり非常に残念なことであった．いま一度，新しいアルドース還元酵素阻害薬の点眼薬の開発に手を挙げる製薬会社があることを切に祈るものである．

〔細谷比左志〕

角膜上皮障害／遷延性角膜上皮欠損

分類のなかでの位置づけ

糖尿病角膜症[*1]は，1981年Schultzらにより提唱された疾患概念である[1]．その臨床像は，① 糖尿病角膜上皮症：点状表層角膜症，再発性角膜上皮びらん，遷延性角膜上皮欠損，その他（ハリケーン角膜症，epithelial crack lineなど），② 糖尿病角膜内皮症に分類される．本項では，糖尿病角膜上皮症のなかで重症型である遷延性角膜上皮欠損（persistent epithelial defect；PED）[*2]，つまり角膜上皮全層の欠損に加え，基底膜およびBowman膜を越えた障害を伴う状態について概説する．

病態

Thoftらによる*XYZ*仮説に基づいて，角膜上皮の恒常性維持の機構およびその破綻を考えると理解しやすい．X：基底細胞の分裂量，Y：角膜輪部から角膜中央への移動量，Z：角膜表面からの細胞脱落量とすると，正常な角膜では$X+Y=Z$が成り立つ[5]．角膜上皮欠損が生じた場合は，角膜上皮細胞の移動・伸展，増殖，分化を経て，創傷治癒は進行し，上皮欠損の修復に至る[3]．

表1 糖尿病角膜症の主な発症要因とその治療例

主な発症要因	治療例
角膜上皮細胞・基底膜機能，構造異常 　基底細胞数減少 　基底膜肥厚 　接着障害 　ヘミデスモソーム減少 　バリア機能低下	角膜保護：角膜保護点眼・軟膏，涙点プラグ，圧迫眼帯，治療用ソフトコンタクトレンズ，瞼板縫合 上皮創傷治癒促進：血清点眼，フィブロネクチン点眼*，アルドース還元酵素阻害薬*
角膜知覚低下	FGLM＋IGF-1点眼*
涙液分泌減少	角膜保護点眼・軟膏，涙点プラグ
瞬目減少	圧迫眼帯，治療用ソフトコンタクトレンズ，瞼板縫合

特殊治療も含む*
FGLM：substance P 由来ペプチド，IGF-1：insulin-like growth factor-1

[*1] 発症頻度
糖尿病角膜症は糖尿病患者の約50%程度にみられると，1981年にSchultzらは報告しているが[1]，糖尿病管理の進歩とともに低侵襲手術となった近年，その発症率は低下しており，細谷らは発症率17%程度であるとしている[2]．

文献はp.250参照．

[*2] PEDの病因
高血糖に伴う角膜上皮の創傷治癒機構の破綻と，糖尿病神経症による角膜知覚神経の機能低下が根底にある．特に遷延化には角膜上皮びらんと異なり，角膜上皮の細胞接着能の低下が関与している[3,4]．これに手術侵襲などが契機となり，遷延化が誘発されやすい．

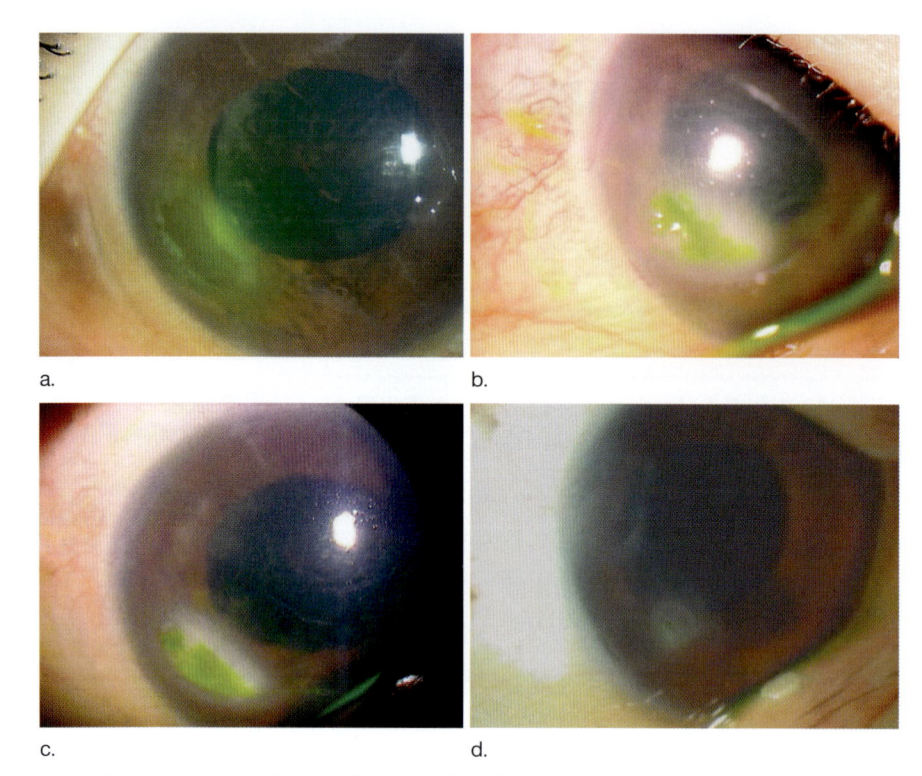

図1 糖尿病による遷延性角膜上皮欠損の治癒過程

a. 白内障・硝子体手術後にみられた遷延性角膜上皮欠損.辺縁不整の上皮欠損を認め,周囲に接着不良上皮を伴う.フルオレセインが浸透するために,欠損部周囲の輪郭がやや不明瞭である.手術終了時より保護用コンタクトレンズの装用を試みたが,精神発達遅滞を伴っており,頻回の眼擦過による脱落を認めた.術後点眼の漸減,非ステロイド系抗炎症薬点眼の中止,角膜保護点眼・眼軟膏の点入,涙点プラグの挿入を施行.
b. 1週間後.防腐剤フリー点眼への変更,血清点眼の追加.
c. 2週間後.テープで強制閉瞼を開始.
d. 5週間後.徐々に改善し,完治した.

　糖尿病角膜上皮症は,高血糖に伴う角膜代謝の異常(ポリオール説[6]),AGE説[7]*3により,角膜上皮細胞・基底膜の機能および構造異常,眼表面の環境異常の異常(角膜知覚低下,涙液分泌減少,瞬目減少)などが引き起こされると考えられている(表1)[8,9].特に遷延性角膜上皮欠損に至る症例においては,角膜上皮基底細胞の接着能の低下を生じ,細胞の移動,伸展が阻害され,さらに増殖が阻害されるために $X+Y<Z$ となる.また,眼表面環境面では角膜知覚低下により,涙液分泌減少,神経伝達物質の減少が生じるため,角膜上皮細胞の不足が惹起されると考えられている[2,7].

*3 AGEs
蛋白糖化最終産物(advanced glycation end products).

症状(図1)

　上皮欠損部は比較的円形であり,周囲の上皮は浮腫によりスリガラス状の混濁を示し,盛り上がっている.角膜実質は浮腫や細胞浸

潤を伴い淡く混濁していることが多い．フルオレセイン染色を行うと，上皮バリア機能の障害により，欠損部周辺や角膜実質内，あるいは前房へのフルオレセインが浸透するために，欠損部周囲の輪郭が不明瞭となる．

治療

糖尿病角膜上皮症の病態を踏まえた治療が必要である．角膜上皮細胞の保護を行うことにより細胞間接着を促し，可能であれば上皮創傷治癒を導く特殊治療に加え，眼表面の環境を整える必要がある（**表1**）[2-4, 6, 8, 10]．

予防対策

糖尿病角膜上皮症は，手術侵襲などが契機となり遷延化しやすいため，発症への予防対策が有効である．内眼手術時には極力角膜上皮掻爬を避け，また術後に上皮障害をきたしうる点眼薬の使用に注意を払うことである．

カコモン読解　第19回　一般問題33

角膜輪部の palisades of Vogt が減少するのはどれか．
a 円錐角膜　　b 春季カタル　　c トラコーマ　　d 帯状角膜変性　　e 糖尿病角膜上皮症

解説　a．非炎症性に角膜菲薄および突出を生じる角膜形状異常である．角膜輪部の障害はきたさない．
b．結膜に増殖性変化を生じる重症なアレルギー性結膜炎である．結膜病変の悪化とともに角膜病変を伴うこともあり，遷延性上皮欠損を呈することもあるが，角膜輪部の幹細胞の減少は起こさない．
c．*Chlamydia trachomatis* による慢性の結膜炎を初発とする．進行とともに①濾胞期，②炎症期，③瘢痕期，④睫毛乱生期，⑤角膜混濁期の五期に分類される．角膜の瘢痕化および新生血管（パンヌス）を引き起こし，角膜輪部の palisades of Vogt が減少する．
d．Bowman 膜のレベルにカルシウム塩の沈着をきたす角膜変性疾患である．原因は多岐にわたるが，帯状角膜変性のみでは角膜輪部の障害は起こさない．
e．高血糖に伴う角膜上皮の創傷治癒機構の破綻に伴う角膜上皮障害である．palisades of Vogt の減少はみられない．

模範解答　c

（重安千花，山田昌和）

角膜上皮障害／ハリケーン角膜炎，epithelial crack line

糖尿病患者と薬剤毒性角膜症

糖尿病患者では，角膜の知覚は低下し，涙液量も減少している．また，角膜上皮基底膜が肥厚することにより，上皮細胞の接着が不良なため，上皮のバリア機能も低下している．このため，点状表層角膜症や再発性角膜びらん，遷延性角膜上皮欠損など，さまざまな上皮障害が起こり，糖尿病角膜症とも呼ばれている．このようなバックグラウンドがあるため，糖尿病患者では薬剤毒性角膜症を発症しやすい[*1]．

薬剤毒性を起こしやすい点眼として，アミノグリコシド系抗菌薬，非ステロイド性抗炎症薬，抗緑内障薬，抗ウイルス薬が代表として挙げられる．しかし，薬剤そのものに起因するだけでなく，点眼薬中の防腐剤をはじめとする添加剤によっても生じることがあるため，あらゆる点眼が原因となると考えるべきである．

細隙灯顕微鏡所見 （表1）[1][*2]

ハリケーン角膜炎：角膜輪部から中央に向かう上皮細胞の増殖，移動の流れに沿った点状表層角膜症が渦巻状に配列している所見で，薬剤毒性の特徴的な所見の一つである．薬剤毒性の際は，角膜上皮細胞の脱落を補おうとして，角膜輪部の palisades of Vogt（POV）にある角膜上皮幹細胞からの上皮細胞の増殖，移動も過剰に起こるため，上皮細胞の流れに一致した点状表層角膜症が観察される．

[*1] 糖尿病網膜症の術後は，抗菌薬，ステロイド，非ステロイド性抗炎症薬が投与されることが多い．さらに，眼圧コントロールが必要な症例などでは抗緑内障点眼までも追加されるというように，点眼薬投与量が多くなりがちで，薬剤毒性が発症しやすい．

文献は p.250 参照．

[*2] 重症ドライアイでも角膜全面の上皮障害が起こり，薬剤毒性角膜症と鑑別しにくいことがある．その場合，結膜所見に注目することがポイントである．ドライアイでは結膜にも開瞼幅に一致して上皮障害を認めるが，薬剤毒性の場合，結膜所見は比較的少ない．

表1 薬剤毒性角膜症の病期分類

Grade 1	点状表層角膜症	点状にフルオレセイン染色されるが，流れはない．
Grade 2	ハリケーン角膜症	周辺から中央へ向かう上皮の流れを反映して，点状表層角膜症が渦巻状に配列する．
Grade 3	epithelial crack line	中央にひび割れ状の染色や上皮混濁を認める．
Grade 4	遷延性角膜上皮欠損	

（井上幸次ら：角膜・結膜に対する薬物障害．眼科 1992；34：1147-1154．）

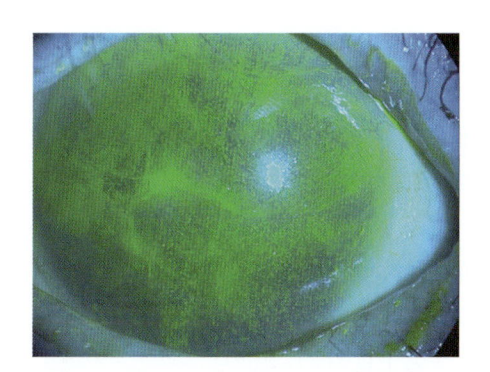

図1 ハリケーン角膜炎（74歳，女性）
フルオレセイン染色．角膜上皮障害が周辺部から中央部へと流れている．

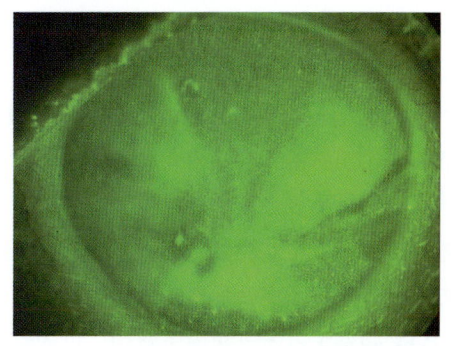

図2 上皮バリア機能低下（47歳，男性）
フルオレセイン染色後しばらく時間をおいて観察した所見．角膜実質内に色素が浸透し，上皮バリア機能が低下していることがわかる．

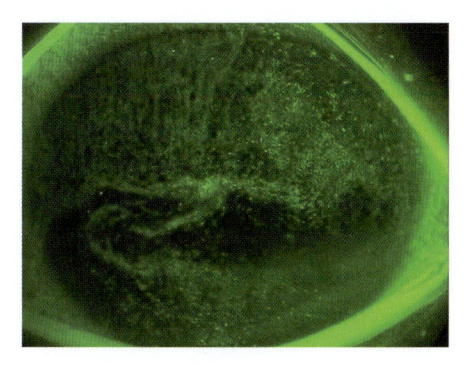

図3 epithelial crack line（52歳，男性）
角膜輪部から中央に流れるハリケーン角膜炎とともに，角膜中央部にひび割れ状の所見を認める．

epithelial crack line：角膜中央やや下方に，水平方向に生じるひび割れ状の上皮の亀裂の所見．周辺部にも点状表層角膜症やハリケーン角膜炎様の所見を認める．薬剤毒性による脱落を上皮の増殖，移動が代償できなくなる結果，呈する所見である．

治療

　治療は点眼薬の中止が基本である．涙液減少がある場合には，防腐剤を含まない人工涙液を使用したり，涙点プラグを挿入して眼表面の水分を確保する．上皮障害を治すために点眼薬を追加するのは，病態を増悪させることになるため，禁忌である．

症例(1) 白内障手術後の点眼使用時にみられたハリケーン状の角膜上皮障害：74歳，女性．糖尿病網膜症のためレーザー治療も行われている．白内障の進行のため，手術を施行し，術後抗菌薬，非ステロイド性抗炎症薬，ステロイドを使用したところ，ハリケーン状の角膜上皮障害が出現（図1）．ドライアイもあるとのことで，角膜上皮障害治療薬（ヒアルロン酸点眼薬）を追加処方されるも改善しな

かった．しかし，術後炎症が消失した時点で，点眼はすべて中止したところ，上皮障害は徐々に軽快した．

症例（2）抗ウイルス治療中にみられた上皮バリア機能低下：47歳，男性．糖尿病の既往がある．右眼の角膜ヘルペスと診断され，抗ウイルス眼軟膏，ステロイド点眼，ヒアルロン酸点眼などで3か月以上加療されるも，上皮障害が改善しないとのことで紹介受診．受診時角膜全面の点状表層角膜炎に加え，フルオレセイン染色後にしばらく時間をおいて観察すると，角膜実質内に色素が浸透する上皮バリア機能の低下した所見を認めた（図2）．涙液PCRを行ったところ，ヘルペスウイルスのDNAは検出されなかったため，抗ウイルス眼軟膏，ステロイド点眼，ヒアルロン酸点眼を中止したところ，上皮障害は改善した．

症例（3）硝子体切除後の抗炎症薬治療中にみられた epithelial crack line：52歳，男性．糖尿病黄斑症に対し，硝子体切除を施行．術後も黄斑部浮腫が残存したため，非ステロイド性抗炎症薬を6か月以上使用していたところ，点状表層角膜が出現，その後，角膜中央部にepithelial crack lineが出現した（図3）．

（原　祐子）

角膜内皮障害

糖尿病患者の角膜所見

　糖尿病が原因となり角膜内皮機能不全を生じることはないが，内眼手術の術前検査において，内皮細胞数や六角形細胞割合の減少が指摘されることがある．臨床的には，白内障手術や硝子体手術などの内眼手術後に，Descemet 膜皺襞や角膜実質浮腫が通常より長期間続くことがある．糖尿病患者の角膜内皮細胞では，構造的もしくは機能的な異常が生じていることが示唆されている．

　細隙灯顕微鏡検査で異常を認めることはほとんどない．手術眼では，健常者に比較して低侵襲手術でも角膜浮腫の遷延や Descemet 膜皺襞を認めることがある．角膜上皮障害や神経感度の低下などほかの要因の影響に加え，角膜内皮細胞数や機能低下が影響すると考えられている．

糖尿病患者の角膜内皮細胞の形態変化

　角膜内皮細胞の異常は，スペキュラーマイクロスコープによる形態変化で評価される．一般診療では，非接触型スペキュラーマイクロスコープによる角膜中心の内皮細胞状態が評価される．パラメーターとして角膜内皮細胞数（細胞数／mm^2）に加え，六角形細胞出現率（hexagonality），細胞の大小不同の程度を示す変動係数（coefficient of variation；CV）が用いられる．これらの指標は加齢性変化においても変動するため，同年齢での比較が重要である（図1）．

　糖尿病患者における，術後角膜の検眼鏡的な異常に関しては以前から報告があったが，スペキュラーマイクロスコープを用いた検討（表1）としては，1980 年に Pardos と Krachemer が初めて，糖尿病患者では角膜内皮細胞密度の減少傾向があることを報告した[1]．1984 年に Schultz らが，糖尿病患者の角膜内皮では健常者の角膜内皮と比較して，細胞密度に有意差はないが，CV が高く，細胞形態の均一性を示す指標である六角形細胞出現率が低下していると報告している[2]．2006 年に Lee らが同様の報告を行っているが，さらに

文献は p.250 参照．

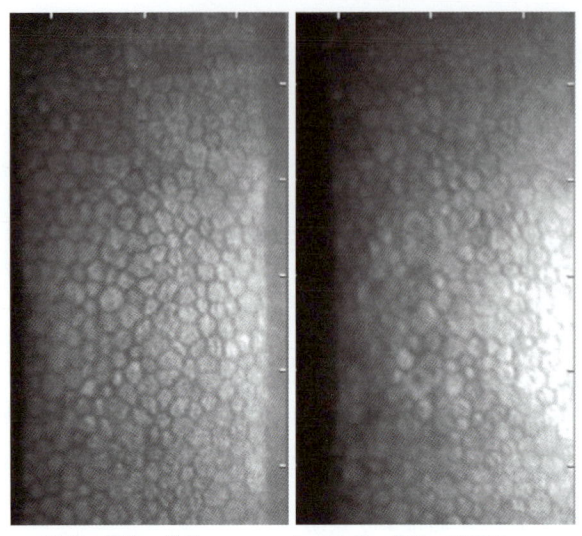

a. 66歳，男性，健常　　b. 66歳，男性，糖尿病

図1　スペキュラーマイクロスコープによる角膜内皮細胞所見の比較

同一年齢の健常者と比較して，細胞数は維持されているが大小不同と六角形細胞出現率の低下が観察される．

表1　糖尿病患者における角膜内皮細胞形態

文献	角膜内皮細胞密度	CV値	六角形細胞出現率
Pardos GJ, et al：1980[1]．	健常者より減少	—	—
Schultz RO, et al：1984[2]．	健常者と有意差なし	健常者より高い	健常者より低い
Lee JS, et al：2006[3]．	健常者より減少	健常者より高い	健常者より低い

糖尿病患者では，内皮細胞密度も健常者と比較して有意に低かったとされている[3]．

糖尿病患者の角膜内皮細胞の機能

　糖尿病患者では，角膜内皮細胞の形態以外に内皮細胞自体の機能不全についても研究されている．角膜内皮細胞の機能は角膜実質の適切な含水率の維持であるが，主にバリア機能とポンプ機能が関与する．臨床的に正確に評価することは難しく，フルオロフォトメトリーによりフルオレセインの透過性でバリア機能を測定すること，角膜厚を測定することで間接的に両機能を総合した評価を行うことができる．

　角膜厚については，変化がないという報告に加え，2006年のLeeらの報告では，1型糖尿病患者では健常者と比べて有意に角膜厚が

厚かったと報告している[3].

　フルオロフォトメトリーを用いたバリア機能については, Lass らによると1型糖尿病患者では透過性の亢進がみられ, バリア機能の低下がみられるという報告[4]がある一方で, Keoleian らによると1型糖尿病患者と健常者の間で差が認められなかったという報告[5]もあり, 明確な答えはまだでていない. ポンプ機能に関しては, 動物実験で糖尿病モデルのウサギでは, Na^+/K^+-ATPase 活性の低下がみられたという報告がある[6].

内眼手術の角膜内皮細胞への影響

　サブクリニカルに安定しているようにみえる糖尿病患者の角膜内皮細胞も, 白内障手術などの内眼手術による侵襲が加わると, 形態異常や機能障害が顕在化することがある. 正常眼と比較して, 内眼手術後に角膜内皮細胞密度が低下し, 変動係数が増加したり[7], バリア機能の回復が遅延し[8], 角膜浮腫が遷延する[9]などの報告がある. Goebbels らの報告によると, 角膜内皮バリア機能は, 術前には透過性に差は認めなかったが, 白内障術後4日目には糖尿病患者では健常者と比較して透過性が有意に亢進していた. また, 健常者では3週間程度でバリア機能の回復がみられたが, 糖尿病患者では6週間必要であった.

角膜内皮障害のメカニズム

　グルコース代謝経路の一つとして, ポリオール経路があるが, これはグルコースがソルビトールを経てフルクトースに変換されるもので, グルコースからソルビトールへの変換酵素がアルドース還元酵素である. 糖尿病患者では前房水中のグルコース濃度が高いことが知られており, 角膜内皮細胞にはアルドース還元酵素が存在し, 細胞外にグルコースを投与すると細胞内にソルビトールを蓄積する性質がある. 高血糖状態では前房水中のグルコースがソルビトールとなって角膜内皮細胞内に蓄積し, これによって細胞内の浸透圧上昇, 細胞膨化, ミオイノシトール代謝異常や Na^+/K^+-ATPase 活性の低下などの異常を生じると推測されている（図2）.

対策と治療

　糖尿病患者では角膜内皮細胞の脆弱化や機能低下が推測されているため, 内眼手術前には, 適切な角膜内皮細胞評価と手術での内皮

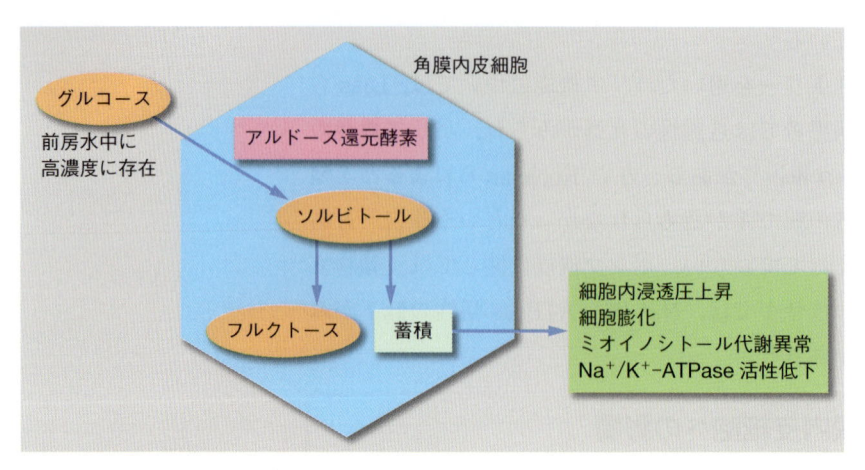

図2 角膜内皮細胞とグルコース代謝経路

細胞保護が重要となる．白内障や硝子体手術などの内眼手術の際には，分散型ヒアルロン酸ナトリウムなどを用いて十分な内皮保護を行い，角膜内皮障害を予防することが重要である．術後，角膜浮腫が遷延する場合には，ステロイド点眼によるポンプ機能の賦活化が期待できる場合がある．

また，発生機序を考慮すると，動物モデルでアルドース還元酵素阻害薬の投与により，角膜内皮の形態学的異常が予防できるとの報告[10]がある．アルドース還元酵素阻害薬は，糖尿病に起因する眼合併症予防や治療に有効性が示されている．

（中川紘子，稲富　勉）

3. ぶどう膜炎

糖尿病虹彩炎

糖尿病患者にみられる虹彩炎

　糖尿病に合併するぶどう膜炎は，糖尿病網膜症や併発白内障に比較して多いものではないが，ときどき遭遇する．ただし，本当に糖尿病に"合併"しているのか，たまたま両者が同時にみられるのか現在も議論のあるところである．かつては，代謝疾患である糖尿病に炎症である虹彩炎が合併することは理論的に成り立たないとの考えが強かった．しかし，近年の研究によれば免疫異常は炎症性疾患以外にも広く関与していることが判明し，一概に炎症の存在を否定することはできない．また，実際に臨床の場で遭遇する"糖尿病患者の虹彩炎"は，ある程度特徴がある[1]．最近ではレーザーフレアメータの普及により前房内蛋白濃度の上昇が指摘されており，現状では虹彩血管の透過性亢進のためという説と，やはり炎症であるとの説がある．本項では，糖尿病眼合併症の一つとしての虹彩炎について述べたい．

文献は p.251 参照．

疫学と病因

　糖尿病患者の1～6％に虹彩炎が発症するとされており，最近のぶどう膜炎外来新規患者全体に占める糖尿病虹彩炎の割合は，北海道大学病院眼科では約2％，日本全国41大学病院が参加したぶどう膜炎多施設共同研究では1.6％である[2]．病因は不明であるが，糖尿病により血液眼関門が破綻した状態では虹彩血管の透過性が亢進し，前房内蛋白濃度とフレア値が上昇する．これらを基盤として，易感染性による感染やほかの誘因で発症すると推測されるが，いまだ不明な点が多い．

臨床像と診断

　急性に発症し，漿液性線維素性虹彩炎の形態をとる（図1）．毛様充血を伴い，フィブリン（線維素）析出や前房蓄膿，角膜後面沈着物，Descemet膜皺襞を伴うこともある．角膜後面沈着物は細かい

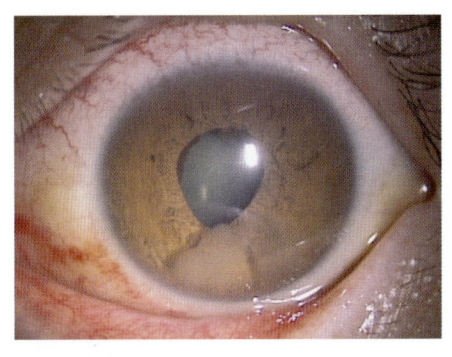

図1 糖尿病虹彩炎
糖尿病虹彩炎では，ときに強い前房炎症がみられる．この写真ではフィブリン析出と虹彩後癒着がみられる．しかし，前房蓄膿はなく，毛様充血も比較的軽度である．

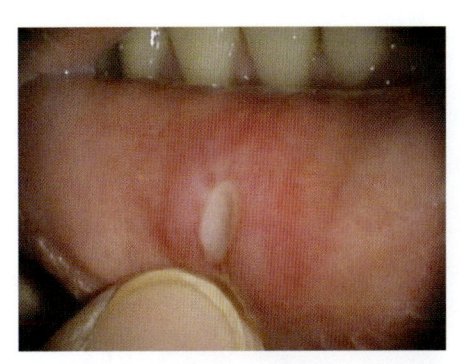

図2 Behçet病の口腔内アフタ性潰瘍
Behçet病でも，急性前部ぶどう膜炎がしばしばみられる．Behçet病では，口腔内アフタ性潰瘍がほぼ必発である．

沈着物のことが多い．前房内は，蛋白が多くフレアが強い．温流は遅い．前房蓄膿は隅角鏡でのみ，みられることもあるため隅角検査は重要である．また，散瞳薬点眼後の最大散瞳瞳孔径が小さく，最大瞳孔到達時間も延長していることが多い．比較的若年者で糖尿病コントロールが不良，さらに，ほかにぶどう膜炎の原因となるものがない場合は本症を疑う．網膜症の程度とは必ずしも相関しない．発症時に250 mg/dL以上の高血糖がみられることが多いが，眼科で虹彩炎を指摘されて初めて糖尿病が発見される例も少なくない．血液中のHbA$_{1c}$測定も有用である（**表1**）．

鑑別診断

本症は比較的自然軽快傾向があるが，急性前部ぶどう膜炎をきたし，前房蓄膿を伴うことがある疾患をきちんと鑑別することが重要である．

Behçet病：Behçet病はしばしば前房蓄膿を伴う虹彩毛様体炎を発症するため，特に眼底所見のないBehçet病では鑑別が必要になる[3]．口腔内アフタ性潰瘍（**図2**），結節性紅斑，外陰部潰瘍など眼外症状の問診を参考にし，血糖コントロールにより軽快するかどうかを観察する．

HLA-B27関連ぶどう膜炎，Reiter病，急性前部ぶどう膜炎（acute anterior uveitis；AAU）：HLA-B27関連ぶどう膜炎もしばしば前房蓄膿をきたす疾患で，鑑別が必要となる[4]．片眼性が多く，前房蓄膿をきたす疾患であるが，その前房蓄膿は粘稠である（**図3**）．HLA検査や腰背部痛の有無も参考になる．その場合，X線検査で強直性

表1 糖尿病虹彩炎の臨床像

自覚症状
毛様痛
羞明，流涙
霧視

他覚所見
急性虹彩炎
非肉芽腫性線維素性ぶどう膜炎
時に前房蓄膿
糖尿病コントロール（血糖値，HbA$_{1c}$）不良
比較的若年者に多い

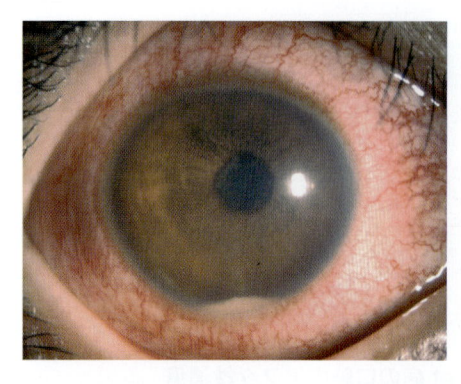

図3 HLA-B27関連ぶどう膜炎
HLA-B27関連ぶどう膜炎では，急性の強い前部ぶどう膜炎がみられる．粘稠な前房蓄膿がしばしばみられる．

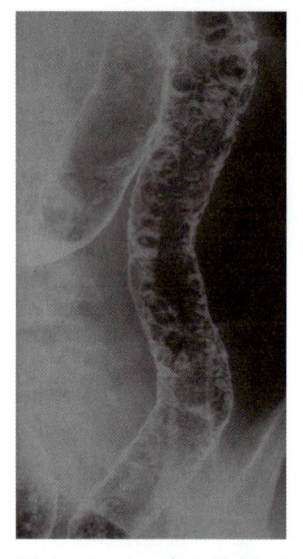

図4 Crohn病の注腸バリウム像
敷石像（cobble stone appearance）がみられる．

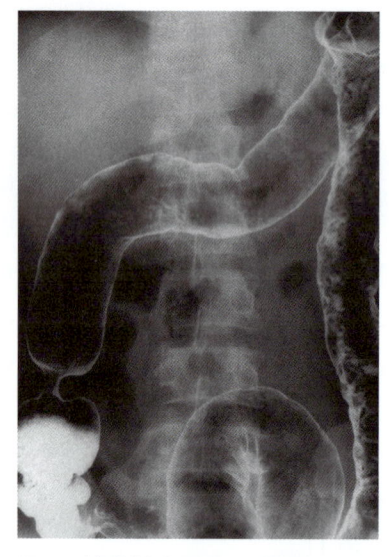

図5 潰瘍性大腸炎の注腸バリウム像
大腸ひだ（ハウストラ）の消失と偽ポリポーシスがみられる．

脊椎炎がみられることがある．

炎症性腸疾患：潰瘍性大腸炎やCrohn病などの炎症性腸疾患では，しばしば前部ぶどう膜炎を合併する．ときに前房蓄膿，フィブリンの析出を伴うことがあり，内科的全身検索を行う[5]．注腸バリウム造影検査を行うと，Crohn病では敷石像（**図4**），潰瘍性大腸炎ではハウストラの消失と偽ポリポーシスがみられることがある（**図5**）．

治療

治療は散瞳薬，ステロイドの点眼と内科的治療により血糖コントロールを行うことが基本である[6]．ステロイドの全身投与は糖尿病を悪化させる可能性があるため，原則として行わない．

散瞳：虹彩後癒着を予防するため瞳孔管理が重要である．虹彩後癒着予防のためには，散瞳状態を常に維持するよりむしろ瞳孔を運動させるほうが効果的である．軽症例ではミドリン P® 就寝時 1 回点眼，重症例では回数を増やして日中を含めて 1 日数回点眼させる．炎症が非常に強く虹彩後癒着を形成し始めている場合は，就寝時にリュウアト® 眼軟膏点入や短期間ミドリン P® に加えてサイプレジン®，ネオシネジン® 頻回点眼を行う．

ステロイド：1％リンデロン® 液を用いる．フルメトロン® などは，ほとんど効果が期待できない．炎症程度に応じて回数を決定し，前房蓄膿やフィブリン析出がみられる際には，日中 1 時間ごと，2 時間ごとなど頻回点眼する．点眼に反応しないときは，ステロイドの結膜下注射，後部 Tenon 囊下注射を併用する．

　ステロイドの全身投与は原則として行わない．自然治癒傾向があり，多くの場合は局所治療で改善する．

予後

　局所治療に反応し，一般に視力予後は良好であるが，併発白内障や虹彩後癒着を生じることがある．全身の糖尿病のコントロール状態によっては，再発がみられる．

カコモン読解　第 18 回　一般問題 39

疾患と所見の組合せで正しいのはどれか．3 つ選べ．
a　ヘルペス性虹彩炎――――――――豚脂様角膜後面沈着物
b　糖尿病虹彩炎―――――――――前房蓄膿
c　Fuchs 虹彩異色性虹彩毛様体炎――前房出血
d　Posner-Schlossman 症候群―――僚眼の隅角色素脱失
e　Behçet 病――――――――――杉浦徴候

解説　ヘルペス性虹彩炎では HSV（herpes simplex virus），VZV（varicella zoster virus）ともにほとんどが片眼性で，豚脂様角膜後面沈着物と眼圧上昇がみられることが多い．数週間後以降，限局性の虹彩萎縮を生じることがある．

　糖尿病虹彩炎は急激に発症し，漿液性線維素性虹彩炎の形態をとる．毛様痛，羞明，流涙，霧視などが代表的な症状である．前房炎症は強く，線維素（フィブリン）析出や虹彩後癒着もしばしばみられる．前房蓄膿の頻度はあまり高くないが，ときにみられる．

Fuchs虹彩異色性虹彩毛様体炎は左右虹彩の異色，片眼性虹彩炎，片眼性白内障を主症状とする．隅角にはしばしば新生血管があり，前房穿刺や隅角の圧迫により，その対側の隅角から前房内へ出血がみられる．これをAmsler徴候といい，本疾患の特徴の一つとされる．

　Posner-Schlossman症候群は片眼性肉芽腫性虹彩毛様体炎を呈し，炎症時に急激な眼圧上昇（しばしば40〜60mmHg）をきたす．前房内炎症は比較的軽度であり，豚脂様角膜後面沈着物も小型で虹彩後癒着はほとんど起こさない．開放隅角で周辺虹彩前癒着もない．患眼の隅角色素量が，しばしば健眼より少ない．寛解時には，眼圧はむしろ患眼のほうが低いことも特徴である．

　Behçet病は口腔内アフタ性潰瘍などの口腔内症状，ぶどう膜炎などの眼症状，結節性紅斑などの皮膚症状，外陰部潰瘍などの外陰部症状を四主症状とする．杉浦徴候は北海道大学の杉浦清治（1915-2003）に由来し，Vogt-小柳-原田病患者の回復期にみられる角膜輪部色素脱失のことである．原田病に特徴的な所見である．

[模範解答]　a，b，c

（北市伸義）

内因性眼内炎

はじめに心得ること

内因性眼内炎の恐ろしさは，術後眼内炎のように"術後"という手掛かりがないことである．白内障手術や硝子体手術後に起きた眼内炎症であれば，まずは術後眼内炎を疑うが，内因性眼内炎では，炎症が激しくなるまで眼内炎を疑いにくい．炎症が激しくなって初めて硝子体手術が施行可能な施設に送られることもまれではない．しかし，眼内炎症が進行すると，不可逆性の視機能障害に陥る可能性があるため，早期診断・早期治療が重要なことはいうまでもない．内因性眼内炎を見つけるための鍵は，特徴的な患者背景や検眼鏡所見を見逃さず，常に内因性眼内炎を鑑別に入れて診察を行うことに尽きる．本項では，糖尿病といった患者背景因子から，内因性眼内炎を疑うべき臨床所見や検査所見について中心に述べる．

病因

糖尿病は，血糖コントロール不良な状態における易感染性[*1]を呈することが多く，時には重篤な眼内炎をきたす．易感染状態は，また眼組織以外の他臓器に感染巣をつくり，血行性に眼内炎を生じる．眼内炎は，感染経路により外傷，内眼手術，角膜潰瘍などから発生する外因性と，隣接組織の化膿巣や遠隔臓器感染から血行性に移行する内因性に大別できる．内因性眼内炎は，主に細菌性と真菌性に分かれる．比較的視力予後良好な真菌性と比較して，細菌性は進行が早く，視力予後が不良である[1)*2]．原因となる細菌は，*Klebsiella pneumoniae* や *Escherichia coli* などのグラム陰性菌が多く，次いでカンジダなどの真菌が多い[2)]．感染経路として，尿路感染症や肺炎，足壊疽，蜂巣炎，肝膿瘍などからの血行性感染が多く報告されている[3)]．

[*1] その機序として，細小血管障害による循環障害，組織や細胞の低栄養状態，好中球やマクロファージの機能障害や細胞性免疫能低下などが考えられている．

文献は p.251 参照．

[*2] グラム陰性菌が最も視力予後が不良で，真菌が内因性眼内炎のなかでは比較的視力予後良好である．

臨床症状と検眼鏡所見

細菌性内因性眼内炎では，急激に発症する眼痛や視力低下を訴え

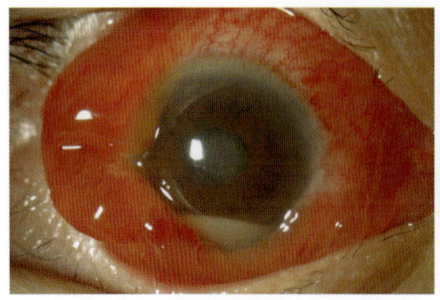

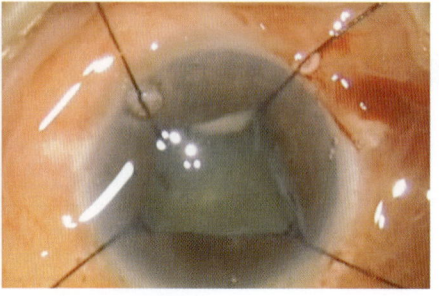

a. 初診時における前眼部写真　　　　　　　b. 術中における前眼部

図1　細菌性内因性眼内炎
a. 76歳，女性．初診時，光覚弁．角結膜の著明な浮腫と前房蓄膿がみられる．空腹時血糖値は335 mg/dL，HbA1cは8.1％であり，血糖コントロールは不良であった．CRP 21.2 mg/dL，赤沈132 mm/1時間と高値であった．硝子体からはB群溶連菌が検出され，気管支膿瘍が後に見つかった．
b. 術中，散瞳が不良であったため虹彩リトラクターにより瞳孔領を拡大．粘着性の強いフィブリン膜がみられた．

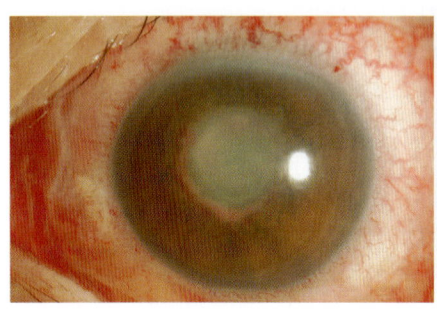

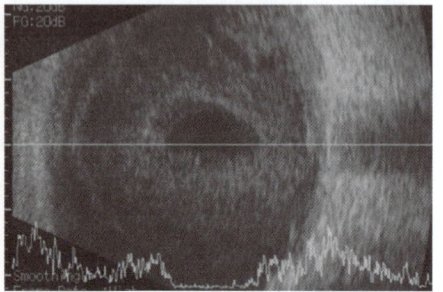

a. 初診時における前眼部写真　　　　　　　b. 初診時における超音波Bモード検査

図2　細菌性内因性眼内炎
51歳，女性．初診時，10 cm手動弁．
a. 散瞳不良，虹彩後癒着，線維素性の析出がみられる．
b. 超音波Bモード検査では硝子体内膿瘍を認める．
血糖値は366 mg/dL，HbA1cは13.0％であり，糖尿病は無治療であった．CRP 7.0 mg/dL，赤沈76 mm/1時間と高値であった．大腸菌が原因となって生じていた．

る．糖尿病網膜症は両眼性であるが，内因性眼内炎は片眼性のことが多い．眼科で体温を測定する機会はないが，発熱が先行することもあるため既往に留意する．検眼鏡的所見として，結膜充血および浮腫が強く，前房中には多くの炎症細胞浸潤があり角膜浮腫や角膜後面沈着物がみられる．肉芽腫性ぶどう膜炎のような所見があるにもかかわらず，非肉芽腫性ぶどう膜炎に特徴的なフィブリンの析出や前房蓄膿がみられることが特徴的である（**図1a**）．さらに，そのフィブリンや前房蓄膿は粘着性が強いことが多い（**図1b**）．そのため，血糖コントロール不良な患者に，片眼性の豚脂様角膜後面沈着物を伴った肉芽腫性ぶどう膜炎であるにもかかわらず，前房蓄膿やフィブリンの析出を診た場合，まずは細菌性内因性眼内炎を第一に

考えるべきである．眼底には出血を伴った滲出性病巣がみられることがあるが，散瞳不良で硝子体混濁が強く，眼底が透見できないことも多い（**図2a**）．眼底が透見できないときは，超音波Bモードエコー検査を実施する．超音波Bモードエコー検査では，網膜下や硝子体内膿瘍（**図2b**）がみられることがある．真菌性内因性眼内炎では，細菌性ほど急激な発症ではなく，眼底には白色の滲出斑や雪玉状硝子体混濁がみられる．

検査および診断

非感染性ぶどう膜炎との鑑別を行った後，速やかに血糖値やHbA_{1C}の測定を行う．さらに，内因性眼内炎では白血球増多，血清CRP値や赤沈の上昇がみられることも多い．血清中の真菌抗原（β-D-グルカン）の測定[*3]も真菌による内因性眼内炎を検出するうえで重要である．特に，糖尿病患者の術後管理をはじめ，延命医療の発達に伴い，中心静脈栄養法（intravenous hyperalimentation；IVH）やカテーテルやバルーンを留置使用する機会が増加しつつあることから，今後，真菌性眼内炎の頻度も増加すると考えられる．また，ぶどう膜炎を契機に無治療のコントロール不良な糖尿病が発見されることも多く，内科医との速やかな病診連携が必要である．

内因性眼内炎の原発巣としては，肝膿瘍，心内膜炎，肺炎，気管支膿瘍，髄膜炎，胆嚢炎，歯周病，腎盂腎炎，尿路感染症など，さまざまな病変が考えられるため，内因性眼内炎を疑った場合は眼科的検査に加え，全身検索を施行し，原発巣の有無を確認することも重要である．しかし，内因性眼内炎により，不可逆性の視機能低下をきたす可能性があるため，原発巣や起炎菌の同定に時間を要し，眼科的診断や加療が遅れるような事態は避けるべきである．また，網膜電図（electroretinogram；ERG）は手術後の視力予後を推定するうえで重要であり，術前のインフォームド・コンセントにも有用である．

最終診断は，眼内液からの病原体の検出である（**図3**）が，培養検査で検出されないこともあり注意を要する．培養検査では陽性率が47.6％に対して，polymerase chain reaction（PCR）法では95.2％と検出率が高い[4]．このように培養が陰性だからといって感染を否定するものではないため，今後はPCR法と組み合わせて検討する必要がある．真菌性眼内炎の場合は，硝子体液中のβ-D-グルカンの測定も補助診断として役に立つ．さらに近年，multiplex PCR法が

[*3] β-D-グルカンは，真菌や植物などが保有する細胞壁を構成している多糖体である．測定方法により測定値に違いがあり注意を要する．また，β-D-グルカンの測定は補助診断および経過観察には有用であるが，治療により陰転化しないことも多く，一般的に治療効果の判定には使えない．

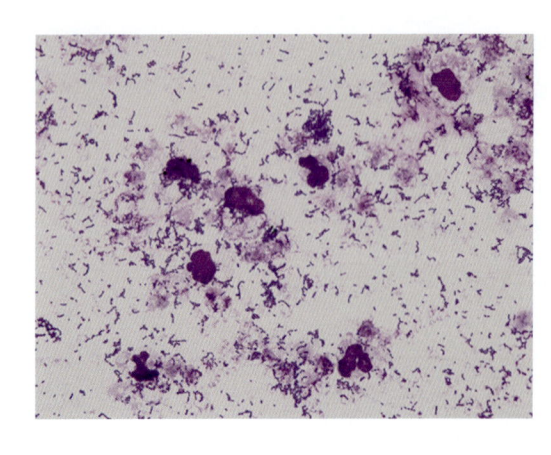

図3 図1と同一症例の硝子体液中の細胞診像
(グラム染色, ×400)
好中球を主体とした著明な炎症細胞の浸潤と連鎖状の球菌が多数みられる.

確立され，細菌や真菌が少量の眼内液の検体より定量的に菌の同定が可能となっている．今後，臨床の場での確立および普及が望まれる．

治療

　視機能が温存できる可能性があれば，積極的かつ早期に硝子体手術が必要である．急速に進行する場合は，起炎菌と薬物感受性が判明する前に薬物療法と硝子体手術を同時に施行する．薬物療法としては，十分量の広域スペクトルの抗菌薬を点眼，結膜下注射，硝子体内注射などの局所投与と点滴静注や内服などの全身投与を行う．しかし，抗菌薬を硝子体内に投与した場合，培養により病原体が検出されにくいことや，糖尿病による末梢循環障害により薬剤移行性が阻害されるため，抗菌薬なども治療抵抗性であることが多いことを念頭に置く．硝子体手術の際は，重篤な内因性眼内炎において局所麻酔が効きにくいこともあるため，十分なインフォームド・コンセントのうえ，全身麻酔も選択肢として考える．眼内炎があるにもかかわらず，全身状態が悪く，直ちに外科的手術に踏み切れないときもある．手術は水晶体も切除し，周辺部を含めた硝子体を可能なかぎり切除，郭清する．壊死病巣および白色塊もできるだけ除去する．角膜の膿瘍形成などにより，内視鏡などを用いない限り硝子体手術の実施が不可能な場合もある．細菌性眼内炎の場合は進行が早く，早期に手術を行ったとしても視力予後が不良であり，眼球癆に陥り，眼痛が続くこともあるため眼球摘出を余儀なくされることもまれではない．

〔臼井嘉彦〕

4. 白内障

糖尿病白内障の成因と診断

糖尿病があると白内障になりやすいか

　重症の糖尿病を有する若年者の両眼性に出現する真性糖尿病白内障はまれであり，糖尿病白内障の大半が通常成人型である．ただし糖尿病白内障をほかの原因による白内障，たとえば加齢による白内障などと細隙灯所見により明確に区別ができない．そのため糖尿病が果たして白内障を起こすかどうかを知るため，糖尿病患者の白内障発症ならびに有病率などを調べた，いろいろな疫学調査が過去に行われてきた．

　Wisconsin州における住民調査の疫学統計報告によると，糖尿病患者では非糖尿病患者に比べ有意に白内障が発症した，とされている[1]．白内障発症危険因子として，糖尿病を発症した年齢が30歳以下（若年者群）であること，長い罹病期間，重症の網膜症が併存，高いHbA_{1C}などを挙げている．また，5年間の前向き追跡調査によって糖尿病と関連する白内障のタイプは，皮質混濁と後嚢下混濁であると結論した．そして，白内障発症は血糖レベルと相関すると推測した．糖尿病患者が白内障手術を受けたかどうかに関して10年間の調査を行ったところ，非糖尿病患者に比べ有意に手術を受けた人が多かった．若年者群における多変量解析では，白内障発症危険因子は，年齢，重症網膜症，蛋白尿であった．発症30歳以上群でも，危険因子は年齢とインスリンの使用であった．ほかにBarbados Eye Studyとして，アフリカ系アメリカ人の疫学調査結果が報告されている[2]．糖尿病患者は全年齢で対象者に比べ皮質混濁や後嚢下混濁を起こしやすく，とりわけ60歳以下ではその傾向が強い．HbA_{1C}値は二つの混濁の有病率と相関したと述べている．そのほかにも糖尿病患者が非糖尿病患者に比べ，有意に白内障を呈するとする報告は多い．

　結論として，糖尿病では白内障が起こりやすく，血糖コントロールの悪いほど，そして網膜症の程度が重症なほど発症頻度が増す，といえる．糖尿病が起こす白内障のタイプとしては，皮質ならびに

文献は p.251 参照．

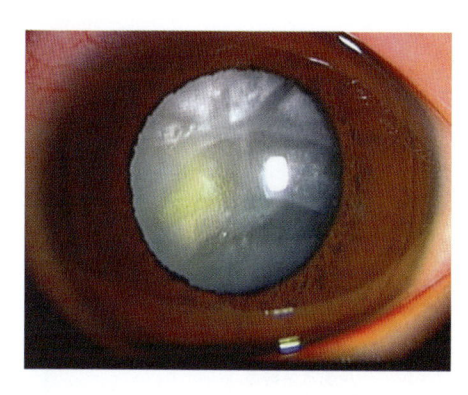

図1 糖尿病白内障の細隙灯顕微鏡像
32歳，男性．高度の皮質・後嚢下混濁を認める．初診時，血糖値は724mg/dLであった．年齢的に，糖尿病白内障と考えてよい．

後嚢下白内障であり，60歳以下の糖尿病患者に出現した白内障は糖尿病による可能性が高い（**図1**）．しかし，通常の加齢による白内障と形態的に区別はできないので，厳密には断定できない．60歳以上では，区別がさらに困難となる．

糖尿病白内障の原因は？

糖尿病網膜症と同様に，持続する高血糖が白内障を惹起することは明白である．現在，考えられる有力な説としては，①ポリオール代謝説，②終末糖化物質（advanced glycation end products；AGEs）蓄積説，③酸化ストレス説などが挙げられる．それぞれにおけるヒトに関する研究の概略は以下のとおりである．

ポリオール代謝説：持続した高血糖状態では，アルドース還元酵素（aldose reductase；AR）によって糖がソルビトール（ポリオール）に還元され，さらに脱水素酵素によってフルクトースに代謝される（**図2**）．通常の血糖状態ではARは作用しない．これらのポリオールは細胞膜を透過できないため細胞内浸透圧が上昇し，水分が細胞内に流入し水晶体線維細胞が崩壊する．この経路で蓄積するフルクトースはAGEsの最も大きな供給源でもある．AR蛋白が豊富に発現するラットにおいて糖尿病モデルを作製すると，皮質浅層の崩壊をきたし，皮質および後嚢下混濁を発症する．一連の疫学調査の結果と合致している．ちなみにARの発現が乏しいマウスにおいては同じく糖負荷を与えても白内障は生じないが，AR強制発現マウスにおいては糖負荷によりラット同様，白内障を発症する．ARは前嚢および後嚢下の表層皮質に分布しているが，糖負荷により液化に先行して発現し，糖白内障が進行した際は，液化領域に一致して分布する（**図3**）．また，AR阻害薬を同時投与することで強力に白内障の進行は抑制され，AR蛋白もほぼ正常の発現パターンを示す．白

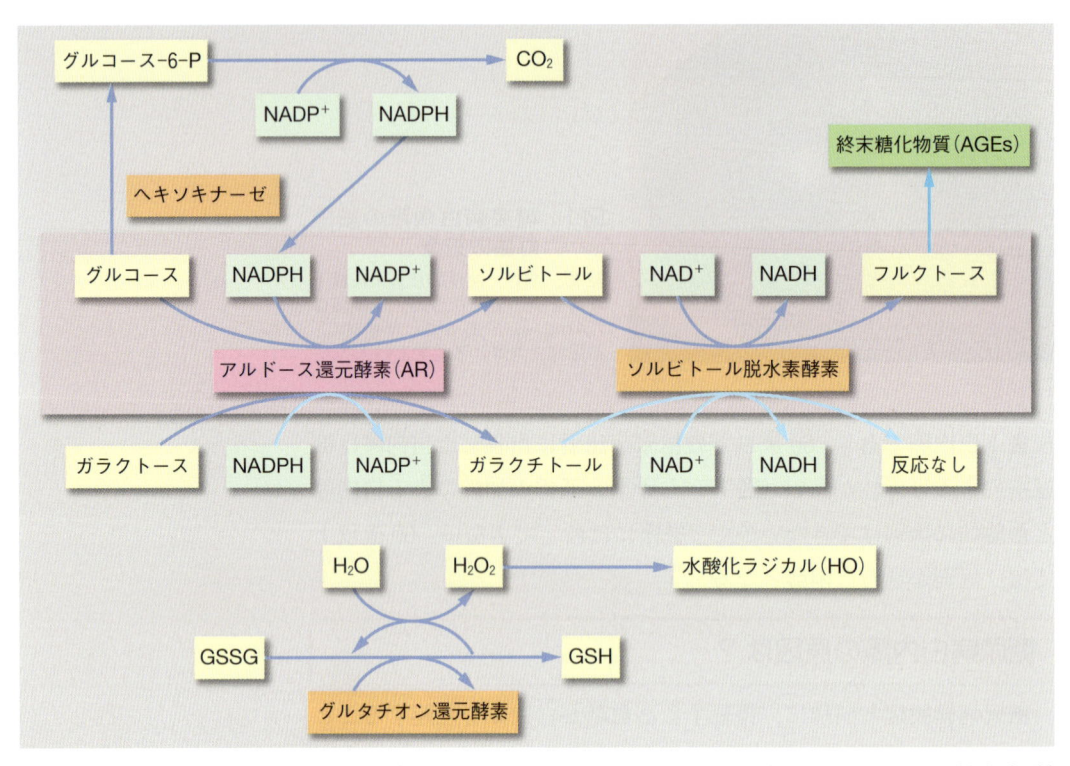

図2 ポリオール経路と水酸化ラジカル（HO）や過酸化水素（H_2O_2），ならびに終末糖化物質（AGEs）の関係を示す回路図
正常の血糖の場合，ほとんどが通常の解糖系で処理される．持続した高血糖の場合はARを律速酵素とするポリオール経路（■）が働き，糖アルコールが産生される．

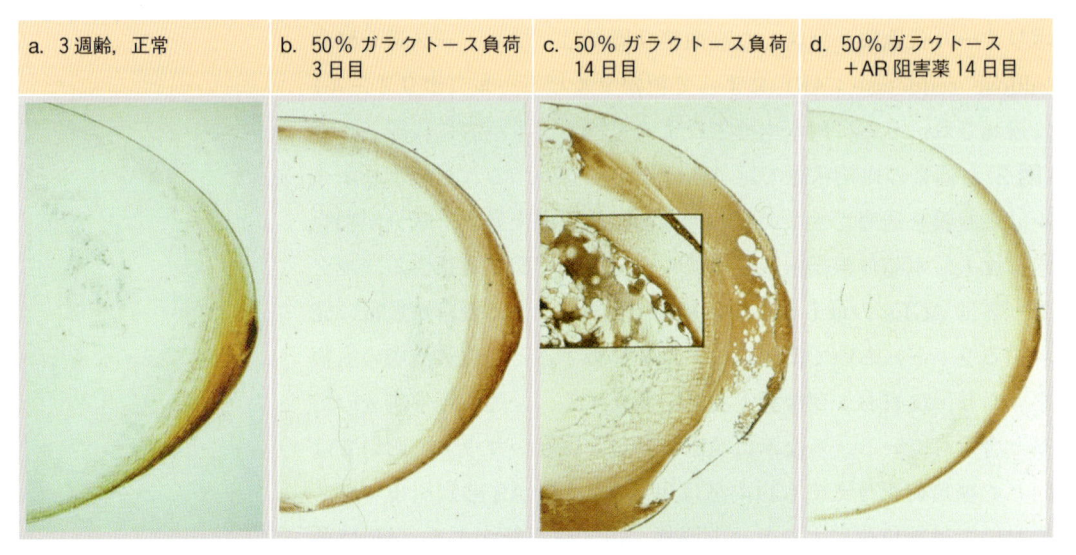

図3 ラット水晶体切片におけるアルドース還元酵素の免疫組織染色
正常水晶体（3週齢ラット），50％ガラクトース含有食負荷3日目，14日目，50％ガラクトースおよびアルドース還元酵素阻害薬負荷14日目の免疫染色像．水晶体線維の崩壊とともにARは異所性に発現する．AR阻害薬は，それらに対し強力な抑制効果を示す．

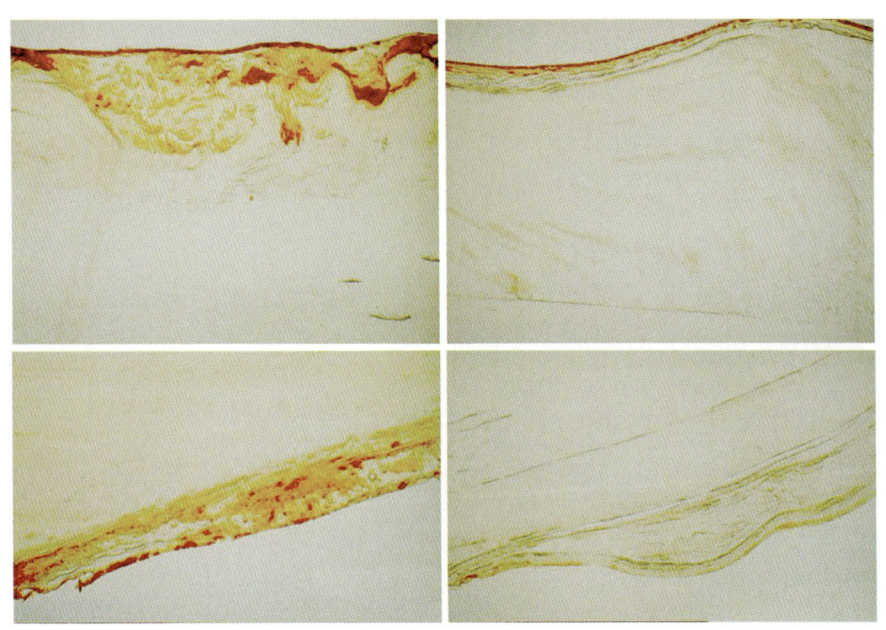

a. 糖尿病患者　　　　　　　　　　b. 非糖尿病患者

図4　ヒト水晶体におけるアルドース還元酵素免疫組織染色像
上図は前囊側，下図は後囊側．上皮細胞にARは存在する．糖尿病白内障（a）では前後の皮質表層にARの局在を示すのに対し，非糖尿病白内障（b）では観察されない．

内障切片に対してAR蛋白に対する免疫組織染色をすると，糖尿病患者では，非糖尿病患者と比較して線維の崩壊した部分に強い染色像が観察される（図4）．また，白内障手術において水晶体全摘出を行っていたころの研究で，27眼の糖尿病白内障水晶体に含まれるソルビトールおよびフルクトース量を測定した報告があるが，それ以外には，ヒト糖尿病白内障でも動物実験と同じことが起こっている明確な証拠はない．また，過去にAR阻害薬に関するプラセボ投与無作為臨床試験も行われていない．

AR蛋白の発現量は，糖尿病白内障の病態に関連していると考えられる．筆者らは337例の糖尿病患者（平均年齢63歳，平均糖尿病罹病期間13年，平均HbA$_{1C}$〈JDS値〉7.8％）の赤血球中AR値を測定した．その結果，AR値は後囊下混濁の程度と有意に相関した（図5）[3]．また，60歳未満に限定すると，AR値は後囊下混濁だけでなく皮質白内障の程度とも有意に相関した．60歳以上では，加齢白内障が介入するため，糖尿病白内障との関連性が不明瞭になると考えられる．

AGEs蓄積説：高血糖状態では，糖は蛋白，血液成分，ほかの組織と非酵素的に結合（Maillard反応，褐色反応）し，これをグリケー

	全年齢		60歳未満	
	標準回帰係数	p値	標準回帰係数	p値
年齢	−0.116	0.033*	−0.1	0.285
糖尿病罹病期間	−0.094	0.093	−0.114	0.232
核白内障	0.101	0.657	0.158	0.091
皮質白内障	0.094	0.859	0.188	0.044*
後囊下白内障	0.111	0.043*	0.255	0.006*

a. 赤血球中アルドース還元酵素量と関連する因子（*：有意差あり，$p<0.05$）

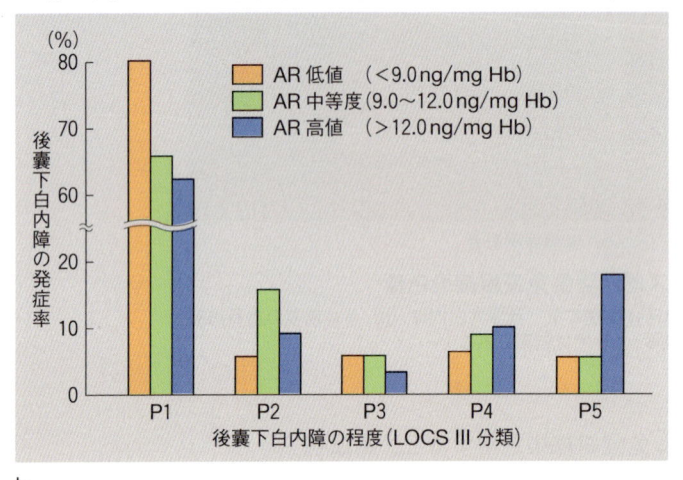

b.

図5 赤血球中のアルドース還元酵素量と糖尿病白内障との関連

a. 重回帰解析による赤血球中のアルドース還元酵素量（AR）と関連する糖尿病白内障タイプの検索．全年齢において後囊下混濁と赤血球中 AR との間に有意な相関関係があり，60歳未満では，より顕著だった．60歳未満では，皮質混濁との間にも有意な関連を認めた．
b. 赤血球中 AR 量と後囊下混濁の程度の関係．水晶体混濁の程度は LOCS（Lens Opacities Classification System）III 分類による．

ションと呼ぶ．さらにアマドリ化合物，中間反応生成物形成，脱水・重合を経て，糖は蛍光物質としての終末糖化物質に変化する．AGEsは単一の化合物を指すのではなく，糖化によってできあがった最終産物の総称である．ちなみに，糖尿病コントロールの指標としてよく用いられる HbA$_{1C}$ は，糖がヘモグロビンと非酵素的に結合したアマドリ化合物である．糖尿病では，この AGEs が増加するため白内障が起こるという説である．

アイバンクの眼球水晶体を用い，AGEs であるペントシジン，イミダゾロン，カルボキシメチルリジン（CML）を測定した報告がある[4]．それによると，白内障水晶体のなかでは，成熟白内障で最もAGEs が高値を示した．また，水晶体の褐色着色の程度と比例し，

AGEs値は上昇した．糖尿病白内障水晶体では，測定した三種類のAGEsのうちCMLのみが対照に比べ高値を示し，ほかの二者では差異はなかった．これらの結果から，AGEsは水晶体の混濁程度と着色の程度と相関すると結論している．ただし，AGEsの蓄積が糖尿病白内障に特異的な反応かどうかは不明である．水晶体の着色との関連からAGEsの蓄積は水晶体核が主体となると考えられるが，糖尿病白内障は皮質・後囊下白内障を特徴とする点で異なる．また，糖尿病白内障におけるAGEsの蓄積は加齢白内障の介入する65歳以上の患者群でのみの確認であり，網膜症の有無や糖尿病の状態との関連性も筆者の知る限り不明である．アスピリンは水晶体蛋白のグリケーションを抑制するといわれていた．これについて，3,711例の糖尿病患者を対象に大規模な無作為臨床試験が7年以上にわたり行われたが，アスピリン投与には白内障抑制効果はなかったと結論している[5]．

酸化ストレス説：活性酸素にはスーパーオキシド（O_2），水酸化ラジカル（HO）や前駆体である過酸化水素（H_2O_2）などがあり，これらは細胞にとって有害であり，細胞膜を破壊し白内障などを起こすと考えられている．活性酸素は，生体内の数多くの反応系に伴い生成される．前述の蛋白の非酵素的糖化反応，ポリオール代謝のなかにおいても補酵素を介して関連物質として生成される（図2）．白内障のなかでも特に紫外線および加齢による白内障と密接に関与し，さらに糖尿病白内障の原因となるともいわれている．以上のような背景から，抗酸化剤であるビタミンCおよびE，βカロチン，もしくはマルチビタミン，ミネラル摂取の加齢白内障に対する予防効果をみる大規模な無作為プラセボ投与臨床試験が行われた[6]．しかし，大量のそれらのサプリメントの摂取が，加齢による白内障発症およびそれに伴う視力低下に対し有効ではなかったとされ，むしろ摂取することで後囊下白内障が進行する可能性も指摘されている．加齢白内障とサプリメント摂取の関係について，過去の大規模無作為プラセボ投与臨床試験・調査が再検討され，2006年に米国眼科アカデミーがガイドラインを出している．その結論として現時点で白内障の発症・進行の抑制に推奨されるサプリメントはない，とされている．これらの臨床試験は，糖尿病白内障に対するものではなく，白内障全体を対象としたものである．糖尿病白内障のみを対象とした臨床試験は行われていないので，容易に結論は出せない．しかし，加齢白内障の進行予防に効果のないサプリメント摂取が，

a.　　　　　　　　　　　　b.

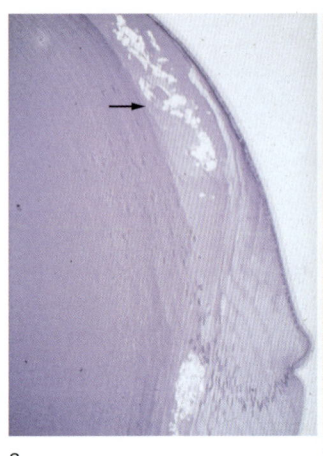

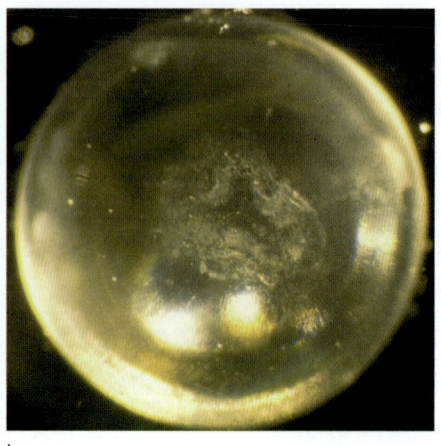

図6　糖尿病白内障の動物モデル
a. 25％ガラクトース含有食を3日間負荷した3週齢ラットの水晶体断面．皮質に液化・崩壊領域を認める（矢印）．
b. 6週齢ラットに10％ガラクトース含有食を13週間負荷した後の水晶体．後囊下混濁を認める．

糖尿病白内障を特異的に抑制できるとは考え難い．

なぜ糖尿病白内障では皮質・後囊下混濁をきたすのか？

　病態の謎を解くには，それを反映した動物モデルの確立が強力なツールとなるが，ラットにガラクトース含有食を負荷することで，ヒト糖尿病白内障に近似した水晶体混濁を作製することができる．前述したように糖尿病白内障の起因要素と考えられているARは，グルコースと比較してガラクトースに対して強力な親和性をもっている．ガラクトース含有食の濃度が高いほど，そしてラットが幼若であるほど，短期間のうちに高度の水晶体混濁を呈する．たとえば，25％ガラクトース含有食を3週齢ラットに負荷した場合，7日目には前皮質に液化・線維崩壊を認めるが（図6a矢印），低濃度（10％）負荷を成熟ラット（6週齢）に行うと，緩やかに時間をかけて後囊下混濁，浅層の皮質混濁が生じる（図6b）．後者はヒトにおける糖尿病白内障に近似している．ヒトにおける白内障の進行は，ラットの場合と比較して，はるかに長い時間をかけて進行する変化であることから，ラットにおいても弱い負荷を長時間かけて緩徐に進行させたほうが，ヒト糖尿病白内障に近くなるのだろう．ARは皮質において液化に先行して異所性に発現し，ARの働きによりポリオールが蓄積し膨化，崩壊する．少なくとも糖尿病白内障ラットモデルにおいては，これが皮質白内障の機序である．赤道部の弓状構造は

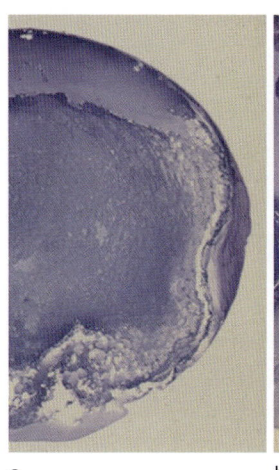

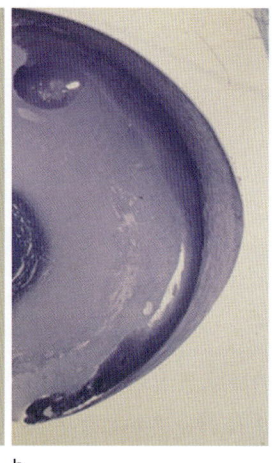

図7 ラット糖尿病白内障および ARI-reversal における組織切片
a. 50％ガラクトース含有食を連続して4週間負荷された6週齢ラットの白内障切片．水晶体線維が液化，崩壊している．
b. 50％ガラクトース含有食を3週間連続負荷した後，1週間通常食に変換した場合の切片．液化領域が健常な水晶体線維で押し込められている．

保たれるものの，深部においては水晶体線維の配列に乱れが生じ，後嚢側へ迷入する，これが後嚢下混濁につながると考えられる．

糖尿病白内障の薬物治療の可能性はあるか

　ラットにガラクトース含有食を負荷して白内障を発症させた後，AR阻害薬を含んだガラクトース食に変換すると，水晶体皮質が再透明化することが知られている（ARI-reversal）．これを組織にて観察すると，赤道部付近の弓状部から健全な水晶体線維が新しく分化して層を形成していき，混濁部分は核に押し込まれていく（図7）．このように，皮質混濁は再生治療が可能だが，核混濁は薬物治療では治せない．実験動物においてもなお，これが現時点での限界と考えられる．なお，ガラクトース含有食から通常食に変換するだけでも同様の効果が得られ（diet-reversal），原因である高血糖，高ガラクトース血症の状態を断つことが何よりの治療になることを示唆している．

　ただし，もしAR阻害薬をはじめとする抗糖尿病白内障薬の臨床試験が行われたとしても，その効果判定は容易ではない．大きな要因は，加齢白内障との厳密な区分が困難であることである．数年の観察期間中に加齢性の白内障が起きてしまったのでは，糖尿病白内障に特異的な進行を抑制できているのか，判断できない．比較的若年においての観察を設定する必要があるのはもちろんのこと，詳細な観察と正確な記録が不可欠であろう．

〔髙村佳弘〕

糖尿病患者の白内障手術

糖尿病白内障の手術における注意点

　糖尿病患者は白内障になる頻度が高く，非糖尿病患者に比べて，2～10倍と報告されている．しかも，40～50歳代の比較的若年で，現役世代に多いことも特徴である．また，白内障により糖尿病網膜症の造影検査や光凝固が行いにくい場合など，通常より早めに手術を行う傾向がある．これらの点から，糖尿病患者眼に白内障手術を行う頻度は高い．さらに，糖尿病患者眼は，健常眼に比べて術後合併症の頻度が高い．しかも，糖尿病網膜症の程度によって，合併症の程度も異なる．患者の眼や全身状態を考慮して，手術の計画・手技や眼内レンズの種類などを選択することが好ましい．

散瞳不良：糖尿病患者眼は，非糖尿病患者眼に比べて散瞳が不良である．術前から瞳孔径が小さいが，術中に縮瞳しやすいので，途中で虹彩リトラクターなどの瞳孔拡張器具を装用しないといけなくなる場合もある．健常眼でも，術後の瞳孔径は術前に比べ小さくなるが，糖尿病眼ではより顕著である．さらに，全身状態とは有意に相関しないが，網膜症の程度に比例して散瞳が不良であり，縮瞳しやすい（表1）．そこで，増殖・増殖前糖尿病網膜症のある眼の手術で

表1　糖尿病網膜症別の平均瞳孔面積，瞳孔径

		糖尿病患者眼			健常眼	p値
		網膜症なし	単純網膜症	増殖網膜症		
瞳孔面積（mm²）	術前	19.0±7.2	16.9±6.2	11.3±6.4	18.1±7.9	0.0019*
	術後3日	14.6±6.3	12.1±4.2	9.4±4.2	14.7±5.7	0.0012*
	術後1か月	17.0±6.0	13.5±5.1	10.0±4.7	16.7±6.3	0.0001*
瞳孔径（mm）	術前	4.9±0.9	4.4±0.9	3.9±1.2	4.9±1.0	0.0051*
	術後3日	4.3±0.8	3.9±0.6	3.4±0.9	4.3±0.8	0.0013*
	術後1か月	4.6±0.9	4.2±0.7	3.5±0.9	4.6±0.9	<0.0001*

＊有意差あり

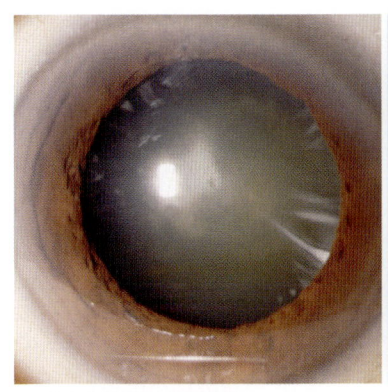

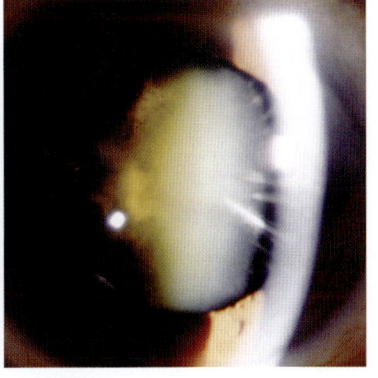

a. 後囊下混濁, 皮質混濁　　　　b. 核硬化

図1　糖尿病患者眼の白内障
糖尿病患者眼の白内障の混濁型として，後囊下混濁が典型的とされる（a）．さらに，核硬化が進んだ例が多い（b）．囊と皮質の癒着が強いとされ，Zinn小帯断裂に注意が必要である．

は，散瞳の悪い場合は初めから瞳孔拡張器具を装用するなど，縮瞳に備えておくほうが安全である．糖尿病患者眼では，毛様体を刺激すると網膜症が進行しやすく，眼内レンズを囊外に挿入するとさらに散瞳は悪くなる．そこで，レンズを囊内に挿入することは必須である．特に，シングルピースレンズの支持部の片方でも囊外に出ると，毛様体を強く刺激するので，網膜症が進行しやすい．新生血管緑内障を起こすこともあるので，術中に支持部まで確実に囊内に入ったかどうか必ず確認しておく．

核の硬さ：糖尿病白内障の発生機序は，糖代謝産物が水晶体に蓄積して浸透圧変化を起こし，水晶体線維の膨化変性を起こすとされる．後囊下白内障が典型的な混濁型であるが，核の硬化も強いことが多い（**図1**）．浸透圧の関係か，核・皮質の水分が少ない感じで，核分割が難しいこともある[*1]．また，水晶体囊・皮質間の癒着も強いとされ，Zinn小帯の断裂をきたしやすい．さらに，糖尿病による角膜症のために，上皮浮腫も起こりやすい．以前，術中合併症を調べたところ，網膜症のある眼において，Zinn小帯断裂や上皮浮腫が起こりやすい傾向にあった（**表2**）．糖尿病白内障に対しては，ハイドロダイセクションを徹底して行い核と皮質の癒着を完全にはずすこと，核が硬い場合はZinn小帯の断裂を避けるために虹彩リトラクターなどの囊支持器具をつけることがポイントである．

術後炎症（フレア）：糖尿病眼においては，血液房水関門が破綻しているため，フレア値が高い．特に，フレアの強さと網膜症の程度は相関しており，血液房水関門の破綻が網膜症の進行を促進すると考

[*1] 糖尿病白内障は，浸透圧変化により起こるので，実際の手術でも，水晶体核・皮質の水分が少ない印象を受ける．そのため，核が分割しにくく，無理するとZinn小帯断裂をきたしやすい．確実に核に深い溝を掘って慎重に分離するとよい．

表2　糖尿病患者眼の白内障手術における術中合併症

網膜症あり（n=74）	Zinn小帯断裂	2/74（2.7％）
	上皮浮腫	4/74（5.4％）
	前房形成不全	1/74（1.4％）
	前房・硝子体出血	0
網膜症なし（n=75）		0
非糖尿病患者眼（n=75）		0

えられている．白内障術後はフレア値が上昇するが，非糖尿病眼に比べて有意に上昇率が高い．また，フレア値上昇の程度は，網膜症が進行しているほど強い．しかし，最近では，炎症細胞が多く出現したり，フィブリン形成など前房炎症が強いことはほとんどない．依然残る問題は，フレア値の上昇，つまり血液房水関門の破綻が遷延するため，黄斑浮腫を促進する傾向にあることである．健常眼でも血液房水関門の破綻は嚢胞様黄斑浮腫（cystoid macular edema；CME）[*2]の発生につながるが，糖尿病眼においては，術後のCMEはやや遅れて発生し，さらに遷延しやすいため，実際の黄斑症の進行と鑑別しにくい．

選択すべき眼内レンズ素材：糖尿病患者眼に対する眼内レンズの選択は，素材としては，疎水性アクリルレンズを入れるべきである．PMMA（polymethylmethacrylate）レンズは後嚢混濁の率が高く，シリコーンレンズは硝子体手術のときに水滴がつきやすい．親水性アクリルレンズは，リン酸カルシウムの沈着による強い混濁を起こしやすいので使うべきでない．また，疎水性アクリルレンズのなかでも，長期に透明性を維持する材質のほうが，光凝固などが行いやすいので好ましい．多焦点レンズは，硝子体手術時の視認性を妨げるので，活動性の高い網膜症の眼には不適である．

　増殖・増殖前網膜症で，将来，硝子体手術や汎網膜光凝固が必要になる可能性が高い眼には，7mm径の大口径のレンズを挿入することが好ましい（**図2**）．6mm径のレンズに比べると，明らかに周辺硝子体の処理や光凝固は行いやすい．約3.0mmの角膜切開から挿入できるので，活動性のある網膜症を伴う眼には，7mm径のレンズを入れておくべきである．

[*2] 白内障術後には，健常眼にもCMEが起こる．毛様体からプロスタグランジンなどの起炎性物質が放出され，血液網膜関門が破綻するためといわれているが，通常は数か月内に自然寛解することが多い．

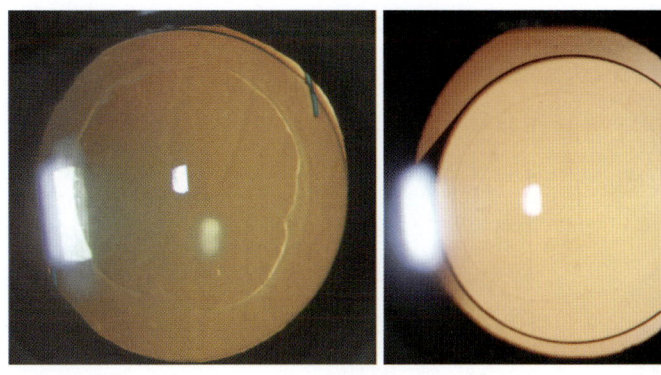

a. 7mm径　　　　　　　　　　　　b. 6mm径

図2　7mm径と6mm径の眼内レンズ
増殖・増殖前網膜症があり光凝固が必要な眼には，7mm径の大口径レンズを挿入することが好ましい．6mm径に比べ，周辺部網膜の光凝固がやりやすい．

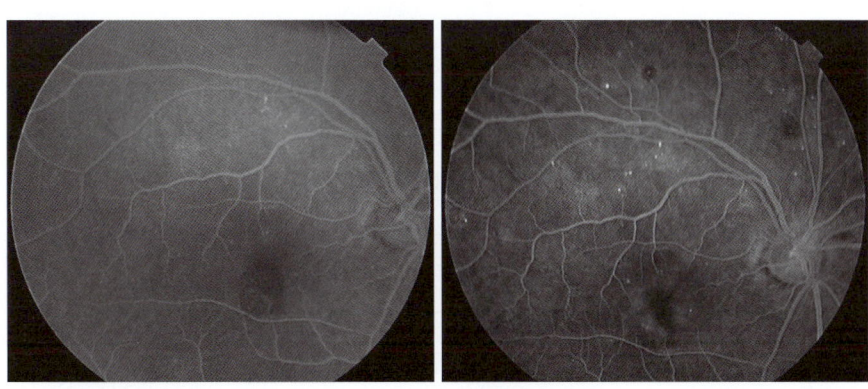

a. 白内障術直後　　　　　　　　　　b. 術後12か月

図3　網膜症が進行した例の白内障手術後眼底所見
42歳，男性．蛍光造影検査．白内障術直後（a）は，微小血管瘤はあったが，無血管野や新生血管が認められなかった．術後12か月（b）で，虚血性変化が進行し，新生血管も認められるようになった．

糖尿病患者眼における術後長期合併症

糖尿病網膜症の発症と進行：白内障手術を行うと，どの程度網膜症が発症・進行するかどうかは，長年議論されてきた問題である．以前の計画的嚢内・嚢外法の時代には，40％以上の眼に網膜症の悪化が起こっていた．特に嚢内法では新生血管緑内障を起こす頻度が高かった．超音波法が主流になって網膜症の悪化率は減ったが，それでも術後1年以内に20～40％の眼で網膜症が進行すると推定されている（図3）．一方，手術をしていない僚眼の網膜症進行率が10～20％と報告されており，自然な悪化と比べると，手術による悪化率は，非手術眼の約2倍と推定されている[1]．平均すると，白内障手術自体による網膜症の悪化は，およそ15～20％程度の眼に起こる

文献は p.252 参照．

表3 糖尿病と非糖尿病患者眼の術後の中心窩厚と黄斑容積増加率

		糖尿病患者眼	非糖尿病患者眼	p値
中心窩厚（％）	術前	20.3±31.7	6.0±11.6	0.0490*
	術後3日	16.8±35.0	4.5±14.6	0.4042
	術後1か月	7.6±16.4	4.6±10.0	0.7129
黄斑容積（mm³）	術前	7.8±9.7	3.0±4.1	0.0260*
	術後3日	4.5±15.1	2.7±4.7	0.7732
	術後1か月	1.9±4.9	1.9±3.6	0.7221

＊有意差あり

と思われる．

　網膜症悪化の危険因子としていろいろなものがいわれているが，最も確実なのは術前の網膜症の程度である．すなわち，進行した網膜症ほど，術後に悪化しやすい．網膜症のなかった眼で進行することはまれであるが，増殖前網膜症が増殖網膜症に進行する確率は高い．さらに，糖尿病罹病期間もある程度悪化に関与するとされる．一方，術前血糖値やヘモグロビン A_{1c} 値などは，進行の有意な危険因子とされていない．また，後嚢破損などの術中トラブルも網膜症の進行に関与して，急速に網膜虚血から血管新生緑内障に進行することがある．しかし，網膜症の悪化はどの眼にも起こりえるので，術後3～4か月内に必ず1回は蛍光造影検査が必要である．

糖尿病黄斑浮腫の進行：糖尿病眼の白内障手術後の視力を決定するのは，黄斑浮腫の状態である．黄斑浮腫が強ければ，当然，視力は出ない．糖尿病黄斑浮腫が術後に悪化するかどうかも，以前から議論されてきた問題である．厳密には糖尿病黄斑症と白内障術後のCMEは分けて考えるべきであるが，実際には黄斑症の進行か一過性CMEかの区別は難しい．

　網膜中心窩厚を光干渉断層計（optical coherence tomograph；OCT）で測定すると，およそ20～40％の例で中心窩厚が有意な増加を示すとする報告が多い（**表3**）[2]．非糖尿病眼で，術後に中心窩厚が増加するのは5％以下なので，やはり糖尿病患者眼では黄斑浮腫は悪化しやすい．しかし，術後6か月以内に平均中心窩厚は徐々に減少していく．それは，全体の症例で平均的に減少するというより，一部の症例で浮腫の状態が改善するためである．特に，術前なかった浮腫が発生した症例は改善しやすいとされ，これが一過性の

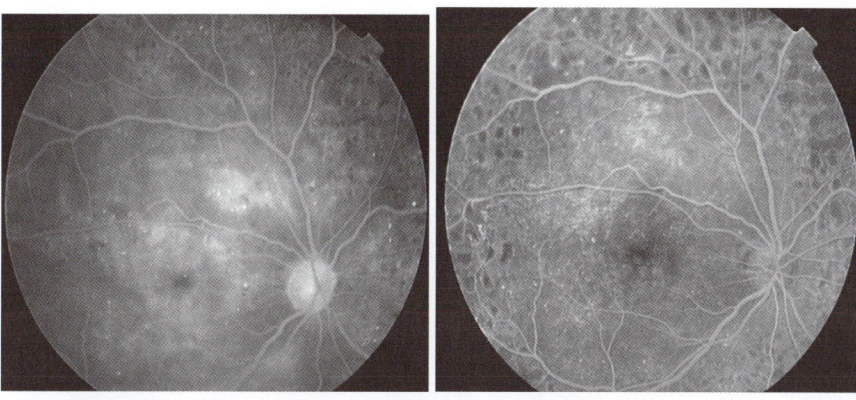

a. 白内障術後 1 か月にみられた CME　　　b. ケナコルト-A® 投与後

図4　白内障術後にみられた囊胞様黄斑浮腫（CME）
50歳，男性．蛍光造影検査．糖尿病患者眼の白内障術 1 か月後に起こった CME（a）で，ケナコルト-A® の注入で軽快した（b）．光干渉断層計（OCT）における中心窩厚も軽減した．

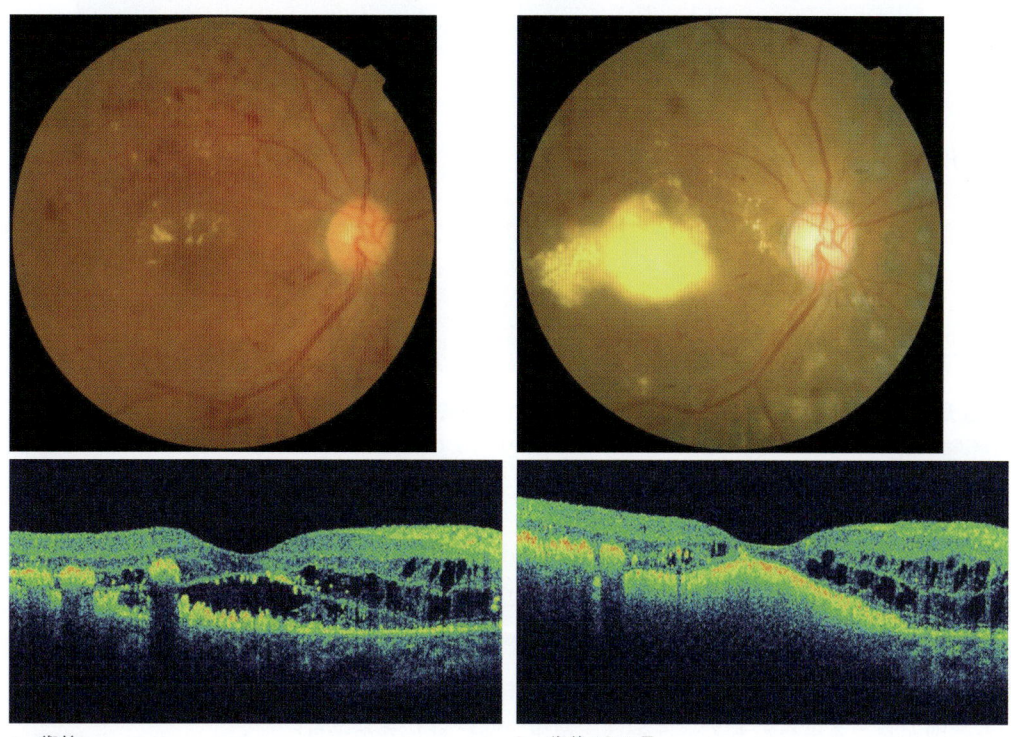

a. 術前　　　b. 術後 12 か月

図5　白内障術後の糖尿病黄斑症の進行
白内障術前は微小血管瘤を伴う局所性の浮腫のみであったが，術後は硬性白斑が中心窩に沈着して視力は低下した．

CME と考えられる（図4）．しかし，術後 CME も糖尿病患者眼では，遅めに起こって遷延する傾向にある．

　術後 CME を除いたものが，実際の黄斑症の悪化であり，こちらは自然寛解することは少ない．黄斑症の悪化は，15〜30％ 程度に起

	糖尿病患者	健常者
術後1週		
術後1か月		

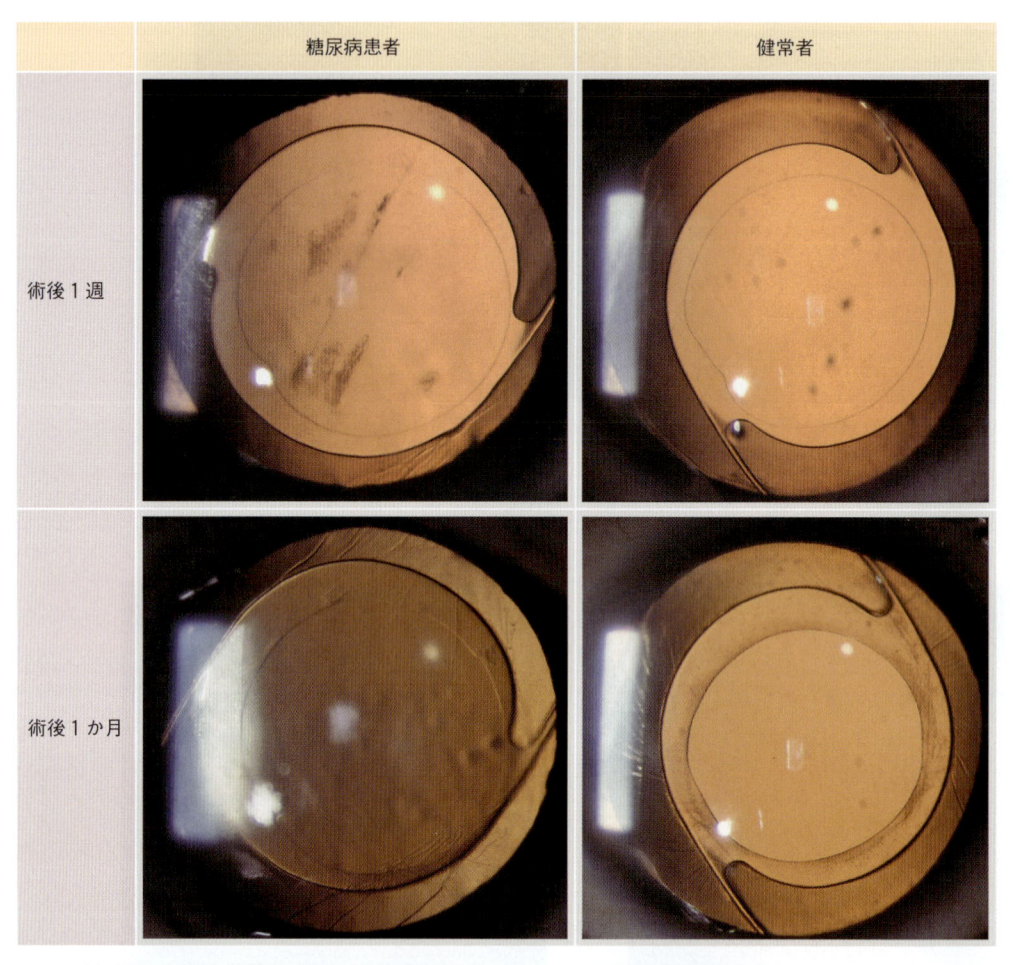

図6 健常者と糖尿病患者眼の白内障術後にみられる前嚢所見の変化
増殖前網膜症を伴う眼に白内障手術を行ったところ，術後3か月目までに前嚢収縮と前嚢混濁が起こった．術後3か月以降は，前嚢混濁のために，周辺部網膜への光凝固がやや困難になった．

こるとされ，手術による視力改善を妨げる．しかし，糖尿病黄斑症の機序はさまざまであり，どのような型が術後に悪化しやすいかを明らかにした報告はない．実際には，細小血管や微小血管瘤からの漏出が増加する場合や，中心窩に癒着した硝子体の影響で突出したような浮腫が起こる場合もある．近年は，黄斑浮腫に対してケナコルト-A®のTenon嚢下注入や抗VEGF（vascular endothelial growth factor）薬の眼内注入が行われるようになり，光凝固のみであった時代に比べると，対応できる範囲が広がった．黄斑症の悪化がみられれば，まず試してよい治療である[*3]．

術後の黄斑症悪化の危険因子としては，術前の黄斑症の存在のみが挙げられている．すなわち，術前から黄斑症がある例では悪化が起こるが，黄斑症がない例で発症はまれということになる．現在ま

[*3] しかし，これらの効果が一過性で再発が起こりやすいことは知られており，複数回の注入が必要になることが多い．一方で，黄斑浮腫に対する硝子体手術の成績も改善してきている．特に，筆者は硝子体が関与した黄斑浮腫は，薬剤で一時的に軽快しても再発するので，早めの硝子体手術が有効ではないかと考えている．現在最も困るのは，硬性白斑の黄斑沈着（図5）と，黄斑虚血による浮腫であり，これらは今でもよい治療法がない．

	糖尿病患者	健常者
術後3か月		
術後6か月		

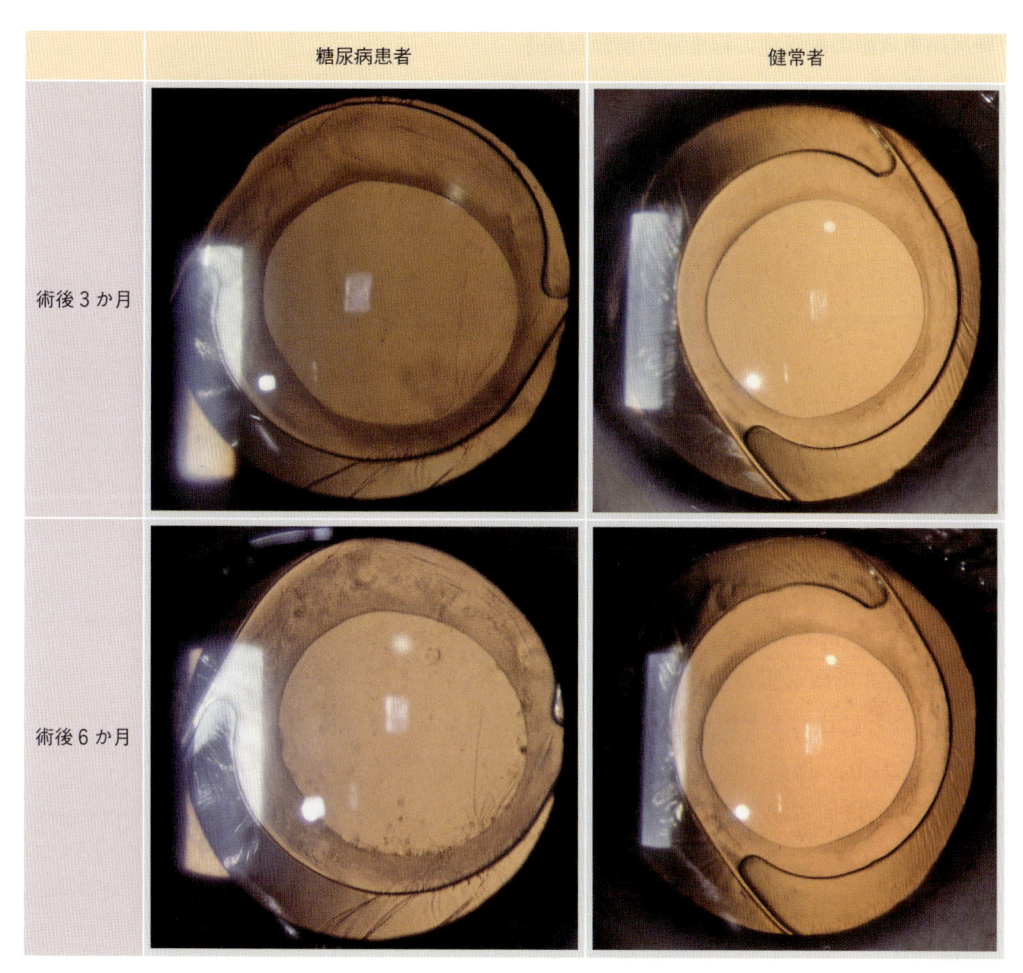

（図6のつづき）

で，全身因子との関連は示されていない．しかし，多数例で検討した報告がなく，黄斑症悪化の危険因子は明らかでないというのが正しい．

新生血管緑内障の発症と予防：増殖組織を伴う網膜症でも，硝子体手術手技の改善により，活動性の高いものでなければ失明に至る頻度は減ってきた．しかし，今でも新生血管緑内障の予後は不良で，抗VEGF薬の使用などで一時的に眼圧コントロールに成功しても，長期的には社会的失明に近い状態になりやすい．白内障手術の目的は，視力を改善することなので，術後の新生血管緑内障の発症は避けなければならない．

　以前は，囊内摘出後やYAG（yttrium aluminum garnet）レーザーによる後囊切開後に起こりやすいとされた．現在は，新生血管緑内障の頻度は減少して，術中の破囊や術後網膜症の進行に気がつかなかった場合に起こりやすい．つまり不可避の疾患というより，十分

表4　糖尿病患者眼の網膜症の程度別の前囊収縮率

	増殖網膜症 (%)	単純網膜症 (%)	網膜症なし (%)	p値
術後1か月	9.1±8.1	8.9±7.8	6.3±6.9	NS
術後3か月	20.4±15.0	16.5±8.7	11.2±12.7	0.0098*
術後6か月	24.3±22.0	12.2±10.0	9.2±13.3	0.0012*

NS＝有意差なし，*有意差あり

に留意しておけば予防できると考えられる．糖尿病患者の白内障手術後には，少なくとも3～4か月で一度，その後も定期的な造影検査が必要である．さらに，術後の隅角検査も定期的に行うべきである．

前囊収縮と前囊混濁：糖尿病患者眼では，前囊収縮が起こりやすい（図6）．自験例での前囊切開窓面積減少率の平均は，術後3か月で約13％であり，非糖尿病眼の5％程度に比べて有意に高い．この率は落屑症候群などに比べると軽度であるが，前囊収縮も網膜症の程度に比例しており，増殖・増殖前網膜症では25％に近かった（表4）．これらでは周辺網膜までの汎網膜光凝固が必要なので，臨床的に軽視できる率ではない．つまり，増殖網膜症に白内障手術を行って前囊収縮が起こると，周辺部の光凝固は行いにくくなる．そこで，術前進行した網膜症と予測される場合は，術直後に蛍光造影検査を行って，前囊が混濁する前に周辺部の光凝固を行うようにするとよい．仮に，収縮が強くなった場合は，YAGレーザーによる前囊切開が必要になる．

後囊混濁も，糖尿病眼は非糖尿病眼に比べて強い（図7）[3]．混濁型は，前囊縁がレンズ光学部を覆う完全囊内固定であれば，Elschnig pearls型混濁*4がほとんどであり，液状後発白内障の頻度も高い．これらは，YAGレーザーによる後囊切開が容易で，網膜症の治療に大きな影響はない．一方，完全囊内固定されていないと，前・後囊癒着部から後囊線維化を起こしやすい．線維化は切開が困難なため，混濁が残存しやすい．混濁が残ると光凝固など治療の妨げになるので，できるだけ線維化の発生は抑えるほうがよい．そこで，前囊が光学部を必ず覆うようにするために，7mm径の大口径レンズの使用が好ましい．

＊4　Elschnig pearls型混濁
白内障術後に，水晶体囊赤道部に残存した水晶体上皮細胞が再増殖して，囊周辺に再生水晶体をつくる．同部で上皮細胞は水晶体線維細胞になり，しだいに後囊上に移動してくる．これがElschnig pearls型混濁であり，視力を著しく妨げる．

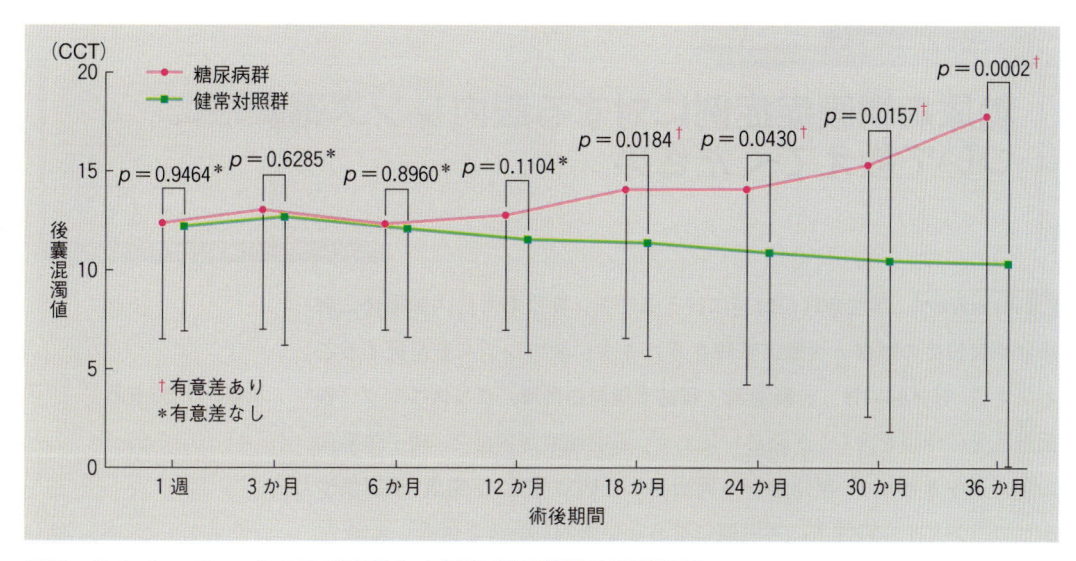

図7　Scheimpflug カメラで定量した糖尿病患者眼の後囊混濁
糖尿病患者眼の後囊混濁値が，術後18か月以後は，非糖尿病患者眼に比べて有意に強くなった．
CCT : computer-compatible tape steps

糖尿病患者眼の術前全身コントロール

術前血糖値とヘモグロビン A_{1C}：術前の血糖値は，術後の網膜症の悪化に直接的な関連はないと考えられている．そこで，極端な血糖値でなければ，手術を延期する必要はない．術前2〜3時間の血糖値が 300 mg/dL 以上あり，術中に糖尿病性昏睡の可能性がある場合は，速効型のインスリンを投与して様子をみる．一方，70 mg/dL 以下の場合は，ブドウ糖を静注して血糖値の安定を図る．

　高ヘモグロビン A_{1C} 値も，術後網膜症の悪化の危険因子ではないとする報告が多いが，関連するという報告もある．しかし，やはりヘモグロビン A_{1C} 値が 10％ を超えるような状態では，手術を躊躇する．そこで，問題なのは，術前なので急速に全身状態をコントロールして，手術をするかどうかである．3か月以内に急速な血糖コントロールをした場合，網膜症の軽い場合は大きな差がないが，増殖網膜症の眼では，コントロール不良のまま施行した場合より悪化しやすいと報告されている[4]．そこで，ヘモグロビン A_{1C} があまり高い場合は，ゆっくりと全身状態のコントロールをして手術に臨んだほうがよいと考えられる．急ぎ白内障摘出して光凝固が必要な場合などは，むしろコントロールをせずに手術を施行して，網膜症の治療をしたほうがよいと考えられる．

〔林　研〕

クリニカル・クエスチョン

糖尿病網膜症症例に対する眼内レンズ選択法について教えてください

Answer 眼底管理が容易に行えること，すなわち白内障術後に網膜症や黄斑症の観察・治療に支障をきたさない眼内レンズを選択することです[1]．具体的には，前嚢混濁・収縮や後発白内障，グリスニング（表面散乱光の増強を含む）が起こりにくく，眼底観察が容易で，硝子体手術の際に歪みを生ぜず，後極部から周辺部まで観察可能で，空気−液置換やシリコーンオイルの注入にも問題にならない眼内レンズを選択します．

文献は p.252 参照．

クエスチョンの背景

1987（昭和62）年の眼内レンズ挿入の適応の答申では，進行性の糖尿病網膜症に眼内レンズ挿入は禁忌，糖尿病網膜症には慎重とされていた．小切開超音波白内障手術が主流となった現在，白内障手術の施行と糖尿病網膜症の進行度は，非糖尿病網膜症眼と比較して差はみられず，単純糖尿病網膜症や増殖前糖尿病網膜症に白内障を合併した場合は，むしろ積極的に混濁水晶体を眼内レンズに置き換えて徹底した眼底観察を行うことが進行の早期発見に有効とされる[2]．さらに，白内障術前・術後に必要に応じて網膜光凝固を行い，網膜症の活動性を抑えながら，時機を逸さず白内障手術および眼内レンズを挿入することが，網膜症の進行を抑えるうえで重要と考えられている[2]．

アンサーへの鍵

眼底観察と大光学径：眼内レンズ眼では，一般的に眼内視認性が低下する．その原因として前嚢混濁・収縮や後発白内障，眼内レンズ光学部の混濁が挙げられるが，光学部径と散瞳径のバランスも大きく影響する．すなわち，眼内レンズの光学部がヒト水晶体より小さいために，瞳孔領に光学部により覆われない隙間が生じ，光学部の有無により屈折が変化し，その境目では視認性が低下する[3]．近年，発売された7mm光学径の眼内レンズは，従来の標準サイズである6mm径のレンズよりも光学部面積が36％大きく，白内障術後はもとより硝子体手術中にも屈折の境目やレンズエッジを意識すること

が少なくなった．入念な眼底観察が必要とされる糖尿病網膜症の症例では，散瞳下でほぼ瞳孔領をカバーする7mm径以上の眼内レンズ挿入が望ましい．

眼内レンズと水晶体囊の生体適合性：眼内レンズ眼において前囊混濁・収縮や後発白内障は，程度の差はあれ必発であり，いずれも眼底観察に大きく影響する．光学部素材の違いで検討した場合，前囊収縮はアクリルレンズに比べるとシリコーンレンズで強い[4]．また，後発白内障は糖尿病網膜症に多く発生し[5]，総じてアクリル素材とシャープエッジ構造は後発白内障抑制効果の強いことが確認されている[6]．以上を鑑みると，眼内レンズと水晶体囊の生体適合性からは，シャープエッジ構造のアクリルレンズが望ましい．

眼内レンズ光学部の恒久的透明性：親水性アクリルレンズであるハイドロジェル眼内レンズの光学部が白濁し，摘出に至った症例が散発したことは記憶に新しい[7]．また近年，一部のアクリルレンズにグリスニングや表面散乱光の増強が指摘され，視機能への影響が懸念されている[8]．アクリルレンズという大きなくくりでは同一素材に分類されていても，実際にはさまざまなモノマーを重合して生成されるため，製造者により光学部の性質に違いが生じる．現時点で恒久的な透明性をもつ光学部素材は開発されていないが，眼内レンズの摘出交換術はリスクが高いことから，比較的グリスニングや表面散乱光の増強が発生しにくいレンズが望ましい．

硝子体手術：硝子体手術が必要となった場合，眼内レンズの素材は術中操作に影響する．特に後囊切開術が施行してある，あるいは硝子体手術中に後囊切開術を施行した場合に空気-液置換を行うと，レンズ後面に水滴が付着する結露という現象が発生し，著しく眼内の視認性が低下する．この現象は，とりわけシリコーン眼内レンズで多く観察される[9]．さらに，シリコーンオイルはシリコーン眼内レンズに付着しやすい．硝子体手術の必要性が高い症例では，シリコーン眼内レンズ以外が望ましい．

まとめ：大光学径（7mm以上）で，シャープエッジ構造をもつ，グリスニングや表面散乱光の増強が発生しにくいアクリルレンズが最適である．

アンサーからの一歩

活動性の高い増殖糖尿病網膜症の症例に挿入された眼内レンズ表面には，しばしば細胞成分の付着が観察される（図1）．さらに前房

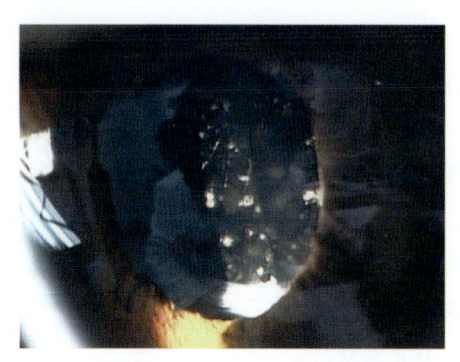

図1 増殖糖尿病網膜症の症例に認められた眼内レンズ表面の細胞成分の付着（疎水性アクリルレンズ）

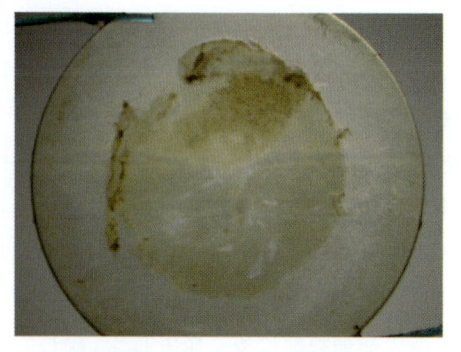

図2 遷延化した前房出血の症例に認められた眼内レンズ表面の膜状物 (pigmented-membrane)（疎水性アクリルレンズ）

出血が遷延化した症例では，時に光学部表面に膜状物が観察される（図2）．付着した細胞や膜状物は血液成分由来であるため，眼内に比べ血液成分の豊富な皮下に眼内レンズを埋植して細胞付着について検討したところ，疎水性アクリルレンズには比較的多くの細胞付着がみられ，親水性アクリル素材を4.6%含有する疎水性アクリルレンズには細胞付着が少なかった[10]．近年は，新生血管緑内障の症例にも眼内レンズが挿入されていることをしばしば経験する．図2にみられるような膜状物は眼底観察に支障をきたすため，今後，血液由来の細胞付着を抑制するという視点に立った素材の開発も必要であろう．

（小早川信一郎）

5. 血管新生緑内障

予防

失明率が高い疾患

血管新生緑内障（neovascular glaucoma；NVG）は，眼圧コントロールが困難で，失明率が高い疾患である．かつての教科書には，唯一有効な治療は眼球摘出（1969；Duke-Elder），希望なし "hopeless"（1974；Grant）と記されている．今でも治療困難であり，発症を予防することが大事である．

"疑う"

糖尿病患者が眼圧上昇した場合に考えられる病態は，開放隅角緑内障の合併，閉塞隅角緑内障の合併，虹彩炎に伴う続発緑内障もあるが，まずNVGを疑うことが大事である．NVGは，緑内障診療ガイドラインの分類では，線維柱帯と前房の間に房水流出抵抗の主座のある続発開放隅角緑内障（secondary open-angle glaucoma：pretrabecular form）ということになる．虹彩あるいは隅角にルベオーシスがあり，眼圧上昇があると診断に近づく．

"診断する"：ルベオーシスをみつける

細隙灯顕微鏡検査：虹彩ルベオーシスを診断するためには，散瞳せずに瞳孔縁を注目する（図1）．散瞳すると，ルベオーシスが収縮し

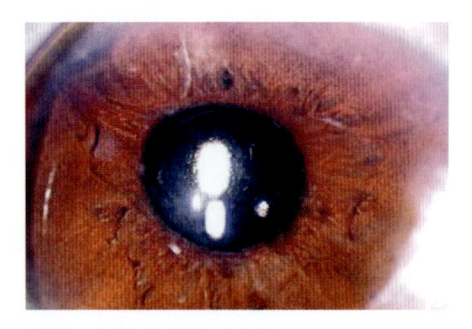

図1 虹彩ルベオーシス
瞳孔縁全周，10時方向では瞳孔縁から虹彩周辺に及ぶルベオーシスを認める．

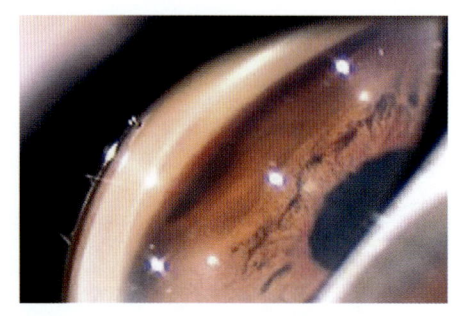

図2 血管新生緑内障の隅角所見
周辺部虹彩前癒着（PAS）があるが，ルベオーシスは認め難い．

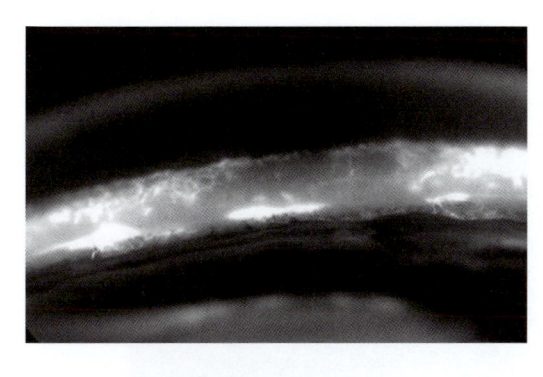

図4 前眼部蛍光造影所見
蛍光造影をすると，隅角ルベオーシスの詳細な所見を得ることができる．

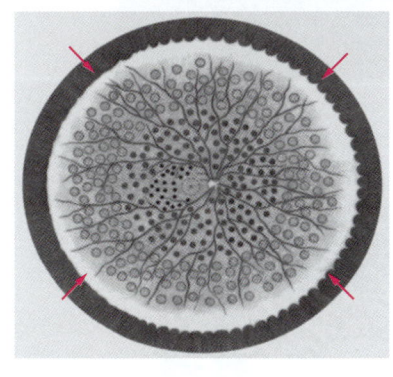

図5 通常の汎網膜光凝固
最周辺部の領域が凝固されずに残っている．NVGを予防する場合は，最周辺部となる矢印の位置にも凝固を入れる．

てしまい，見づらくなる．

隅角検査：隅角のルベオーシスを診断するには，散瞳しないで隅角鏡を用いて観察する．しばしば周辺虹彩前癒着（peripheral anterior synechia；PAS）を伴う（図2）．白色人種と異なり，有色人種ではルベオーシスが観察困難な場合も多い．

前眼部蛍光撮影：有色人種のルベオーシス診断には，時に前眼部蛍光造影[*1]が有用である（図4)[1]．

"予防する"：十分な網膜光凝固

NVGの予防は，十分な光凝固に尽きる．十分な光凝固とは，①網膜周辺まで凝固すること，②凝固間隔をつめることの2点である．

網膜周辺まで凝固する：通常の汎網膜光凝固は，後極から赤道部付近までの凝固であるが，NVGを予防する場合は，赤道部より周辺にも凝固する（図5）．

凝固間隔をつめる：通常は，凝固間隔をワンスポット空ける（図6）が，NVGの予防を目的とした場合は，より密に凝固する（図7）．

"防ぐ"：硝子体手術後の発症

硝子体術後のNVG発症率は，5〜20%である（表1）．特に増殖

[*1] **前眼部蛍光造影検査**
Fluorescein Gonioangiography（FGA）．眼底カメラか，蛍光造影用のフィルターつきの前眼部フォトスリットで蛍光造影を行う．隅角鏡としては，拡大用レンズつき隅角鏡（図3）が適している．

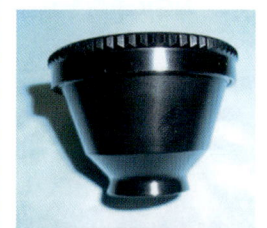

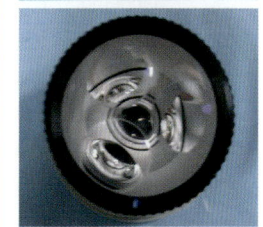

図3 拡大用レンズつき隅角鏡

文献はp.252参照．

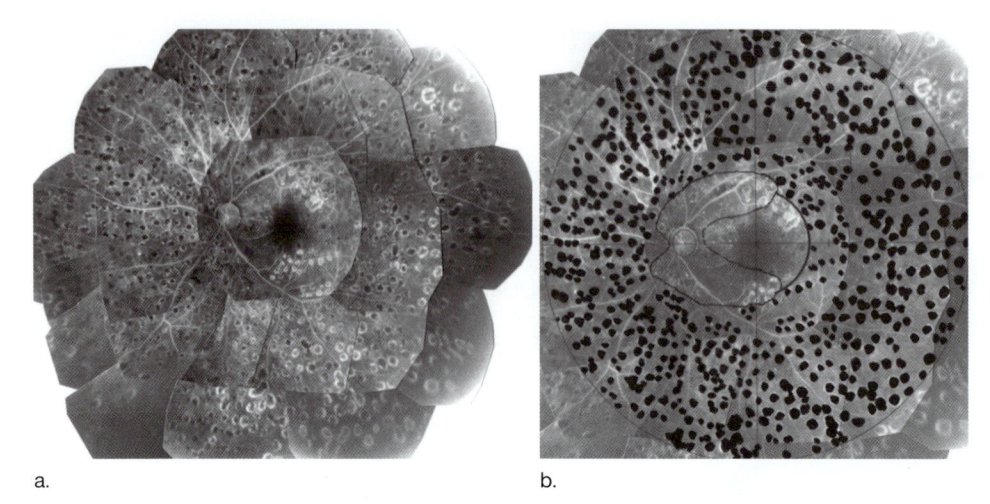

図6 糖尿病網膜症に対する通常の汎網膜光凝固 (凝固数 1,710)

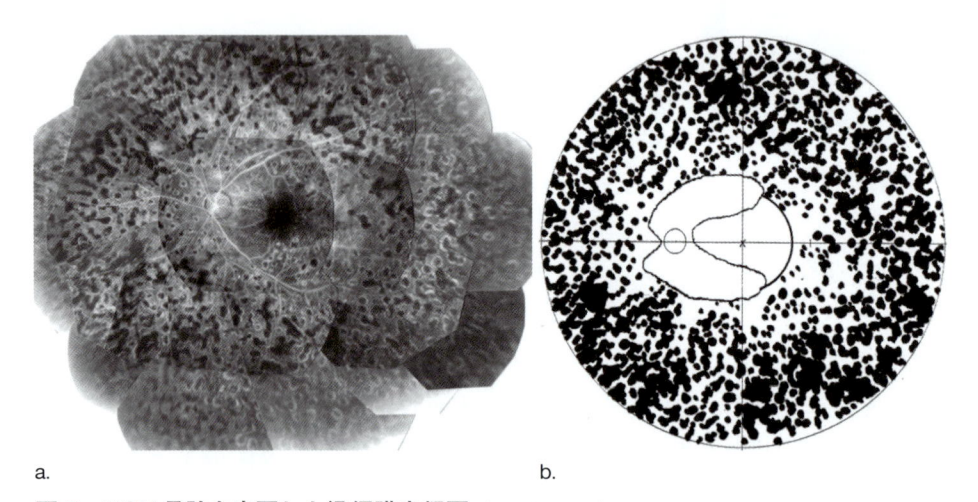

図7 NGV 予防を意図した汎網膜光凝固 (凝固数 3,520)

表1 増殖糖尿病網膜症に対する硝子体手術後の NVG 発症率の比較

発表年	発表者	眼数	術前（%） 網膜剥離	術前（%） ルベオーシス	術前（%） NVG	術後 NVG（%）
1981	Machemer	663	38	42	?	23
1984	安藤文隆	100	100	?	?	7
1986	佐藤幸裕	111	73	?	0	19
1987	竹内 忍	110	100	?	?	5
1990	田野保雄	634	79	?	?	7
1994	安藤伸朗	122	74	18	7	16

術前の網膜剥離・ルベオーシス・NVG 合併と，術後の NVG の有無を検討したもの．

糖尿病網膜症の術後には，NVGの発症率が高い．

　NVG発症を予防するためには，新生血管の発生の原因である網膜虚血に対処することが肝要である．通常の場合は，網膜虚血の原因は網膜血管閉塞であるので，網膜光凝固を十分に施行することが予防策であるが，硝子体手術における網膜虚血の原因の一つは，網膜剥離の存在である．そのため，硝子体手術後のNVGを予防するためには，術中の十分な網膜光凝固のみでなく，網膜剥離の復位を徹底させることが重要である（**表2**）．

（安藤伸朗）

表2　血管新生緑内障の病態と対策

網膜虚血の病態	対策
網膜剥離	→ 網膜復位
網膜血管閉塞	→ 網膜光凝固

病態と診断

病期

血管新生緑内障は（neovascular glaucoma），虹彩および前房隅角の血管新生に続発する難治性の緑内障である．糖尿病網膜症，網膜中心静脈閉塞症，眼虚血症候群などの網膜を含む眼球の虚血性変化に伴って起こると考えられ，糖尿病網膜症によるものが最も多い．血管新生緑内障の病期は臨床所見および隅角所見から三期に分けられる．血管新生緑内障の病期が進行するほど治療が困難となり，進行期では眼圧が正常化しても視機能の予後は不良である．そのため，早期発見・早期治療が重要である．本項では，血管新生緑内障の病態と診断について述べる．

病期による病態の変化[1]

増殖糖尿病網膜症などにより網膜が虚血状態になると，網膜グリア細胞や網膜色素上皮細胞などから，さまざまな血管新生促進因子が分泌され，虹彩および前房隅角に新生血管が生じる．血管新生促進因子には，血管内皮増殖因子（vascular endothelial growth factor；VEGF），インスリン様増殖因子（insulin-like growth factor；IGF），塩基性線維芽細胞増殖因子（basic fibroblast growth factor；bFGF）などの細胞増殖因子やインターロイキンなどがある．そのなかでも最も重要なのは，血管内皮増殖因子（VEGF）である[2]．

血管新生緑内障の病期は臨床所見および隅角所見から三期に分けられ，1期の血管新生期，2期の開放隅角緑内障期，3期の閉塞隅角緑内障期の順に進行する．

1期（血管新生期）：虹彩や前房隅角に新生血管が生じているが，眼圧上昇をきたしていない時期である（図1）．網膜の虚血性変化のためVEGFが産生され，硝子体中や房水中のVEGF濃度が増加し，虹彩や前房隅角に新生血管が形成される．虹彩や前房隅角に新生血管が形成されても，直ちに眼圧は上昇しないが，レーザー治療が必要である．

文献は p.252 参照．

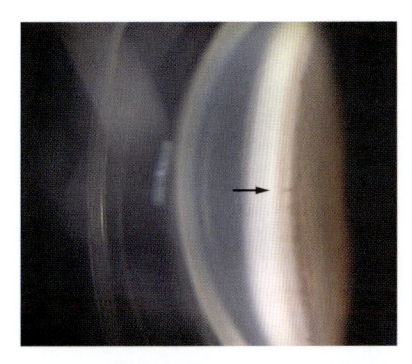

図1 血管新生期の左眼隅角鏡写真（43歳, 女性）
線維柱帯部に新生血管が観察される（矢印）.

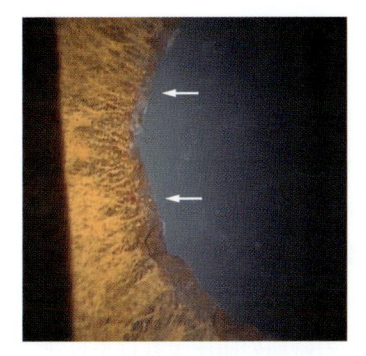

図2 開放隅角緑内障期の左眼前眼部写真（71歳, 男性）
虹彩瞳孔縁部に新生血管が観察される（矢印）.

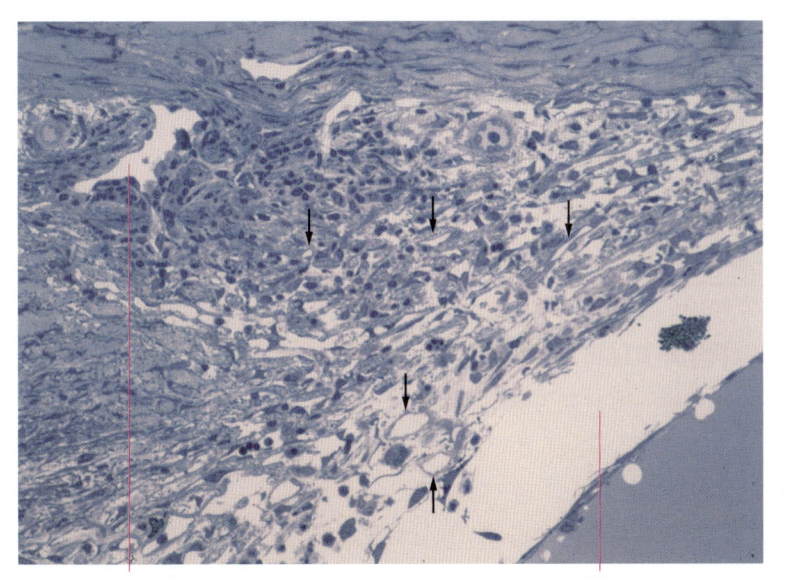

図3 開放隅角緑内障期の線維柱帯の光学顕微鏡写真
線維柱帯には，新生血管の管腔が多数観察される（矢印）.
（田原昭彦：緑内障と前房隅角. 第20回日本緑内障学会 須田記念講演. あたらしい眼科 2010；27：1067-1076.）

2期（開放隅角緑内障期）：隅角は開放隅角であるが，虹彩や前房隅角に形成された新生血管のために，眼圧が上昇している時期である（図2）．ヒトの開放隅角期の血管新生緑内障眼を光学顕微鏡で観察すると，線維柱帯の線維柱間隙には新生血管が進入している（図3）[3]．この時期の眼圧上昇機序として，二つ考えられている．一つは，隅角線維柱帯の線維柱間隙に新生血管が進入するために房水の流出が妨げられている説[4]，あるいは，新生血管の内皮細胞には窓構造があり，血液成分が房水中に漏出するために房水の流出抵抗

が増加する説[5]があるが，いまだ明らかではない．この時期の眼圧上昇は可逆性であり，薬物治療やレーザー治療をすれば，眼圧が正常化する例がある．

3期（閉塞隅角緑内障期）：病期がさらに進行すると，周辺虹彩前癒着が起こって隅角が閉塞する時期となる．閉塞隅角は，新生血管を含む増殖組織（新生血管膜）が形成され，虹彩根部は新生血管膜を介して，隅角線維柱帯や周辺部角膜と癒着する．また，瞳孔縁ではぶどう膜外反が起こる．この時期の眼圧上昇は不可逆性であり，手術治療が必要である．

診断

　血管新生緑内障の診断は，虹彩や前房隅角に形成された新生血管を見つけることである．日本人の場合は，虹彩の色素によって虹彩の新生血管がわかりにくいことや，病期1期では眼圧が上昇していないことから，漫然と日常診療を行っていると見逃してしまうことがある．糖尿病患者の診察時や定期経過観察時には血管新生緑内障を疑って診察を行う必要がある．散瞳下では虹彩の新生血管を発見するのはさらに困難になるため，いきなり散瞳検査せずに無散瞳での細隙灯顕微鏡検査を行う．新生血管は瞳孔縁に多く観察されるため，虹彩を観察する場合には瞳孔縁に着目して観察する．また，新生血管は隅角から初発することも少なくないため，隅角鏡検査を行うことも重要である．

　糖尿病患者で血管新生緑内障が疑われた場合には，血管新生緑内障の原因検索のため，また，糖尿病網膜症の評価のため，蛍光眼底造影検査を行うことが重要である．造影検査の結果で，網膜に無血管領域が広範囲に認められる場合には，糖尿病網膜症によって血管新生緑内障を発症している可能性が示唆される．その場合には，すぐに網膜光凝固術が必要である．また眼底造影検査の際に，ピントを虹彩に合わせることで，虹彩の新生血管の有無を知る手掛かりになる．

　しかし，血管新生緑内障の病期1，2期では，細隙灯顕微鏡検査や隅角鏡検査を用いて注意深く観察を行っても，虹彩や前房隅角の新生血管が微小なため発見が困難なことがある．また，隅角には正常血管があり，新生血管と判別が困難なこともある．その場合，虹彩や前房隅角の新生血管の検出には，蛍光前眼部造影検査が有用である[6]．

蛍光前眼部造影検査：産業医科大学眼科学教室では，虹彩や前房隅

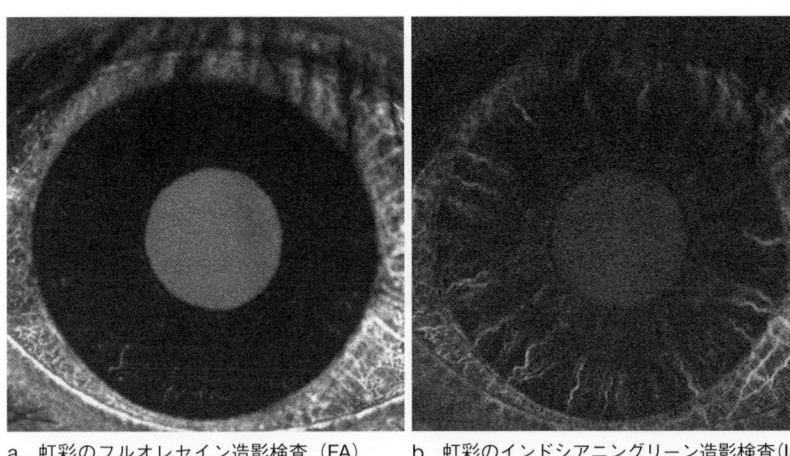

a. 虹彩のフルオレセイン造影検査（FA）　　b. 虹彩のインドシアニングリーン造影検査(IA)

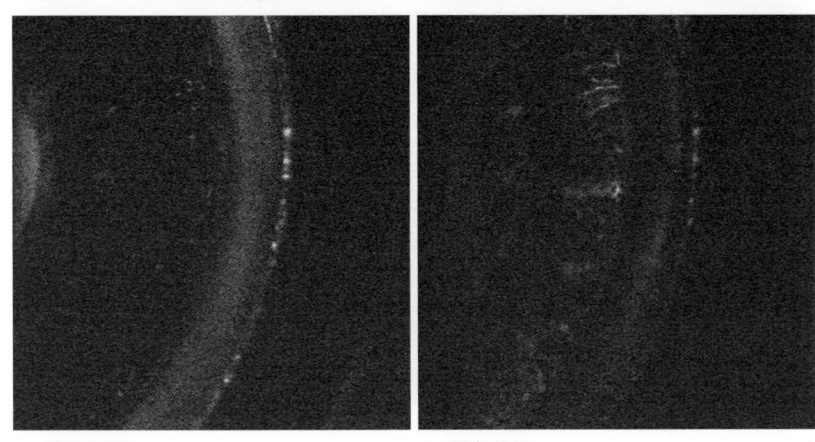

c. 隅角のFA　　d. 隅角のIA

図4　健常眼における虹彩と隅角の造影検査所見

a, b. 造影剤注入 34 秒後．FA では一部の虹彩の血管は造影され，IA では虹彩の血管は造影される．FA・IA ともに蛍光漏出はない．
c, d. 造影剤注入 41 秒後．FA・IA とも隅角の血管は造影されない．

角の新生血管の検出に Heidelberg Retina Angiograph 2（HRA2）を用いて蛍光前眼部造影検査を行っている．HRA2 は，フルオレセイン 2.5 mL とインドシアニングリーン 2.5 mL の混合液を静注し，同時に造影された動画を HRA2 のハードディスクに保存が可能である．虹彩の造影検査ではそのままで造影検査を行うが，隅角の造影検査では隅角鏡を用いて行う．

　虹彩や前房隅角の新生血管には，正常の虹彩血管や隅角血管にはない窓構造が存在し，フルオレセインは窓構造を通過するが，インドシアニングリーンは通過しないため，フルオレセイン蛍光造影検査（fluorescein angiography；FA）では蛍光漏出している虹彩や前房隅角の血管は新生血管である．また，インドシアニングリーン蛍光造影検査（indocyanine green angiography；IA）では新生血管か

a. FA　　　　　　　　　　　　　　b. IA

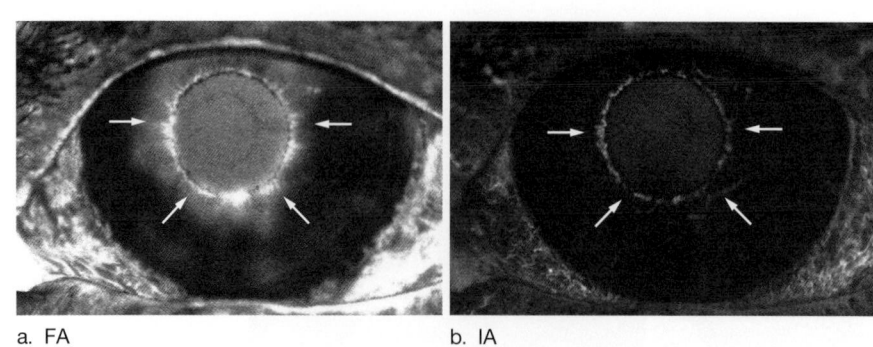

図5　開放隅角緑内障期における左眼虹彩の造影検査所見（図2と同一症例）
造影剤注入2分22秒後．FAでは，虹彩の瞳孔縁や虹彩の表面から蛍光漏出がみられる（a, 矢印）．
IAでは，虹彩の新生血管が観察される（b, 矢印）．

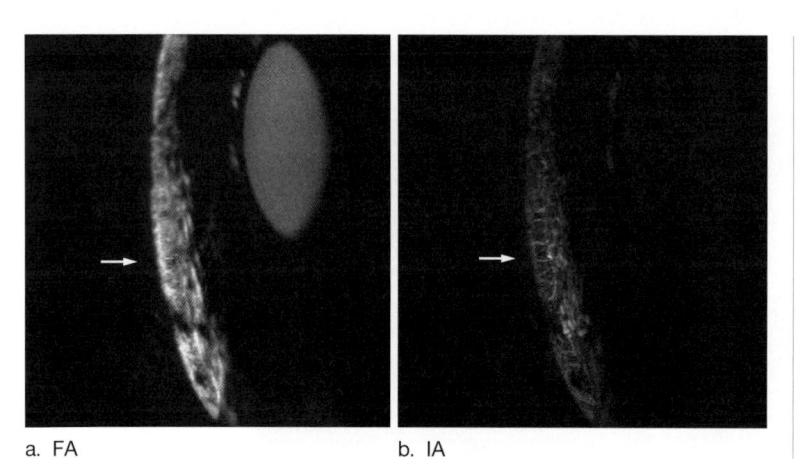

a. FA　　　　　　　　　　　　　　b. IA

図6　血管新生期における左眼隅角の造影検査所見（図1と同一症例）
造影剤注入22秒後．FAで新生血管網から蛍光漏出がみられる（a, 矢印）．IAで前房
隅角に新生血管網が観察される（b, 矢印）．

ら血管外漏出がないため，新生血管の構築の観察に有用である．

　健常眼における虹彩の蛍光前眼部造影検査で，IAでは虹彩の血管は造影されるが，FAでは蛍光が虹彩のメラニン色素にブロックされるため，虹彩の血管はほとんど造影されず，また，IA・FAとも蛍光漏出はみられない（図4）．一方，隅角の蛍光造影検査では，正常の前房隅角には通常血管がないため，IA・FAとも蛍光・漏出ともにみられない．これに対し，血管新生緑内障眼における虹彩の蛍光前眼部造影検査では，IAで虹彩の新生血管が観察され，FAで虹彩の瞳孔縁や虹彩の表面から蛍光漏出がみられる（図5）．また，隅角の蛍光造影検査では，IAで隅角の新生血管網が観察され，FAでは隅角の新生血管網からの蛍光漏出が帯状の過蛍光として観察される（図6）．

〔石橋真吾〕

治療／薬物療法

病態

　血管新生緑内障とは，糖尿病網膜症や網膜静脈閉塞症などによる眼内虚血が原因で，隅角に生じた新生血管と線維血管膜により房水流出抵抗が増大して眼圧が上昇する，難治性の続発緑内障である．網膜が虚血をきたすと，Müller細胞を含めたグリア細胞系から産生された血管内皮増殖因子（vascular endothelial growth factor；VEGF）が隅角や虹彩に新生血管を形成する．眼圧が上昇することにより眼内虚血が増悪し，その結果，新生血管が増加することでさらに眼圧が上昇するという悪循環に陥ると，加速度的に病状が増悪する（図1）．近年，抗VEGF薬の臨床応用により，血管新生緑内障を早期に発見し適切な治療を行えば，よい治療成績を収めることも可能になってきた．

診断

　血管新生緑内障の診断は，虹彩新生血管を見つけることである（図2）．ごく初期に瞳孔縁における新生血管は細隙灯顕微鏡で視認しがたいときがあるので，十分に拡大率を上げて観察することが大切である．また，散瞳下では早期の細い新生血管を発見するのは困

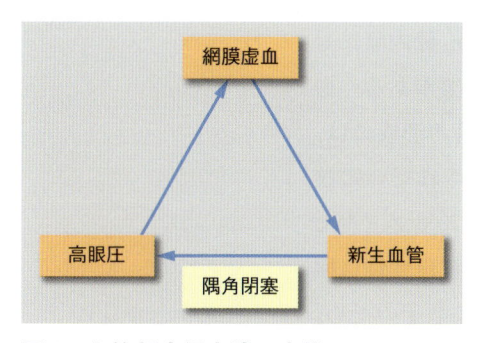

図1　血管新生緑内障の病態

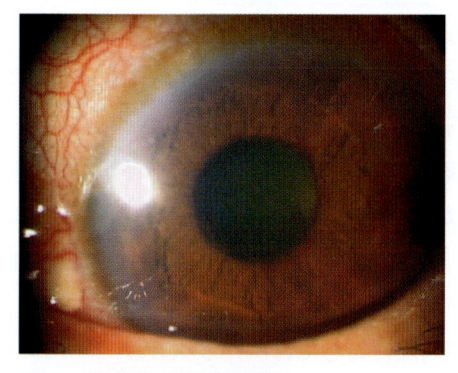

図2　瞳孔領の新生血管
66歳，男性．眼圧は高く（49mmHg），角膜浮腫もみられる．

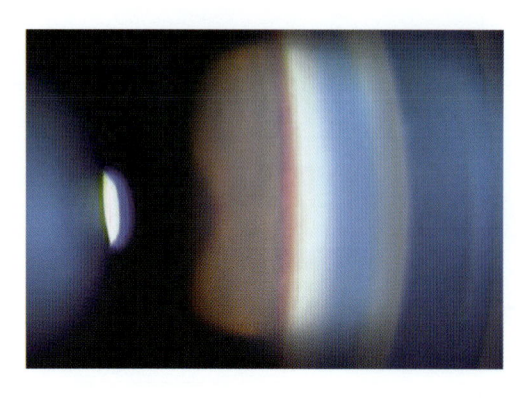

図3 隅角の新生血管
(53歳,男性)
虹彩面に新生血管が不明瞭でも,隅角鏡を使用した隅角検査で新生血管が著明にみられることがある.

表1 血管新生緑内障の病期

前緑内障期	新生血管が瞳孔領や隅角に出現.眼圧は正常.
開放隅角緑内障期	新生血管が虹彩表面に広がり,隅角は線維血管膜で覆われる.眼圧は,上昇しはじめる.
閉塞隅角緑内障期	線維血管膜の収縮で周辺虹彩前癒着が進展する.不可逆性の病態である.

難であるので,散瞳をする前に常に新生血管の存在を疑って細隙灯顕微鏡検査をすることが重要である.無散瞳での虹彩の観察を怠ると,早期に発見できず,その結果,眼圧上昇に至って初めて診断される血管新生緑内障が多くなってしまう.

虹彩面に新生血管が不明瞭でも,隅角鏡を使用した隅角検査で新生血管が著明にみられることがある(図3).隅角検査は血管新生緑内障の病期決定(表1),治療方針の決定や予後を占ううえでも欠かせない重要な検査である.細隙灯顕微鏡で新生血管の観察が不明瞭な場合には,虹彩・隅角の蛍光造影検査が有用である.

治療方針

抗VEGF薬:血管新生緑内障は続発緑内障であるため,緑内障に対する眼圧下降と新生血管の抑制を同時に進めていく必要がある.血管新生緑内障における眼圧上昇の原因となる新生血管の形成には,VEGFが深く関与している.現在,眼科領域で許可されている抗VEGF薬は,ペガプタニブ(マクジェン®)とラニビズマブ(ルセンティス®)がある.しかし,適応疾患は滲出型加齢黄斑変性に限られており,血管新生緑内障は適応疾患になっていない.そのため,血管新生緑内障に対してはベバシズマブ(アバスチン®)が広く用いられているが,使用には各施設の倫理委員会の承認と患者への十分な説明が必要である.

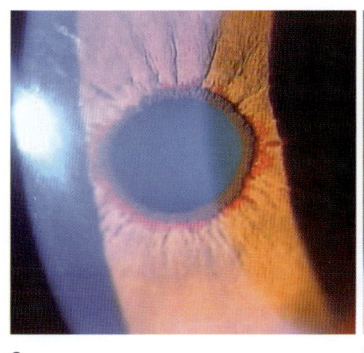

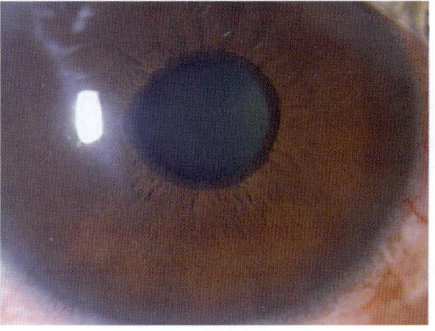

図4 ベバシズマブ硝子体内投与前後の前眼部所見 (53歳,男性.図3と同一症例)
a. 投与前には瞳孔領に著明な新生血管を認める.
b. 投与7日後. 瞳孔領の新生血管は，ほぼ消失している.

ベバシズマブ全身投与：副作用として，心筋梗塞や脳梗塞があり，眼内投与でも全身へ薬剤が移行するため[1]，心筋梗塞や脳梗塞の既往例には投与は控えるべきである.

ベバシズマブの硝子体内投与：投与後，新生血管の退縮（図4）やそれに伴う眼圧下降がみられる．しかし，ベバシズマブの硝子体内投与だけでは，新生血管の原因である網膜虚血は改善されないので，十分な汎網膜光凝固が必要である．ベバシズマブを投与することにより，隅角の新生血管の退縮が起こり血管新生緑内障の進行を抑制することができるので，その間に汎網膜光凝固を完成させる時間的余裕が確保できる[*1]．さらに，隅角が開放期であれば，薬物治療のみで眼圧をコントロールすることも十分可能になった[2]．薬物治療は，原発開放隅角緑内障に対する治療に準じた点眼薬を選択する[*2]．ただし，ピロカルピンは縮瞳することにより眼底病変の把握や網膜光凝固に支障をきたすこと，炎症を増悪させることがあるので使用は禁忌である．閉塞隅角期の症例では，薬物治療のみでの眼圧コントロールは難しく，観血的治療が必要になる.

ベバシズマブの効果持続期間：有硝子体眼で2〜3か月，無硝子体眼ではさらに短くなることから，いったん消失した新生血管が再発する症例がある[*3]．ベバシズマブ投与後，眼圧が下降した症例ではそれで安心するのではなく，蛍光眼底造影検査での眼底状態の確認や，少なくとも半年程度の注意深い経過観察が必要である.

ベバシズマブの硝子体内投与方法

ベバシズマブは，香川大学医学部附属病院薬剤部で100mg/4mL

文献はp.253参照.

[*1] 眼圧上昇による角膜浮腫を伴っている症例では，高張浸透圧薬の点滴静注や炭酸脱水酵素阻害薬の内服により，網膜光凝固ができる状態にする.

[*2] 炎症が強い症例では，副腎皮質ステロイド点眼やアトロピン点眼の併用を考慮する.

[*3] アバスチン®の硝子体内注入は，新生血管を退縮させる根治療法ではなく，あくまで対症療法である．十分な網膜光凝固などを併用しない限り，効果は一時的であることを認識する必要がある.

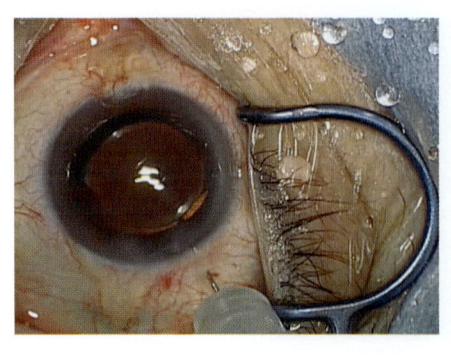

図5 ベバシズマブ硝子体内注入

のバイアルから1.25 mg/0.05 mLを無菌的にシリンジに分注して冷蔵保存している．注射前に散瞳し，点眼麻酔後イソジン®で眼瞼を含めた皮膚消毒を行う．洗眼後開瞼器をかけて，手術用顕微鏡下で輪部から3.5 mm（偽水晶体眼あるいは無水晶体眼）あるいは4 mm（有水晶体眼）の部から30G注射針を毛様体扁平部から硝子体内に進め，ベバシズマブ（1.25 mg/0.05 mL）を注入する（図5）．薬液の逆流を防ぐため，注射針の抜去後はすぐに綿棒などで結膜上から十分に圧迫する．その後，抗菌薬の点眼・軟膏点入を行い，眼帯を装用させる．感染には十分注意を払い，数日間の抗菌薬の点眼を行う．

まとめ

抗VEGF薬であるベバシズマブは，血管新生緑内障の治療に新しい選択肢をもたらした．しかしながら，血管新生緑内障の治療においては，発症を早期に発見することが予後も含め重要である．そのためには，散瞳をする前に前眼部や隅角を診察することにより新生血管の早期発見に努める必要がある．

（廣岡一行）

治療／手術

病態

血管新生緑内障（neovascular glaucoma；NVG）は，眼内虚血に起因して発症する難治性の緑内障であり，糖尿病網膜症はその主たる原因疾患である．本症では，眼内虚血により増加した血管内皮増殖因子（VEGF[*1]）が血管内皮細胞に作用することで虹彩，隅角，線維柱帯新生血管が形成され，房水流出路を閉塞するために眼圧上昇をきたす．眼圧が上昇すると，それに伴って眼内虚血が増悪，新生血管が増加し，さらに眼圧上昇につながるという悪循環に陥ると加速度的に病状が増悪する．本症に対する治療としては，眼内虚血に対する網膜光凝固術や硝子体手術，新生血管に対する抗VEGF薬[*2]，そして，眼圧上昇に対する線維柱帯切除術と眼圧下降薬物治療を有効に組み合わせることが必要とされている（図1）．

治療方針

NVGに対する治療には多数の選択肢があり，病状により治療方針が異なる．図2に一般的な治療方針を示す．

[*1] VEGF（vascular endothelial growth factor）は，1989年にクローニングされた血管内皮細胞に対して特異的に作用し増殖を促進する糖蛋白質で，眼内におけるVEGFの増加が血管新生緑内障の発症に強く関与している[1,2]．

文献は p.253 参照．

[*2] 現在，血管新生緑内障に対する抗VEGF薬として，ベバシズマブ（アバスチン®）が広く使用されているが，適応外使用である．そのため，治療には各所属施設の倫理委員会などによる承認を受けること，患者に効果，副作用および適応外使用であることを伝えて文書で同意を得ることが必要である．

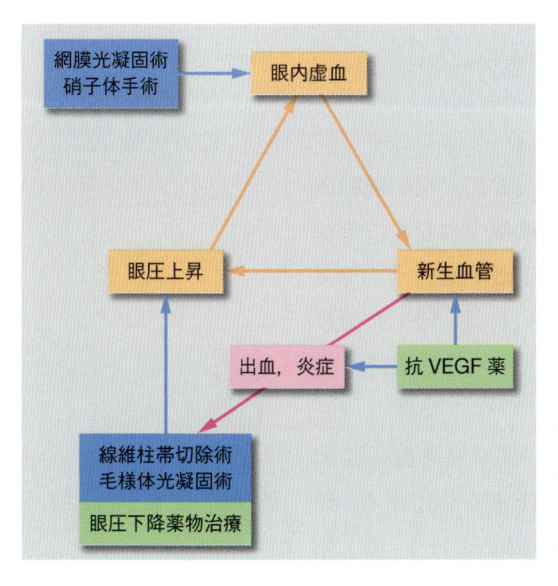

図1 NVGの病態と抗VEGF薬の作用部位

抗VEGF薬は，新生血管に直接作用してVEGF活性を抑制するとともに，線維柱帯切除術による出血や術後炎症を抑制する．

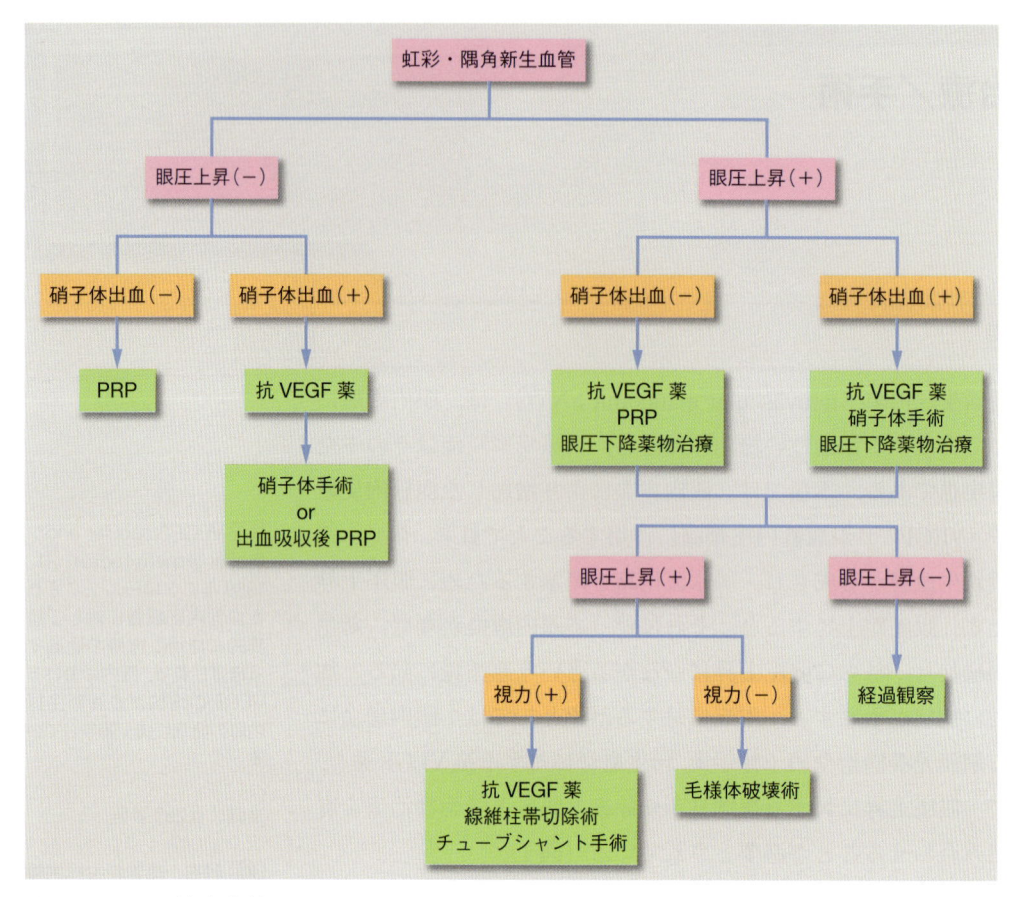

図2 NVG の治療方針

表1 NVG の病期

前緑内障期	虹彩や隅角に新生血管を認めるが，眼圧は正常．
開放隅角緑内障期	眼圧上昇を伴うが，周辺虹彩前癒着を生じていない．
閉塞隅角緑内障期	周辺虹彩前癒着を生じ，器質的な隅角閉塞を生じている．

　虹彩・隅角新生血管を認めた場合，眼圧が上昇していない前緑内障期（表1）においては，抗VEGF薬の投与は必須ではなく，まず汎網膜光凝固術（panretinal photocoagulation；PRP）を行う．ただし，硝子体出血などでPRPが施行できないときは，抗VEGF薬投与にて病期の進行を抑え，硝子体手術または出血の吸収を待ってPRPを行う．

　次に，すでに眼圧が上昇している開放および閉塞隅角緑内障期（表1）では病期の進行が早いため，原則抗VEGF薬を併用する．硝子体出血がなければ眼圧下降薬物治療とともにPRPを行う．硝子体

出血などで眼底透見できなければ硝子体手術を行い，眼内レーザーによる網膜光凝固術を行う．これらの治療により眼圧下降が得られない場合は，眼圧下降を目的とした線維柱帯切除術やチューブシャント手術を行う．ただし，すでに視力が不良で眼痛のある場合，全身状態などの影響で観血的な手術が難しい場合は毛様体破壊術を行う．

汎網膜光凝固術

NVGにおける眼内虚血は網膜の酸素不足に起因していることから，PRPにより網膜における相対的酸素不足を軽快させることでVEGFの放出を抑制して新生血管を消退させることが，眼内虚血に対する第一選択の治療である[*3]．

一般的な糖尿病網膜症に対するPRPは，蛍光眼底造影検査による無灌流領域を中心に1～2週間に1回の頻度で数週間をかけて完成する．しかし，NVGでは病期が進行すると眼圧コントロールが難しくなるため，網膜周辺部まで密にかつ短期間で完成する必要がある[*4]．また，PRPにベバシズマブ硝子体内注射を併用することで有意に新生血管の消退と眼圧下降が得られたとの報告もある[3]．ただし，両治療を同日に施行する場合，硝子体内注射時の前房穿刺により前房出血するとPRPが難しくなるので，PRPを先に施行するほうがリスクは少ない．

硝子体手術

NVGにおける硝子体手術では，眼内の活動性が高いことから，手術数日前に原則ベバシズマブ硝子体内注射を併用する[*5]．本手術では，硝子体を周辺部まで切除し，鋸状縁まで光凝固術を施行することでより有効に病状を鎮静化できる．ただし，手術後早期は房水産生が低下するため，いったん眼圧下降することが多く，2～4週間の経過で眼圧が再上昇することがあるので注意が必要である．

線維柱帯切除術

眼圧下降を目的とした手術としては，陳旧性の一部の症例を除いては線維柱帯切開術などの流出路再建術では効果が得られず，線維柱帯切除術に代表される濾過手術が第一選択である．

従来，NVGに対するマイトマイシンC（MMC）などの線維芽細胞増殖抑制薬を併用した線維柱帯切除術では，術中・術後出血（図3）や術後活動性が高いことによる濾過胞瘢痕化により，術後成績がほ

[*3] PRPにより約50％で新生血管が消退するが，病期や活動性により眼圧下降が得られるとは限らない．また，網膜浮腫が強い症例ではいったん得られた光凝固斑が消失することもあるので，施行後も慎重な経過観察が必要である．

[*4] PASCAL® などのpattern scanning laser を用いると総エネルギーを小さくできるので，1週間でPRPを完成することも可能である．

[*5] ベバシズマブ硝子体内注射後の眼内増殖組織の収縮により，新たな硝子体出血が生じることや牽引性網膜剥離が増悪することがあるので，硝子体手術予定日から逆算して硝子体内注射の日程を決定する．

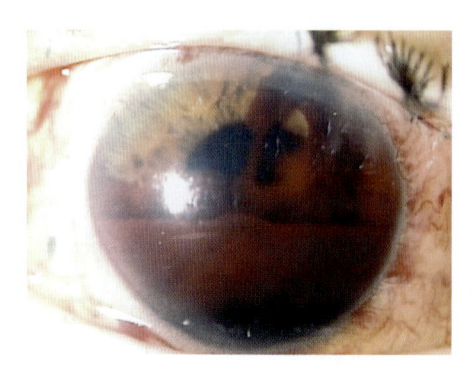

図3 NVGに対する線維柱帯切除術の術後前房出血

かの緑内障病型と比較して不良であった．それに対して，ベバシズマブを術前に投与することにより術中・術後出血性合併症が抑制されたことで，ほかの病型と同等の手術および術後早期管理が可能となったことは特筆すべきことである．しかし，術後長期成績に関しては一定の見解が得られておらず[4,5]，長期的な濾過胞瘢痕化抑制に対する効果については，今後さらなる情報の蓄積が必要である[*6]．手技のポイントを以下にまとめる．

1. **術野の選択**：結膜の瘢痕が少なく濾過胞を形成しやすい部位の選択が第一条件だが，新生血管が少なく周辺虹彩前癒着（peripheral anterior synechia；PAS）が生じていない部位を選択して，出血を最小限にすることも念頭に置いて決定する．

2. **結膜切開**：結膜の癒着により剪刀での切開，剝離が困難な部位は鋭的にメスやクレッセントナイフで剝離する．また，Tenon囊が線維化している症例では，結膜下の増殖組織とTenon囊を一塊にして切除する（図4a）[*7]．

3. **強膜弁作製・MMC**：強膜弁作製は通常通りで，0.04％MMCを5分間作用させる．術後の結膜の収縮を考慮して，MMCを作用させる範囲は大きくとる（図4b）．

4. **強膜ブロック切除**：強膜側の切開は，通常，線維柱帯の強膜側をメスで切開し線維柱帯を含んだ強膜ブロックとする（図4c）．しかし，PASを生じている場合，Schlemm管内に新生血管を認める場合は線維柱帯の角膜側で切開し（図4d），極力出血を避ける．

5. **虹彩切除**：通常通りに行うが，若年では術後の収縮を考慮して大きめの切除とする．虹彩根部からの出血は自然止血に期待するが，止血できないときは鑷子型のウェットフィールドジアテルミーでピンポイントに止血する[*8]．

6. **強膜弁縫合**：硝子体手術既往眼では虹彩切除後に眼球が虚脱し

[*6] 術後成績のばらつきが大きいことについては，症例ごとの病状，活動性の差が大きいこと，施設により手術適応に違いがあること，ベバシズマブ投与にて眼圧下降した症例が除外されており，母集団に違いがあることが影響している可能性がある．

[*7] 結膜下の線維化した増殖組織を残すと，結膜の伸展性が低下し，結膜収縮のために結膜縫合が難しくなることがある．

[*8] 過剰凝固で周囲組織の収縮をきたすと，新たな部位からの出血を誘発しやすいので注意が必要である．

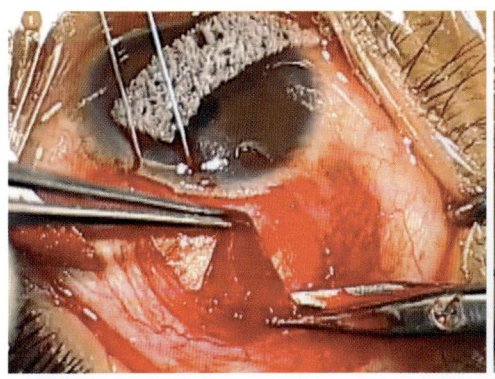

a. 結膜下増殖組織の切除 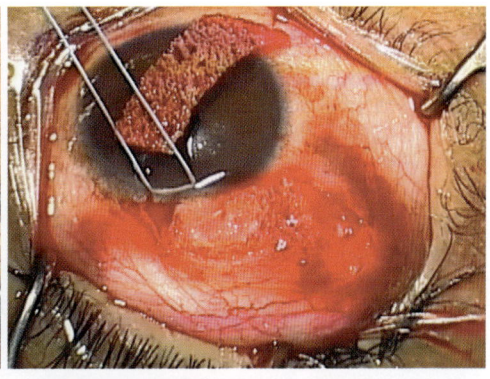　　　　　　　b. 広範囲な MMC 作用

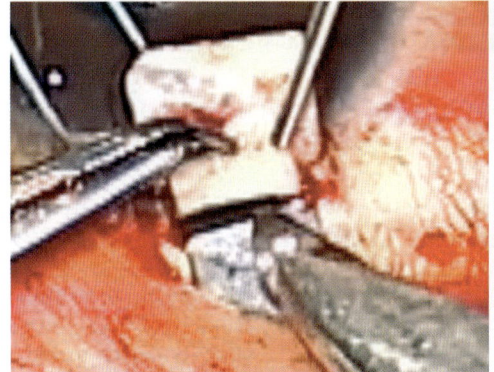

c. 線維柱帯強膜側での切開 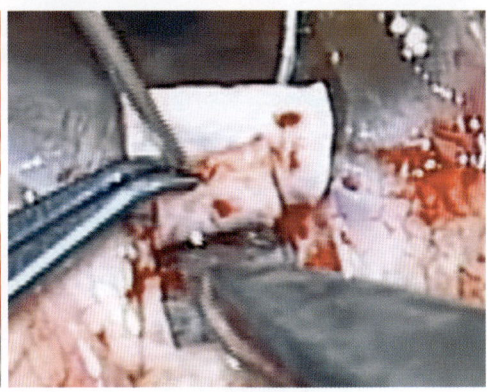　　　　　　d. 線維柱帯角膜側での切開

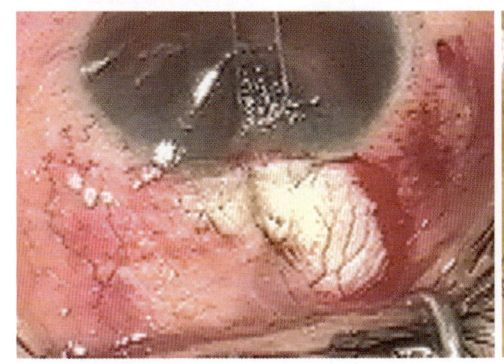

e. 硝子体手術既往眼における眼球虚脱 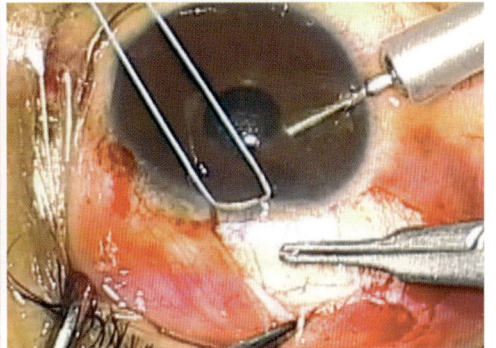　f. インフュージョンニードル挿入にて眼球虚脱を予防

図4　線維柱帯切除術の術中所見

やすいので（図4e），25G インフュージョンニードルを角膜輪部に装着することで眼球虚脱を予防することができる（図4f）．

7. 結膜縫合：結膜創内に瘢痕や脆弱部位がある場合，通常の結膜縫合後，手術終了前に濾過胞を形成して，漏孔の有無をチェックする[*9]．

[*9] 結膜に生じた漏孔は，大きさ，部位によって症例ごとに結節縫合，マットレス縫合，連続縫合のいずれかを選択する．

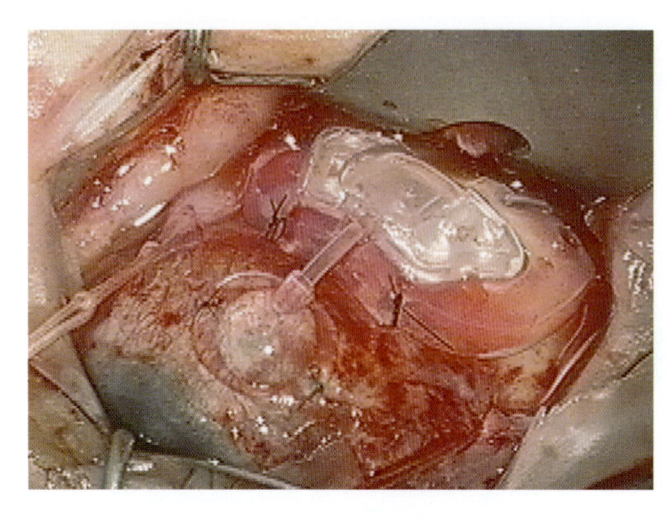

図5　後房型チューブシャント挿入術
Ahmed™ Glaucoma Valve Model FP7 with Pars Plana Clip™ を装着している．

チューブシャント手術

　緑内障チューブシャント手術は，人工物（glaucoma drainage devices；GDD）を眼内に挿入し，眼外への房水流出を増加させる濾過手術の総称であり，国内でも2012年4月から本手術が保険適応として認められた[*10]．現時点では，従来の手術に抵抗する難症例が適応となっており，NVGも適応疾患である．挿入部位としては前房挿入型と後房挿入型があり（図5），硝子体手術既往眼では後者を用いることで，前者に特有な前房内出血，炎症および角膜内皮障害を回避できる可能性が高い．海外では，大規模な前向き試験で線維柱帯切除術と同等の成績が得られているが[6,*11]，人種による違い，NVGに対する成績については，今後さらなる情報の蓄積が必要である．

毛様体破壊術

　毛様体破壊術は，毛様体を破壊することで房水産生を抑制し眼圧下降を図る術式である．しかし，術後の視力低下や眼球癆などの合併症も多いことから，濾過手術をはじめ他の緑内障手術で眼圧下降が得られない症例や，すでに視力不良で眼痛の自覚が強い症例に限って適応となる．従来は，毛様体冷凍凝固術が行われていたが，術中の疼痛が強く効果が不安定なことから，近年は，ダイオードレーザーを用いる毛様体光凝固術が主流となっている．手術手技としては，経強膜法[*12]と，内視鏡を併用または硝子体手術時に強膜を圧入して直視下に毛様体を凝固する眼内法がある．

（馬場哲也）

[*10] 現在，国内で医療材料として認められているのは，プレートを用いるバルベルト緑内障インプラント（Baerveldt® Glaucoma Implant），プレートをもたずミニチューブを挿入するアルコン エクスプレス™である．その他，海外では調圧弁をもつプレートタイプのアーメド緑内障バルブ（Ahmed™ Glaucoma Valve）も広く使用されている．

[*11] Tube Versus Trabeculectomy Study（TVT study）では，バルベルト緑内障インプラントが採用され，術後3年で眼圧経過は同等，術後投薬は線維柱帯切除群が少ないが，術後合併症は逆に線維柱帯切除群が多いという結果になっている．ただし，NVGは対象から除外されている．

[*12] 装置としては，Gプローブを用いて視軸に平行に照射するOcuLight SLx（Iris Medical）と，ペンシルタイプのプローブを用いて強膜面に垂直に照射するDC-3000（NIDEK）の2種類がある．

6. 視神経症

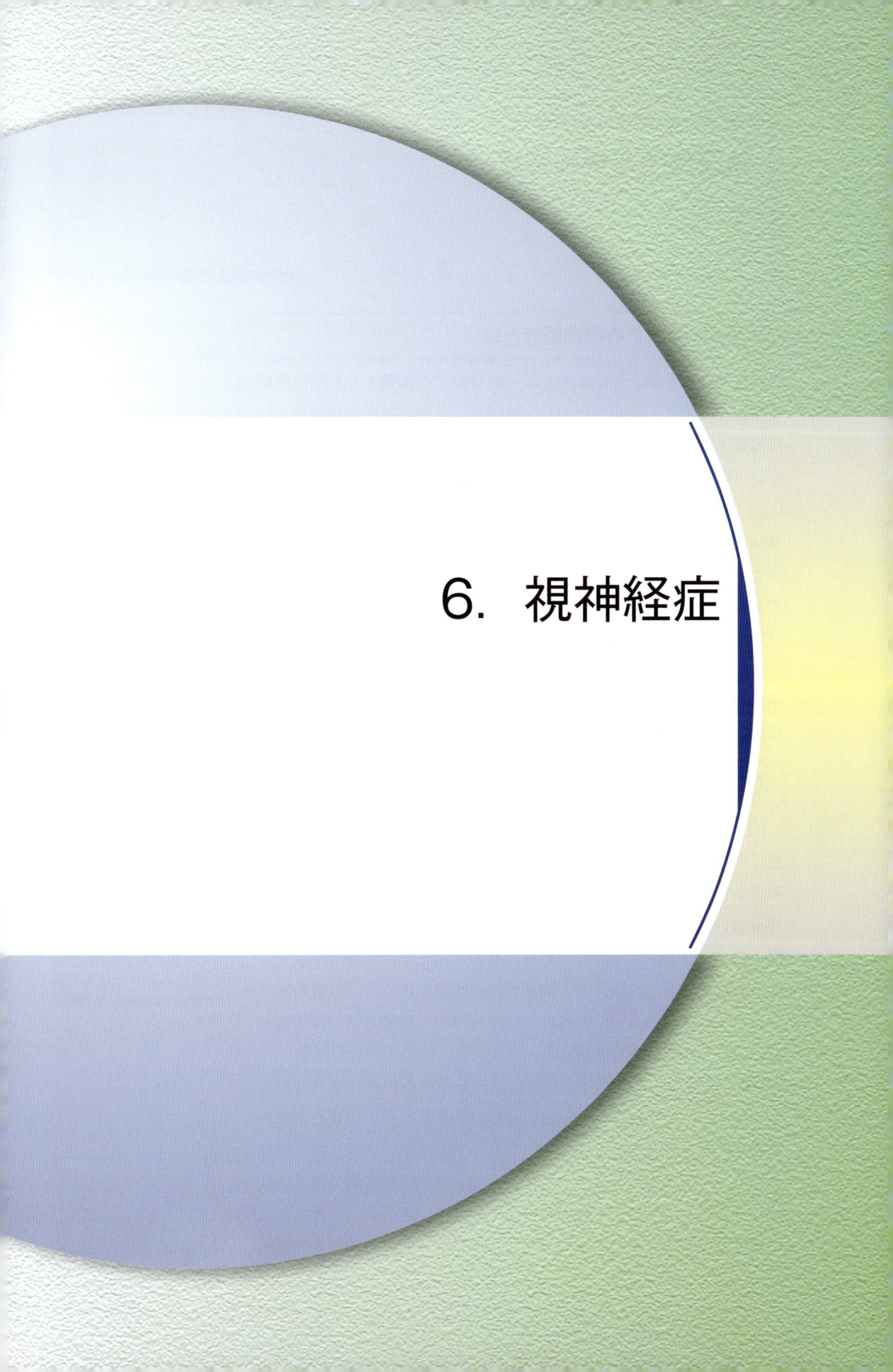

糖尿病関連視神経症

糖尿病に関連する視神経症とは

　糖尿病による眼合併症といえば，血管障害を基盤とした糖尿病網膜症を連想する．しかしながら，糖尿病は多様な機序で視神経を直接障害することによっても視機能障害を引き起こす．高齢者の最多中途失明原因と目される虚血性視神経症（ischemic optic neuropathy；ION），非動脈炎性前部IONとの異同が話題の糖尿病乳頭症，遺伝性視神経症の一つWolfram症候群などは，糖尿病そのものが病因となっているか，糖尿病の存在が診断基準となっている視神経症である．さらに，緑内障性視神経症の鑑別疾患として重要な上方視神経部分低形成（superior segmental optic hypoplasia；SSOH）と，糖尿病との関連や糖尿病の緑内障への影響なども，広い意味で糖尿病に関連した視神経症とみなすことができる．本項では，これらの疾患と糖尿病とのかかわりに焦点を当てて解説する．

ION

　IONは，突発する無痛性の視力低下・視野欠損を主徴とする神経症である[1]．短後毛様動脈の閉塞・れん縮により視神経乳頭に循環障害をきたす前部（anterior；A）ION[*1]と，視神経鞘軟膜毛細血管穿通枝の閉塞・れん縮により球後視神経に循環障害をきたす後部（posterior；P）IONに分けられる．病因としては巨細胞性動脈炎による動脈炎性とそれ以外の非動脈炎性に区別されるが，後者のほうが遭遇する頻度は高い．無痛性というものの，動脈炎性では側頭動脈に沿った拍動性疼痛を訴える．

AION：急性期に視神経乳頭は蒼白浮腫を呈するのが特徴的であるが（図1a），実際には，発赤腫脹していることも多い．また毛様網膜動脈閉塞を伴うこともまれではないので，その場合は，灌流領域の網膜にも浮腫が生じる．フルオレセイン蛍光眼底造影で視神経乳頭に分節状ないしびまん性の過蛍光に加えて，典型例では梗塞部位の低蛍光を示す．長期経過のうちに，境界不鮮明な視神経炎性萎縮

文献は p.253 参照．

[*1] 前部IONが時間差をおいて発症した場合，後から発症した側が蒼白浮腫，先に発症した側が炎性萎縮を呈し，この組み合わせ状態を偽Foster-Kennedy症候群と呼ぶ．

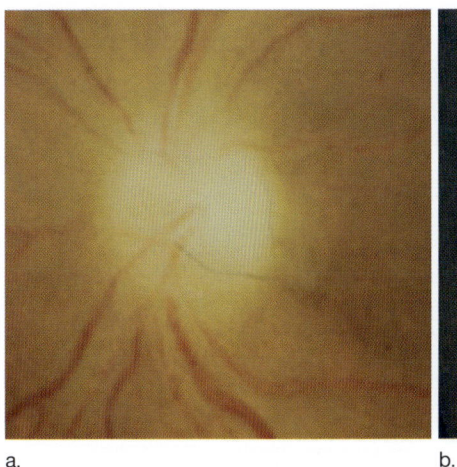

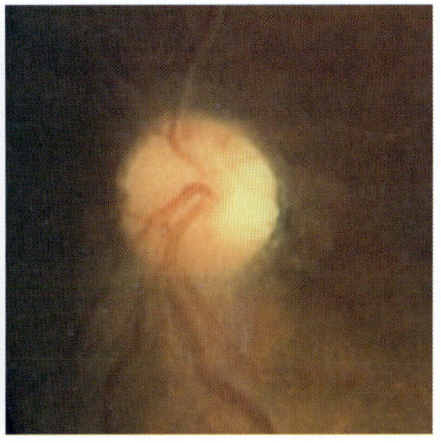

図1 前部非動脈炎性虚血性視神経症
a. 急性期視神経乳頭所見．視神経乳頭はびまん性に境界不鮮明で，上方は蒼白浮腫を呈している．
b. 萎縮期視神経乳頭所見．浮腫は軽減しているが，境界は不鮮明であり，炎性萎縮所見を呈している．
c. Humphreyグレースケール．水平半盲を示している．

を呈するようになる（**図1b**）．これは視神経乳頭のグリア細胞増生による．片眼発症であるが，経過中に僚眼に発症することも少なくない．

PION：急性期に検眼鏡的な異常所見は示さないため，除外診断となる．時間経過とともに境界鮮明な視神経乳頭単性萎縮の像を呈するようになる．

症状・所見：AIONにせよ，PIONにせよ，患眼に相対的入力瞳孔反応異常（relative afferent pupillary defect；RAPD）を認めるが，第二眼に発症した場合は，先行眼の視機能低下の程度に影響される．視野は水平半盲が有名であるが（**図1c**），中心暗点や楔状欠損など，さまざまなパターンを呈しうる．動脈炎性では赤沈やCRPが高値を示すほか，抗好中球細胞質抗体や抗リン脂質抗体などが上昇することがある．

発症年齢：50歳以降が多いが，40歳未満にも生じうる．片眼発症

後に僚眼に発症する割合は50歳以上では5年で15％程度[2]，若年者では半年以内に35％という報告もあり[3]，若年発症のほうが両眼性に移行しやすい．また高齢者では男性の罹患率が高い傾向にあるが，40歳未満ではむしろ女性のほうが多いとされる[3]．脊椎や心疾患の周術期には，両眼同時発症するPIONが存在することを忘れてはならない．

危険因子：IONには，全身ならびに眼局所の危険因子が存在する．眼局所の危険因子は，視神経乳頭のサイズが小さい，あるいは陥凹のサイズが小さいか陥凹そのものがみられないことが挙げられる[4]．視神経乳頭部での軸索と栄養血管の混雑，すなわちcrowded discが，非動脈炎性IONの発症の解剖学的素因，すなわちdisc at riskである．全身的な危険因子には，糖尿病，高脂血症，虚血性心疾患，夜間低血圧，内頸動脈狭窄や閉塞，片頭痛などの血管れん縮や血管の自己調節機能不全が知られている．なかでも糖尿病があると非動脈炎性IONの有病率や僚眼の発症率を2倍に高めるとされる[5]．また最終視力予後は，糖尿病罹患者と非罹患者間で差はないものの，乳頭浮腫の消退期間は前者のほうが有意に長いという報告がある[6]．

治療：副腎皮質ステロイド経口投与，視神経乳頭切開術，レボドパ内服，経角膜電気刺激，LDL吸着療法，硝子体手術による乳頭牽引除去，トリアムシノロンや抗vascular endothelial growth factor（VEGF）抗体の硝子体内注入が行われてきたものの，決定的なものはない[7,8]．僚眼発症予防目的のアスピリン内服投与も賛否両論がある[7,8]．

糖尿病乳頭症

糖尿病乳頭症（diabetic papillopathy）は糖尿病患者にみられる，片眼性ないし両眼性に生じる視神経乳頭浮腫[*2]で，恒常的な視機能障害がないか，あっても軽微な病態を指す（図2）．両眼性で，視機能障害がMariotte盲点の拡大だけにとどまる例では，頭蓋内圧亢進によるうっ血乳頭との鑑別が重要である．

乳頭浮腫は平均3.7か月で自然寛解する．糖尿病網膜症の程度や病期とはかかわりなく発症する．最近の報告では，急激な血糖コントロールが発症のリスクファクターとされる[9]．また，乳頭陥凹／乳頭サイズ比が小さいと発症しやすいことや，視野障害が持続したり，軽度ながら視神経萎縮に陥ることもあるため，糖尿病乳頭症は，前部IONの初期病態ないし軽症例ではないかと考える向きもあ

[*2] 視神経乳頭症における黄斑浮腫は，黄斑部網膜毛細血管からの漏出によるのではなく，Kuhnt中間グリア組織の破綻が原因で視神経乳頭から漏出した液性成分が，黄斑下組織に蓄積した漿液性網膜剥離と考えられる．

a.
b.
c.

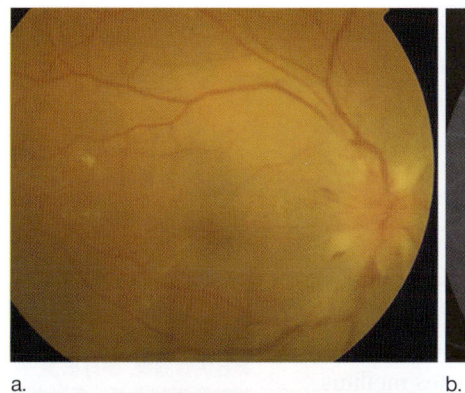

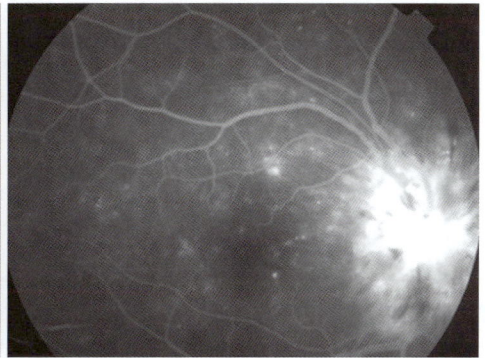

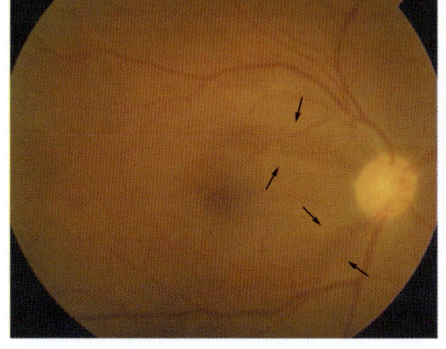

a. 急性期眼底所見. 視神経乳頭の発赤腫脹と軽度の網膜症を認める. 視力は (0.4) である. 3か月前に下肢壊疽で糖尿病を発見された. 当初 HbA$_{1C}$ は 13%. 2か月間に 5.4% までコントロールされ, その後, 両眼視力低下を自覚し, 紹介された経緯がある.
b. 同フルオレセイン蛍光眼底造影所見. 視神経乳頭からの強い蛍光色素漏出を認めるが, 黄斑部に虚血性変化はなく, 網膜毛細血管からの色素漏出も軽微である.
c. 初診から2か月後の眼底所見. 視神経乳頭浮腫と網膜症は改善しているが, 上下のアーケード内に網膜神経線維束欠損（NFBD）を認める（矢印）. 視力は (1.0) である.

図2 糖尿病乳頭症

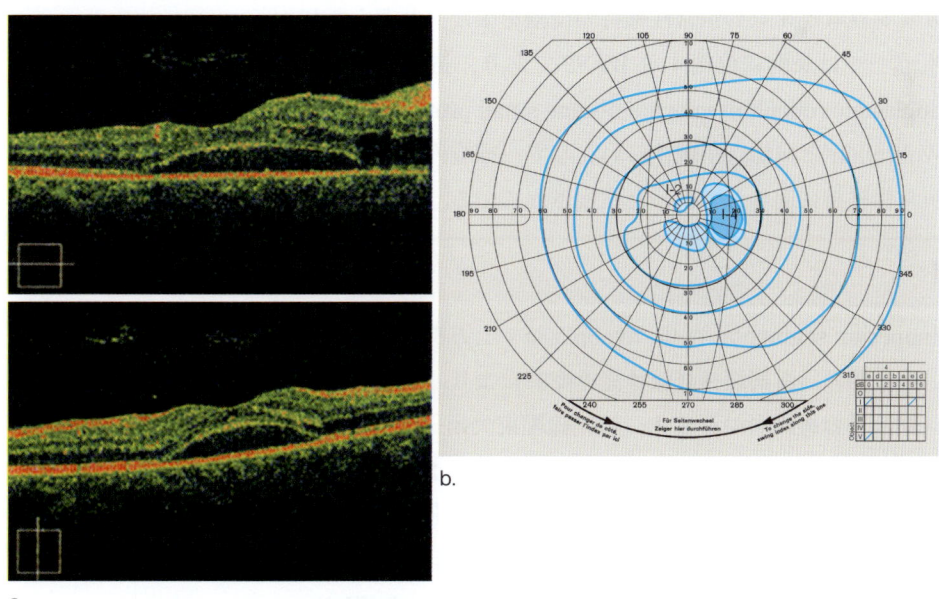

a.
b.

図3 図2の症例における急性期黄斑部光干渉断層計（OCT）と視野
a. OCT 所見. 上図：水平断. 下図：垂直断. 視神経乳頭浮腫に連なる黄斑部漿液性網膜剥離を認める.
b. Goldmann 視野. Mariotte 盲点の拡大と中心部のイソプタの沈下を認める.

る[9]．とはいうものの，前述のように，前部 ION は突発する視野障害を主徴とする視神経乳頭循環障害であり，自然完全寛解はみられないのであるから，こうした意見にコンセンサスが得られたわけではない．

約 15％ の例で 0.4 以下の視力低下をきたすが，その原因は 70％ の頻度で合併する黄斑部浮腫による（図 3）[10]．

Wolfram 症候群*3

尿崩症（diabetes insipidus；DI），1 型糖尿病（diabetes mellitus；DM），視神経萎縮（optic atrophy；OA），感音性難聴（deafness；D）を合併する，常染色体劣性遺伝病（MIM222300）である．これらの頭文字をとって，DIDMOAD とも呼ばれるが，すべての徴候を伴うとは限らない[11]．低年齢（2～11 歳前後）で発症する糖尿病患者で，数年以内に（0.1）以下の視力に低下する進行性の視神経萎縮をみれば，本疾患を疑う．

第 4 染色体に原因遺伝子が二つ同定されている．一つは短腕にあって，小胞体膜に埋没する Wolframin という蛋白をコードする WFS1 である[12]．Wolframin は約 890 のアミノ酸からなり，膵臓ランゲルハンス島 β 細胞，脳，脊髄，心臓，筋肉などに発現していて，小胞体のカルシウムイオンの恒常性維持の役割を果たすと考えられている．もう一つは長腕に位置する WFS2 であり，遺伝子産物は ERIS（endoplasmic reticulum intermembrane small protein）とも呼ばれ[13]，Wolframin と同様，小胞体に局在して，細胞内カルシウムイオンの恒常性維持に関与していると推察されている．

SSOH

SSOH（superior segmental optic hypoplasia；上方視神経部分低形成）は，上鼻側の局所網膜神経線維発達障害により，上方（ならびに鼻側）網膜神経線維層の菲薄化，神経線維束欠損（nerve fiber bundle defect；NFBD，ないし nerve fiber layer defect；NFLD），網膜主幹血管始入部の上方偏位，上方乳頭リム蒼白化，上方乳頭周囲ハローないし double ring サインなどを呈する病態を指す．Topless disc とも呼ぶ．Mariotte 盲点に連なる扇型の視野欠損を示す（図 4）．以前より，視力良好な視神経部分低形成の存在は知られていたが[14]，神経眼科学の大家 Frank Hoyt の一派が，1 型糖尿病を母にもつ患者に SSOH が多いことを指摘したことにより，一躍注目を集め

*3 Wolfram 症候群では，通常，ほかにも下垂体機能不全，けいれん，小脳失調，神経因性膀胱，眼球振盪，精神神経症状など，多彩な神経学的症状を伴うので，小児科から紹介されることが多い．

6. 視神経症　215

a.

b.

c.

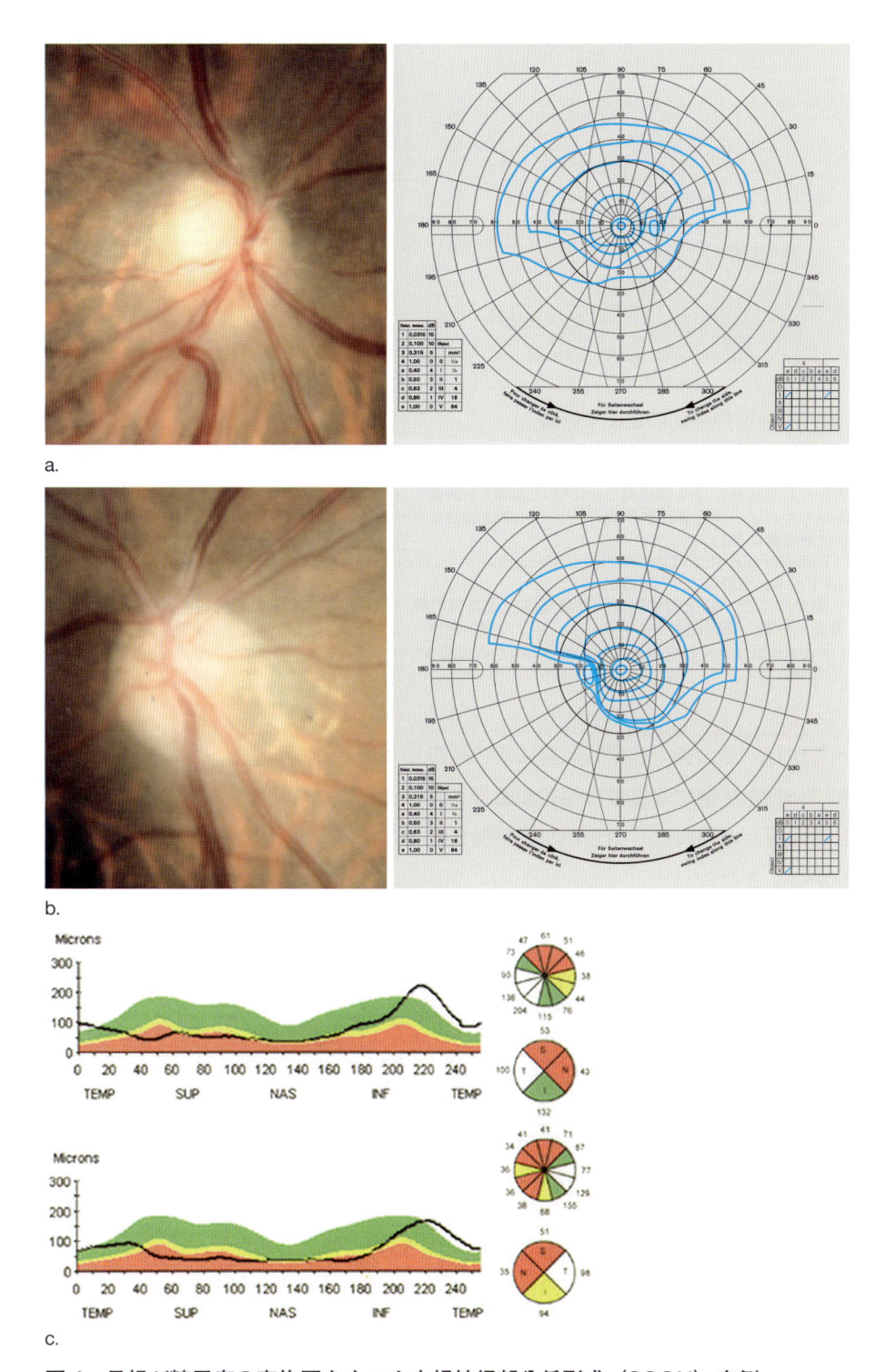

図4　母親が糖尿病の家族歴をもつ上方視神経部分低形成（SSOH）症例
a. 右眼視神経乳頭と Goldmann 視野所見.
b. 左眼視神経乳頭と Goldmann 視野所見. いずれも上方鼻側乳頭リムの狭細化, 主幹血管の上方偏位, ならびに網膜神経線維束欠損と, それに対応する下方視野欠損を認める.
c. OCT による視神経乳頭周囲網膜神経線維層厚（RNFLT）解析. 検眼鏡所見と一致した鼻側と上方の RNFLT の菲薄化を認める.

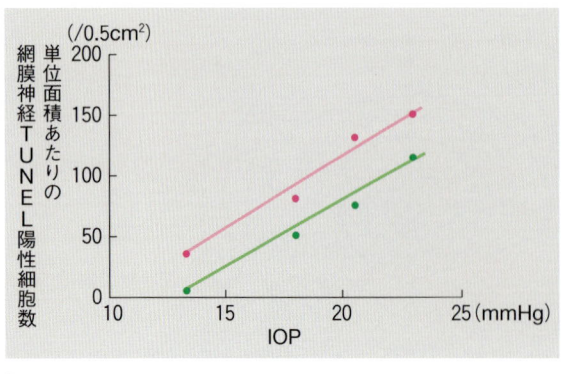

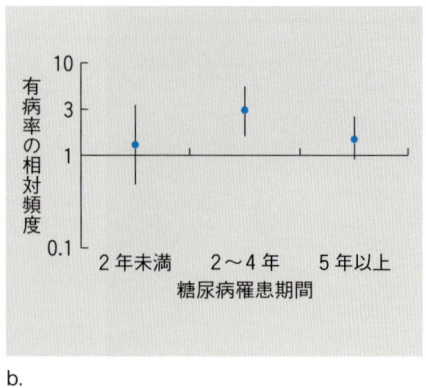

図5 糖尿病の緑内障性視神経症に及ぼす影響

a. 実験的糖尿病の高眼圧による網膜神経細胞のアポトーシスに及ぼす相加効果.
緑：正常ラット眼に上強膜静脈焼灼により高眼圧を誘導したもの.
赤：ストレプトゾトシン静脈注射による糖尿病ラット眼に高眼圧を誘導したもの.
糖尿病眼では，眼圧レベルによらず，非糖尿病眼に比べて，単位面積あたりの terminal dUTP nick end labeling (TUNEL) 陽性細胞数が有意に多い.
(Kanamori A, et al：Diabetes has an additive effect on neural apoptosis in rat retina with chronically elevated intraocular pressure. Curr Eye Res 2004；28：47-54.)

b. 20年間の前向き調査による，糖尿病罹病期間の原発開放隅角緑内障 (POAG) 有病率の相対頻度 (relative ratio；RR) に及ぼす影響．罹病期間2〜4年では，ほかの罹病期間に比べてPOAGの有病率は有意に高い．
(Quigley HA：Can diabetes be good for glaucoma? Why can't we believe our own eyes (or data)? Arch Ophthalmol 2009；127：227-229.)

るに至った[15]．しかし，その後，必ずしも糖尿病に罹患した母親の存在がなくても，SSOHを呈する患者の存在が報告されるようになり[16]，SSOHと糖尿病との間には，明らかな因果関係があるわけではないことがわかってきた．

糖尿病の緑内障に及ぼす影響

緑内障は，網膜神経節細胞とその軸索が変性脱落する疾患である．一方で，糖尿病も血管症が発症する以前，ないし少なくとも同時期に網膜神経細胞・グリア細胞に機能障害や細胞死が生じていることが知られるようになった[17]．したがって，糖尿病患者では緑内障性視神経症を相加的ないし相乗的に助長するように思われる．事実，われわれは，少なくとも動物モデルにおいては，糖尿病と高眼圧は網膜神経細胞死に相加効果のあることを示している (図5a)[18]．一方，糖尿病では房水の浸透圧上昇や房水流出路の抵抗性が上昇することにより，高眼圧となる可能性が示されている[19]．複数の大規模疫学調査によれば，糖尿病患者は対照者に比べて眼圧が有意に高い点については，ほぼ一定した結果となっている[20-22]．これに対して，糖尿病が緑内障性視神経症ないし網膜神経節細胞死のリスクファクターであるかどうかについては，賛否両論がある (図5b)[20-22]*4．

*4 糖尿病による神経変性は，単に高血糖などの代謝障害によるものではなく，網膜局所における神経栄養因子としてのインスリン作用の不足，すなわち"網膜組織のインスリン抵抗性の増大"が独立した要因として関与していることがわかってきた[23]．

糖尿病はその病期により，炎症性サイトカインの量や網膜虚血の程度，およびそれに続発する透過性の高い血管新生の発生状況は変遷する[22]．VEGF[*5]やインスリン様成長因子などが神経保護的に作用するとしても，眼圧上昇が限界を超えたり，虚血網膜の範囲が広がれば，網膜神経節細胞やグリア細胞は機能不全に陥るか死滅するようになるであろう．逆に視神経萎縮は糖尿病網膜症の保護因子とも考えられる[25]．血管症を誘導するVEGFなどのサイトカインの多くは神経細胞から放出されるのであり，神経細胞が死滅すると，もはやそのようなサイトカイン自体が産生されないからである．糖尿病眼における神経細胞と網膜血管間の相互作用は非常にダイナミックであるがゆえに，対象の異なる疫学研究間によって結果がばらついている可能性がある．

（中村　誠）

[*5] 緑内障研究の大御所Quigleyは，糖尿病眼で上昇するVEGFは神経細胞栄養因子の側面をもつこと，糖尿病眼においてはコラーゲンのクロスリンク形成によって強膜・篩状板が構造的に強化される可能性があることなどのメカニズムにより，むしろ糖尿病の存在は，緑内障性視神経症の保護因子であると説く[24]．

糖尿病患者の瞳孔異常

瞳孔にみられる異常所見・症状

　糖尿病による眼神経障害として，視神経症，眼球運動障害，屈折，調節障害，そして瞳孔障害が挙げられる．糖尿病に合併した角膜症も角膜知覚低下という神経的異常が基盤にあると考えれば，眼神経障害の一つに挙げることができよう．本項では，このなかの糖尿病患者の瞳孔異常に関して過去の文献，研究を含めまとめてみる．

　糖尿病患者の瞳孔異常について，過去に報告のあった糖尿病患者にみられる瞳孔異常を表1に示す．

縮瞳

　糖尿病患者の瞳孔は，同年代の健常者と比較すると縮瞳傾向にあることは多くの文献で述べられている．暗順応下でも瞳孔サイズは小さく，臨床上でもよく経験することである．正常でも加齢とともに縮瞳傾向を示すが，糖尿病の場合，若年者でもすでに同年代健常者と比べ縮瞳している．糖尿病のコントロール状態が不良，罹病期間が長い，網膜症が重症なほど縮瞳の程度や頻度が強いとされている[1,2]．自律神経，特に交感神経系の有意な障害が示唆されており[3]，病理組織学的には瞳孔散大筋の交感神経の選択的障害が示されている[4]．一方，臨床的な自律神経の異常がなくても縮瞳傾向はみられ，希釈した（0.1％）ピロカルピンに対する脱神経過敏（denervation supersensitivity）の検出は副交感神経障害の存在も示唆し，初期の糖尿病自律神経障害を検出するよい方法とされている[5]．磯谷は罹病期間が長いほど縮瞳傾向を示すほかに，境界型でもすでに瞳孔反応異常（この場合は散瞳）が存在し（図1）[6]，低濃度ピロカルピンによる点眼テストで過敏性がみられたことから，境界型における副交感神経の異常の存在と，この時期からの厳格な血糖コントロールの重要性を述べている[2]．

表1 過去に報告のあった糖尿病患者にみられる瞳孔異常

1. 縮瞳
2. 散瞳不良
3. 楕円瞳孔
4. 対光反射減弱
5. 虹彩自体の器質的変化
6. 糖尿病に合併した動眼神経麻痺でのpupillary sparing
7. 血管新生緑内障に伴う瞳孔異常
8. 内因性光感受性網膜神経節細胞（ipRGC）と対光反射異常

ipRGC：intrinsically photosensitive retinal ganglion cell

文献はp.254参照．

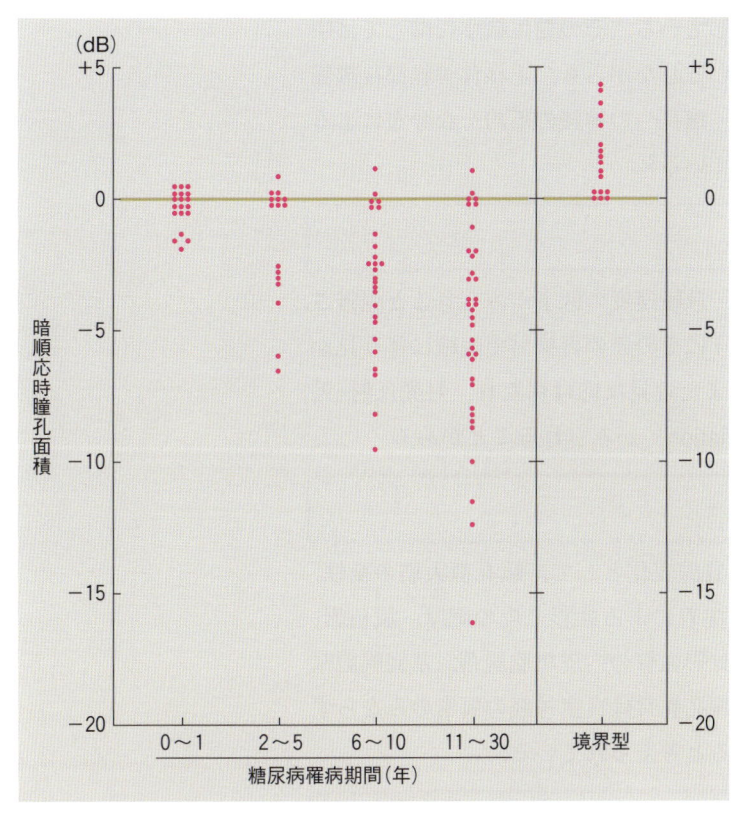

図1 暗順応時瞳孔面積と糖尿病罹病期間との関係

暗順応時瞳孔面積は罹病期間が長くなるほど縮瞳するが，境界型では散瞳している例がみられる．縦軸の瞳孔面積は正常からの隔りを dB で示している．
(磯谷治彦ら：境界型および糖尿病患者の瞳孔異常―暗順応時瞳孔面積，対光反応および薬剤点眼試験による検討―．自律神経 1994；31：514-519 より一部改変．)

散瞳不良

糖尿病患者は散瞳が不良で，また散瞳までの時間が長い．散瞳薬として用いられるトロピカミドフェニレフリン塩酸塩（ミドリン P®）の糖尿病患者多数例に対する検討では，糖尿病網膜症を伴っている場合，散瞳前瞳孔は小さく，最大，点眼 35 分後瞳孔径は網膜症が重症なほど小さくなり，最大散瞳到達時間は網膜症がなくても健常者より遅延，さらに網膜症の重症度に伴い遅延することが報告されている[1]．

楕円瞳孔（図2）

交感神経を主とする自律神経異常の現れと，虹彩自体の器質的な変化も関与していると考えられている．その出現率は磯谷によると 24％ で，早期の糖尿病患者でもみられ，心拍変動係数や暗順応時瞳

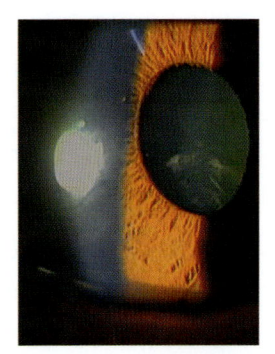

図2 糖尿病患者にみられた楕円瞳孔（無散瞳状態）

孔面積の異常との関連を指摘している．その発生機序に関しては中枢性障害の要因も否定できないとしながらも，毛様体神経節後線維の大半が眼球耳側部に到達し，瞳孔への神経の不均一な分布による末梢性の障害の可能性を挙げている[2]．

対光反射減弱

過去に縮瞳量の減少，縮瞳・散瞳速度の低下がみられると報告されている[7]が，後に述べるようにその後の再検討で縮瞳に伴う見かけ上の異常との指摘もある．また近見反応は保たれ，対光反射－近見反応解離（light-near dissociation）がみられることがある．

虹彩自体の器質的変化

糖尿病での虹彩炎自体の器質的変化として，瞳孔散大筋の変性，萎縮のほかにグリコーゲンの沈着による虹彩上皮の肥厚，脱色素，空胞化（lacy vacuolation）[8]，虹彩血管の内皮細胞脱落，基底膜肥厚などがみられ，糖尿病に伴う瞳孔異常は自律神経の異常のみならず虹彩自体の変化も関与していると考えられている．

糖尿病に合併した動眼神経麻痺での pupillary sparing

糖尿病に合併した動眼神経麻痺では，瞳孔異常が認められない pupillary sparing は 68〜84％ に，動脈瘤では 3〜14％ にみられるといわれ，pupillary sparing が動眼神経麻痺において糖尿病性と動脈瘤性との鑑別の一つとされている．これは瞳孔線維が動眼神経のなかで周辺部を走行し，それを栄養する血管や瞳孔線維そのものが動脈瘤の機械的な圧迫を受けやすいために，動脈瘤では瞳孔異常が多い（pupillary sparing が少ない）と考えられている．しかし，動脈瘤でも上記のように pupillary sparing がみられるので，安易に糖尿病性とせず脳動脈瘤の検索は必ずなされるべきである[9]．

血管新生緑内障に伴う瞳孔異常 （図3）[8,10]

血管新生緑内障を合併した場合に散瞳不良や瞳孔縁の外反がみられる．野村らが，糖尿病に合併した血管新生緑内障における隅角，虹彩表面の病理組織学的な詳細な検討をしており，その病態を理解するのに有用である[10]．

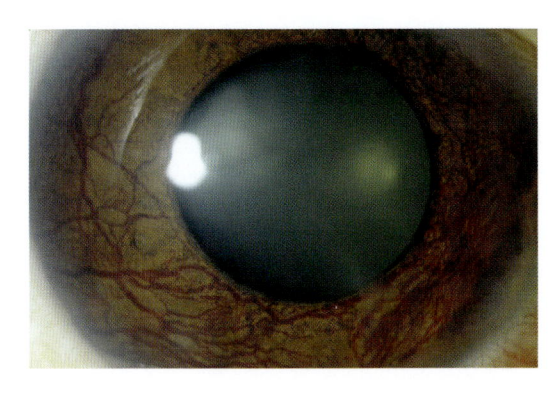

図3 糖尿病患者にみられた血管新生緑内障の虹彩
虹彩面上の新生血管，瞳孔縁の瞳孔外反がみられる．

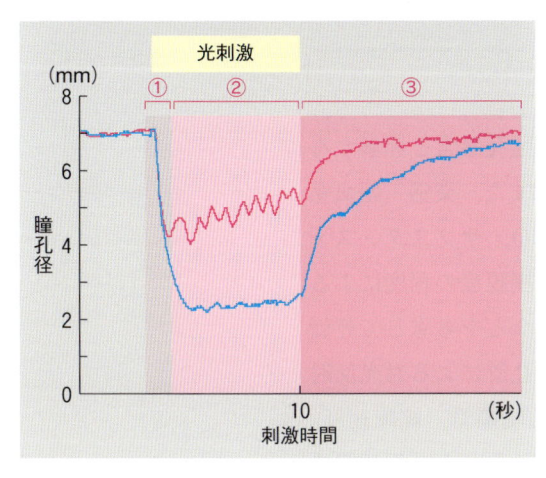

図4 赤青光刺激による対光反射の三相（光刺激 100 cd/m²）
赤青光刺激にて対光反射を測定．図のように反応を①～③相に分けるて考えることができる．
① 初期相：視細胞由来の対光反射
② 縮瞳持続相：視細胞・内因性光感受性網膜神経節細胞（ipRGC）両者由来の対光反射
③ 回復相：ipRGC由来の対光反射
赤色に比較して青色光刺激では，ipRGCを活性化するため縮瞳持続相と回復相で安定した持続的な縮瞳が得られている．

内因性光感受性網膜神経節細胞（ipRGC）と対光反射

　近年，視細胞（錐体，杆体）とは違う，新たな対光反射に関する受容器としてメラノプシンを含有する網膜神経節細胞が注目されている．強い470 nmの青色光はipRGC（intrinsically photosensitive retinal ganglion cell）を直接刺激し，視細胞からの刺激なくして脱分極することが報告されている[11]．ipRGCは錐体と異なり，光刺激に対してゆっくりと脱分極し，光刺激後もゆっくりと回復する．視細胞やipRGCの電気生理学的特徴を考え，現在，対光反射を図4のように三相に分けて分析することができる[12]．光刺激直後の初期相は錐体由来，縮瞳の持続相は錐体とipRGC両者の由来，回復相はipRGCが中心の瞳孔反応と考えられている．Feiglらは，網膜症を有さない2型糖尿病患者と年齢をマッチさせた健常者において，488 nmの青色光刺激によるipRGCの対光反射について報告している．そのなかで，糖尿病患者では反応性の低下がみられ，罹病期間が長いほど減弱し，検眼鏡的に異常がでる前の神経網膜内層の機能変化を非

侵襲的な方法で評価できる方法であるとしている[13]．新たな糖尿病網膜異常，特に内層異常の早期発見の方法として期待できるが，まだipRGCに関する報告は少なく，さらなる検討が必要である．

その他

アルゴンレーザーによる汎網膜光凝固（panretinal photocoagulation；PRP）の合併症としてshort ciliary nerve（短毛様体神経）障害による瞳孔異常，調節障害の報告もあることを眼科医は知っておくべきであろう[14]．

瞳孔以上評価のもつ課題

糖尿病における瞳孔異常をまとめてみたが，瞳孔異常を評価する場合，年齢，測定環境（特に照度），日内変動，また，交感・副交感神経作動薬物以外にもプロスタグランジン，NO，サブスタンスPなどの関与が知られ，さらには糖尿病の場合，網膜症の程度による入力路障害（afferent pupillary defect；APD）などを考慮して評価する必要がある．なお，内海らは赤外線電子瞳孔計による対光反射の分析で，瞳孔の運動に関する指標，すなわち縮瞳量，縮瞳速度，散瞳速度などは刺激前瞳孔面積と密接に関係し，それらの相関関係を考慮したうえで糖尿病における瞳孔異常を検討すべきであると述べている[15]．今後さらなる糖尿病患者の瞳孔異常を調べるにあたっては，より注意深い緻密な測定，解析条件が求められるであろう．

（市邉義章）

7. 眼科・内科連携

糖尿病眼手帳の内容と意義

糖尿病眼手帳の意義

糖尿病による微小血管障害のひとつである糖尿病網膜症（diabetic retinopathy；DR）は，失明の危険性があるものの初期には自覚症状に乏しい．糖尿病患者が網膜症発症や網膜症進行を未然に防ぎ，視力障害を少しでも予防するためには，まず，患者自身が疾患を正しく理解し，眼科を受診することが必要である．また，糖尿病は慢性全身性疾患であることから，眼科医と内科医が患者を介して共通の情報をもち，かつ，眼科の情報を内科診療に役立ててもらうなどの適正な医療連携を保つことが重要である．さらに，患者が自身の病態を認識し，網膜症の治療を放置・中断しないように導く必要がある．糖尿病眼手帳はこれらの対策ツールとして存在する．糖尿病眼手帳発行時の主目的として掲げられたのは，以下の3点である[1]．
1. 眼科医と内科医が，患者を介して共通の情報をもつ．
2. 眼科の情報を内科の診療に役立ててもらう．
3. 患者に，糖尿病眼合併症の状態や治療内容を正しく理解してもらう．

文献は p.255 参照．

発行の経緯と主旨

網膜症進展の予防において，内科医と眼科医の密な連携と，患者の正しい病態認識および受診継続が重要である．したがって，患者の放置・中断による網膜症の悪化への対策は眼科医の長年の課題であった[2]．この問題の現状を調査する目的で，1997年に全国の430人の眼科医を対象に内科医との連携，眼科受診中断者の対処方法についてのアンケートが実施された[3]．そこで，内科医と密接な連携をとっていた眼科医は40％にすぎないこと，連携がとれない理由として，内科との適切な連携システムがないこと，受診中断患者に対する対処が消極的であることが挙げられた．

一方で，患者の眼科受診中断の原因を検討するため，糖尿病患者を対象にした意識調査が実施された[4]．受診中断の危険因子として関連があったのは，"自分の眼に糖尿病の病気がある"という項目

で，すなわち"自分の眼に糖尿病による病気がない"と思っているから中断したという結果であり，的確な治療の実施には，網膜症が未発症の段階から眼科受診を習慣づけることの重要性が示唆された．

また，患者管理の観点から網膜症進展に対する危険因子を検討したところ，糖尿病罹病期間，HbA_{1c}値，糖尿病発見理由，糖尿病発見後眼科初診までの期間，眼科受診状況の五因子が有意であった．眼科初診までの期間が長い，もしくは眼科受診を中断している症例で網膜症進展の危険性が高いことが示唆された[5]．

これらの結果を踏まえて，第7回日本糖尿病学会教育セミナー『糖尿病網膜症の医療連携—放置中断をなくすために』（2001年3月東京）において，"糖尿病眼手帳"が試案された[6]．その後，日本糖尿病眼学会より2002年5月に糖尿病眼手帳が作成され，同年6月から眼手帳が発行，配布されるようになった[*1]．この際の眼手帳の主旨を以下にまとめる．

1. 眼手帳は眼科医が記載し，内科医や患者にみてもらう．
2. 健康手帳との併携を前提とし，内科的項目は除外する．
3. 健康手帳と大きさをそろえ，薄く携帯可能なものとする．
4. 簡略化して必要な最低限の内容を盛り込む．
5. 眼底写真などを貼りつける欄を設けない．

アンケート調査結果にみる使用状況の実際

糖尿病眼手帳の発行後，手帳による放置・中断対策の評価としていくつかのアンケートが実施されている．2003〜2008年の5年間で糖尿病眼手帳の周知度および眼科医内科医の手帳活用度の向上，眼科医と内科医の医療連携の改善，患者の意識向上と放置・中断の歯止めに役立ったことが示唆された[7,8]．

一方で，糖尿病眼手帳を交付された患者へのアンケートでは，定期受診の必要性や血糖コントロールの重要性について80％以上の患者が理解できたと答えたものの，糖尿病眼手帳を内科医に見せたことがない患者が52％と多く，自分の病状について理解できた者は70％以下という結果であった．糖尿病眼手帳の有用性を高めるには，内科医に提示するように確認すること，主治医が病状について口頭説明を加えることなどが必要である考えられた[9]．また，糖尿病眼手帳の使用状況について多摩地区の眼科医を対象にしたアンケート調査では，眼手帳の配布率は2002〜2007年の5年間で10％上昇し，配布に対する抵抗感は有意に減少した．一方で，福田分類，

[*1] 2002年6月では，眼手帳は眼科医からのみ患者に配布していたが，翌2003年6月からは内科医からも配布可能となった．また，内容は2005年9月に改訂された（第2版）．現在までの配布総数は約160万部以上で，配布済みの病院は1,588軒（66％），開業医は4,699軒（43％）である（2012年6月現在）．

表1　糖尿病網膜症病期分類（改変Davis分類）

網膜症病期	眼底所見
単純網膜症	毛細血管瘤 網膜点状・斑状・線状出血 硬性白斑・網膜浮腫 （少数の軟性白斑）
増殖前網膜症	軟性白斑 静脈異常 網膜内細小血管異常 （網膜無血管野：蛍光眼底撮影）
増殖網膜症	新生血管（網膜・乳頭上） 網膜前出血 硝子体出血 線維血管性増殖膜 牽引性網膜剥離

（糖尿病眼手帳．日本糖尿病眼学会；2012．）

変化，白内障の項目で記入しづらいという回答が10％を超えたり，未配布施設への眼手帳の広まりに対する評価は低かったりなどの問題点も挙げられている[10]．

構成内容と使用の実際（第2版）

糖尿病眼手帳は，①眼科受診のススメ，②本人の記録，③連携医療機関の記録，④受診の記録，⑤糖尿病眼手帳の目的，⑥糖尿病網膜症病期分類，⑦糖尿病網膜症および黄斑症の解説，⑧糖尿病網膜症の治療と用語解説の項目からなる．受診の記録は18回分あり，眼科受診のたびに眼科医が記載する．記載内容には，記載者名，受診日，次回受診予定日，矯正視力，眼圧，白内障，網膜症病期分類，変化，福田分類，黄斑症の有無の項目がある．内科医との連携および眼科内での情報交換のために，病状（網膜症の程度）を正確に診断し記録することが必要である．情報伝達のための病期分類として，糖尿病眼手帳では改変Davis分類と福田分類を使用している（**表1，2**）．眼科医は毎回の診療結果を正しく詳細に記載する義務がある．しかし，すべて記載することが困難な場合には，次回受診予定日，視力，網膜症病期，変化を記載することが推奨されている．

新しい糖尿病眼手帳

発行当初より，眼手帳は糖尿病健康手帳（現・連携手帳）とあわせてもつことを主旨としてきたが，一昨年発行された糖尿病連携手帳が糖尿病眼手帳とサイズが異なることから，一緒に持ち運びやすく，

表2　糖尿病網膜症病期分類（福田分類）

網膜症病期		眼底所見
良性網膜症（A）	A1　軽症単純網膜症	毛細血管瘤，点状出血
	A2　重症単純網膜症	しみ状出血，硬性白斑，少数の軟性白斑
	A3　軽症増殖停止網膜症	陳旧性の新生血管
	A4　重症増殖停止網膜症	陳旧性の硝子体出血
	A5　重症増殖停止網膜症	陳旧性の（線維血管性）増殖組織
悪性網膜症（B）	B1　増殖前網膜症	網膜内細小血管異常，軟性白斑，網膜浮腫，線状・火炎状出血，静脈拡張（網膜無血管野：蛍光眼底造影）
	B2　早期増殖網膜症	乳頭に直接連絡しない新生血管
	B3　中期増殖網膜症	乳頭に直接連絡する新生血管
	B4　末期増殖網膜症	硝子体出血・網膜前出血
	B5　末期増殖網膜症	硝子体への（線維血管性）増殖組織を伴うもの
合併症		黄斑病変（M），牽引性網膜剥離（D），血管新生緑内障（G），虚血性視神経症（N），光凝固（P），硝子体手術（V）

治療により6か月以上鎮静化している場合には，増殖停止網膜症とする．
（糖尿病眼手帳．日本糖尿病眼学会；2012.）

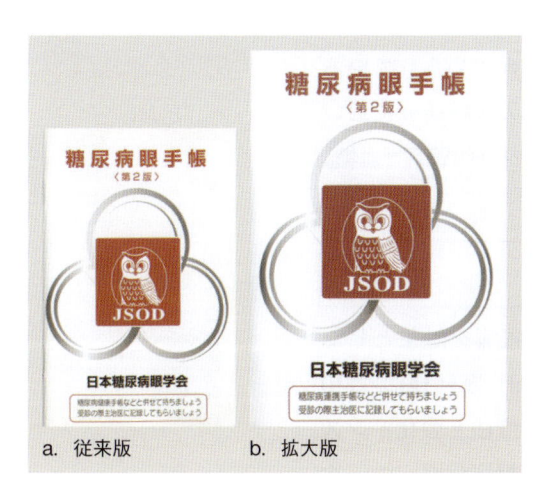

図1　従来版と拡大版の糖尿病眼手帳
2012年4月より拡大版の糖尿病眼手帳が配布された．従来の大きさは13.0cm×8.8cm（a）であったが，拡大版は16.5cm×12.0cm（b）と大きくなった．これに伴い中身の文字フォントも拡大し，読みやすく改善された．

a．従来版　　b．拡大版

かつ文字の大きさを拡大する必要性が論議され，2011（平成23）年12月2日の糖尿病眼学会の理事会で糖尿病連携手帳のサイズにあわせ，より見やすく改訂した拡大版を発行することとなった（図1）．2012（平成24）年4月より拡大版を使用できるようになっており，これまでと同様に協賛メーカーを通じて無料で配布されている[*2]．

（小暮朗子，堀　貞夫）

[*2] 日本糖尿病眼学会ホームページより『糖尿病眼手帳申込書』をダウンロードし，必要事項を明記のうえ，日本糖尿病眼学会事務局宛に
　Fax：06-6456-4105,
または
　E-mail：jsod@jtbcom.co.jp
にて申し込むことができる．

糖尿病治療における内科管理

頻度とリスク因子

糖尿病網膜症（網膜症）は後天性失明の第2位の疾患であり，失明に至らなくてもQOLを著しく損なうほど視力が低下している糖尿病患者も多い．わが国で1996年に開始されたJDCS（Japan Diabetes Complications Study）において，2型糖尿病患者約2,200人に対して8年間にわたる追跡調査が行われた結果，網膜症の発症率は38.3/1,000人・年，進展率は21.1/1,000人・年であった[1]．また，糖尿病罹病期間と網膜症の発症リスクは，糖尿病罹病期間5年までは緩やかであるが，5〜10年の間にリスクが増加することが明らかにされた．さらに，網膜症の発症リスク因子として，HbA_{1c}高値，高BMI（body mass index；体格指数），高い収縮期血圧が進展リスク因子として抽出されている[1]．したがって，糖尿病の発症早期から，網膜症の発症，進展阻止を目指した内科管理が求められているといっても過言ではない[2]．本項では，これまで大規模研究において，網膜症の治療としてエビデンスが集積された内科的管理（血糖，血圧，脂質異常）について概説する．

文献はp.255参照．

血糖の管理

わが国で行われたKumamoto研究は，1型糖尿病を対象としたDCCT（Diabetes Control and Complications Trial）と同様に，110例の2型糖尿病患者に対して，インスリンの従来療法と強化インスリン療法が6年間にわたり行われ，網膜症および糖尿病腎症の一次予防および二次介入効果が検討された[3]．網膜症の6年間累積発症率は，従来療法群32.0％対して強化療法群7.7％と有意に低下していた．進展率も従来療法群44.0％に対して強化療法群にて19.2％と有意に低下していた．さらに，空腹時血糖110mg/dL未満，食後血糖180mg/dL未満，HbA_{1c} 6.9％未満では，網膜症の発症・進展はみられなかったことが明らかにされた．

DCCTは，1型糖尿病患者1,441人を対象として平均6.5年間に

わたり，インスリンの従来療法と強化インスリン療法の網膜症に対する一次予防，二次介入効果が検討された[4]．観察期間中の HbA_{1c} は，強化療法群で7%前後，従来療法群で9%前後であった．5年後以降，強化療法群において網膜症の発症リスクは，従来療法と比べ76%減少した．進展リスクも強化療法群において54%低下していた．その後，DCCTに参加した1,375人全例に強化療法が導入されたEDIC（Epidemiology of Diabetes Interventions and Complications）が行われた[5]．EDIC 4年目に検査を受けた1,208人を対象に，網膜症の進展が評価された．DCCT期間中に従来療法であった群で21%に，DCCT期間中に強化療法であった群では6%と，網膜症の進展が当初からの強化療法群で有意に抑制されていたとの結果から，早期からの厳格な血糖管理の重要性が明らかにされた．同様に，2型糖尿病を対象とした大規模研究であるUKPDS（United Kingdom Prospective Diabetes Study）とACCORD（Action to Control Cardiovascular Risk in Diabetes）-Eye試験においても，長期にわたる厳格な血糖管理は網膜症発症および進展阻止に効果があることが示されている[6,7]．

以上，これまでの大規模研究から，糖尿病の発症早期から生活習慣の修正を基盤とした，薬物療法による HbA_{1c} 6.9%未満を目指した厳格な血糖管理が，網膜症の発症・進展阻止に必須である．しかし，糖尿病罹病期間が長く，すでに心血管病を有する，あるいはその発症リスクの高い糖尿病患者は，厳格な血糖管理によって，逆に心血管病の発症や心血管死の増加が生じる．したがって，そのような糖尿病患者に対しては，厳格な血糖管理のリスクとベネフィットを考慮して，低血糖をきたさない血糖管理の目標と，そのための薬物療法の選択が望まれる．

血圧の管理

2型糖尿病では高血圧の合併頻度も高く，特に，糖尿病腎症の進展とともに高くなる．Mohamedらのシステマティックレビューによって，高血圧は網膜症のリスクであることが示されている[8]．収縮期血圧が10 mmHg上昇するごとに，単純性網膜症の発症リスクが10%増加，増殖性網膜症への進展リスクが15%増加すると報告されている．2型糖尿病患者を対象としたUKPDSでは，厳格な血圧管理が通常管理と比較して網膜症の進展リスクおよび視力低下リスクを軽減することが示されたが[9,10]，その後の追跡調査の結果，血

表 1 糖尿病網膜症の発症・進展阻止を目指す内科管理指針

眼科との連携	初診時から眼底検査，その後も定期的に
生活習慣の修正（適正体重に減量，食塩制限，禁煙，運動）	
血糖管理	目標：HbA$_{1c}$ 6.9％未満．ただし，低血糖のないように薬物を選択
血圧管理	目標：130/80 mmHg．第一選択薬はレニン-アンジオテンシン系阻害薬
脂質代謝異常の管理	フェノフィブラート
上記に記載した治療を早期から包括的に継続することが重要	

圧の管理が不十分になると，その効果は消失してしまうことも明らかにされた[11]．

また，降圧薬の種類によっても，降圧の程度にかかわらず網膜症に有効であるとの結果も示されている．EUCLID（EURODIAB Controlled Trial of Lisinopril in Insulin-Dependent Diabetes Mellitus）研究において，アンジオテンシン変換酵素（ACE）阻害薬であるリシノプリルはプラセボ群と比較して網膜症の進展を50％抑制したことが示されている[12]．その後，ADVANCE（The Action in Diabetes and Vascular Disease：Preterax and Diamicron Modified Release Controlled Evaluation）研究では，ACE阻害薬と利尿薬の併用によって，プラセボ群と比較して収縮期血圧は5.6 mmHg，拡張期血圧は2.2 mmHgと有意に下がったにもかかわらず，網膜症の発症，進展，光凝固療法の必要性に差がなかったことが報告されている[13]．しかし，その後に発表されたDIRECT（DIabetic REtinopathy Candesartan Trials）およびRAAS（Renin-angiotensin-aldosterone system study）の結果，1型糖尿病に対してはACE阻害薬（エナラプリル）もアンジオテンシンII受容体拮抗薬（ARB〈カンデサルタン，ロサルタン〉）も網膜症の発症抑制には有効である可能性が示されている[14-16]．特に，RAASでは糖尿病腎症の発症に対する抑制効果はみられなかったにもかかわらず，5年後に網膜症の進展はプラセボ群に比較して，ACE阻害薬群では65％，ARB群では70％と抑制されていたことが示されている[16]．しかし，ACCORD-Eye研究では，UKPDS研究の結果とは異なり，厳格な血圧管理によって網膜症の進展および視力消失に対する有効性はなかったと報告された[7]．以上を表1にまとめた．目標血圧値に関するエビデンスはいまだ乏しいが，レニン-アンジオテンシン系（RAS）阻害薬によって，1型糖

尿病患者には有効性を見いだせる可能性があるといえる.

脂質代謝異常の管理

　脂質異常症も網膜症のリスクであることは，DCCT/EDIC の解析にて，網膜症の重症度と中性脂肪値が正の相関にあり，HDL-C 値と負の相関にあるとの結果が示された[17]．その後，FIELD 研究において，プラセボ群と比較してフェノフィブラート薬によって光凝固治療の必要性が31％低下したことが示された[18]．しかし，網膜症に対する保護作用は同薬の脂質異常の改善作用ではなく，何らかの特有のメカニズムを介していると推察されている．その後，ACCORD-Eye 研究によって，FIELD 研究の結果と同様に，シンバスタチンとフェノフィブラート併用療法が，シンバスタチン単独療法よりも網膜症の進展を40％有意に抑制できたことが追認されている．この研究では，フェノフィブラート併用療法によって中性脂肪値は有意に低下していたことが示されている．

　糖尿病網膜症の発症・進展阻止には，厳格な血糖管理が重要であることはいうまでもないが，RAS 阻害薬を用いた血圧管理とフェノフィブラート薬による脂質代謝異常の管理も有効である可能性が高い．したがって，Steno-2 研究でも明らかにされたように，包括的な治療を糖尿病の発症早期から実践することが内科医に委ねられた課題である[19]．以上の，内科医に課された網膜症の管理指針を**表1**にまとめた．

〈古家大祐〉

黄斑浮腫治療と全身因子

黄斑浮腫の成因（図1）

糖尿病黄斑浮腫（黄斑浮腫）[*1]は，糖尿病による網膜血管障害で黄斑の細胞間質に体液が過剰に貯留する状態である．OCTでは，網膜の膨化や嚢胞形成，漿液性網膜剝離として認められる．体液は，全身の60%を占め，細胞内液（40%）と細胞外液（20%）に分けられ，さらに細胞外液は，血管内液（5%）と血管外液（15%）に分けられる．血管内液は，血漿・血液成分で，血管外液は間質液とリンパ液からなる．間質液は血漿成分が組織間に濾過されたもので，リンパ液は間質液がリンパ管に入ったものをいう．間質液は，蛋白は少なく，白血球はみられるが赤血球はみられず，NaとClを多く含んでいる．体液の移動は，スターリング（Starling）の法則[*2]が適用され，静水圧と膠質浸透圧で規定される．

膠質浸透圧は，半透膜を通過しえない溶質によって形成される．正常状態では，毛細血管から漏出した水分は網膜色素上皮の働きによって循環血液中に戻る．網膜血管内皮および網膜色素上皮の結合

[*1] 黄斑浮腫は，糖尿病網膜症の一病態にすぎないにもかかわらず，臨床上大きな問題として挙げられるのは，失明には至ることはないものの，生活のクオリティを低下させる大きな原因となるためである．黄斑浮腫の治療において，眼科的治療も重要であるが，黄斑浮腫の発症・進展させる全身因子を把握し，内科医との連携のもと，それらを是正することも忘れてはならない．

[*2] は p.233 参照

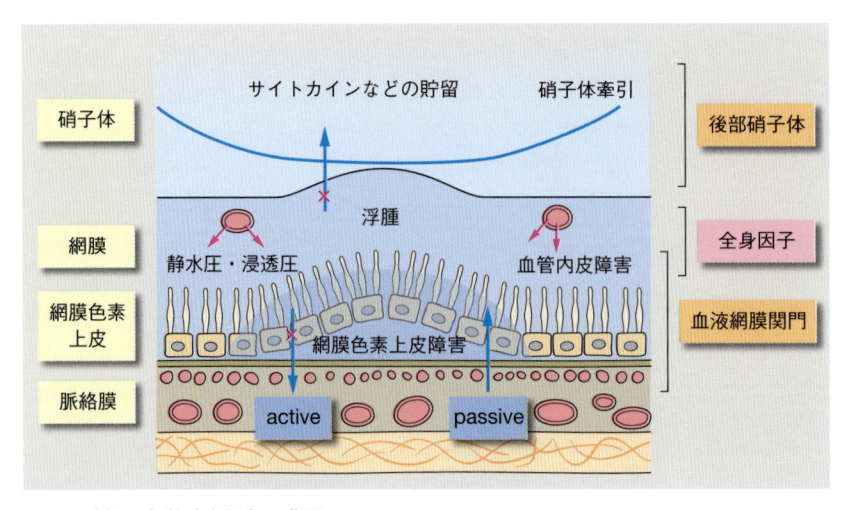

図1 糖尿病黄斑浮腫の成因
糖尿病黄斑浮腫の成因には，後部硝子体や網膜血管，網膜色素上皮が関与しており，特に網膜血管においては，血管内皮障害や静水圧，膠質浸透圧などの全身因子が影響を与えている．

は緊密で，血液網膜関門を形成するため，網膜内の透過性は非常に低く，網膜内に液体が充満することはない．網膜における水分のホメオスタシスが崩れる場合の機序は以下の4通りであり，いずれの機序であっても間質の水分が増えることになる．

1. **血管透過性の亢進**：血管透過性の亢進は，糖尿病による網膜血管障害によって生ずる．網膜血管障害は，高血糖と高血圧が関与する．また，最近では糖尿病による大血管障害とともに，網膜血管障害に脂質異常の関与が指摘されている．
2. **網膜毛細血管床の静水圧上昇，または間質の静水圧の低下**：網膜毛細血管床の静水圧の上昇は，心不全などによる静脈圧の上昇により生ずる．
3. **血漿浸透圧の低下**：糖尿病腎症による低蛋白血症から，膠質浸透圧の低下を生ずる．
4. **網膜色素上皮機能の障害**：糖尿病以外が起因となる網膜色素上皮障害がある場合や，長期に網膜血管の透過性亢進が持続すると網膜色素上皮の機能が疲弊し，バリアや能動輸送の機能が低下して浮腫が遷延する．健常人では血管内外の水移動は動的平衡が保たれているが，上記に挙げた機序で平衡が崩れ，血管外液増加の方向に転じ，浮腫状態となる．

全身因子（1）血糖コントロール

　Wisconsin Epidemiologic Study of Diabetic Retinopathy[1]では，30歳未満発症の1型糖尿病患者634例を，14年間経過観察したところ，糖尿病網膜症の発症・進展は86％で，うち増殖網膜症は37％にみられ，糖尿病黄斑浮腫は26％に認められている．糖尿病網膜症の発症・進展の悪化因子として，糖尿病の罹病期間と血糖コントロールが挙げられているが，糖尿病網膜症の一病型である糖尿病黄斑浮腫も，その発症と進展に糖尿病の罹病期間と血糖コントロールが関与するのは明白である．また，5年間経過観察で糖尿病黄斑浮腫の発症に，空腹時血糖値（$p=0.001$），食後2時間血糖値（$p<0.001$），HbA$_{1c}$値（$p<0.001$）が関与していることが報告されている．1型糖尿病189例の糖尿病黄斑浮腫の発症率においては，HbA$_{1c}$値が危険因子としており，高血糖が糖尿病黄斑浮腫の悪化因子であることが明らかにされている．一方，血糖是正により糖尿病黄斑浮腫が改善することに関しては，Diabetes Control and Complications Trail（DCCT）[2]では，厳格な血糖コントロールにより，糖尿病網膜症の

*2 **スターリングの法則**
$Q=K[(P_{mv}-P_{pmv})-(Π_{mv}-Π_{pmv})]$
Q：血管内または血管外へ移動する液体の総量
K：血管透過性
P_{mv}：微小血管内の静水圧
P_{pmv}：微小血管周囲間質の静水圧
$Π_{mv}$：末梢血管内の膠質浸透圧
$Π_{pmv}$：微小血管周囲間質の膠質浸透圧

文献はp.257参照．

発症は76％，進展は54％において抑制されたのに加えて，糖尿病黄斑浮腫は23％に減少がみられたとし，厳格な血糖管理が糖尿病黄斑浮腫の発症を阻止することが明らかにされている．

全身因子（2）高血圧

　高血圧も糖尿病網膜症の悪化因子とされている．高血圧（165/95 mmHg以上）では，中心窩無血管野の拡大に変化がなく，糖尿病黄斑浮腫の悪化因子としては，明らかではない．しかし，Wisconsin Epidemiologic Study of Diabetic Retinopathyでは，糖尿病黄斑浮腫の悪化因子として，拡張期血圧（$p<0.05$）が挙げられている．

　高血圧の合併は，網膜細動脈の狭細化から毛細血管に障害を生じて浮腫を増悪させる要因となり，降圧療法により糖尿病黄斑浮腫を軽減しうることが示唆される．United Kingdom Prospective Diabetes Study（UKPDS）[3]において，血糖コントロールで網膜症の発症は21％で抑制され，高血圧治療の強化で，網膜症の発症が47％で抑制され，加えて光凝固の施行を65％に減少させている．光凝固施行の72％は黄斑浮腫が対象とされていることから，間接的ではあるが，高血圧治療により糖尿病黄斑浮腫の発症が抑制されたものと考えられる*3．

全身因子（3）蛋白尿

　Wisconsin Epidemiologic Study of Diabetic Retinopathyで，糖尿病黄斑浮腫の悪化因子に，持続性蛋白尿（$p<0.001$）が挙げられている．持続性蛋白尿による低蛋白血症は，血漿膠質浸透圧を低下させ，スターリングの法則に基づき，組織の浮腫を助長させる．

　血液透析導入糖尿病患者208例において，眼科的検査を行い，視力（0.5）以下の約2/3は黄斑萎縮あるいは黄斑浮腫が原因であったとされる[4]．さらに，血圧コントロールと透析にて黄斑浮腫が消失することが報告されている．持続性蛋白尿から低蛋白血症を生じ，糖尿病黄斑浮腫を遷延させることが示唆される（図2）．

全身因子（4）脂質異常*3

血中コレステロール：Early Treatment Diabetic Retinopathy Study（ETDRS）[5]は，血清総コレステロール値，LDL値の上昇が，硬性白斑の頻度を増加させると報告している．通常は，硬性白斑は糖尿病黄斑浮腫に合併するが，硬性白斑の頻度の増加は視力低下の危険性は高めるとされる．したがって，脂質異常の是正は，硬性白斑の発

*3 UKPDSにおける血圧の厳格管理や，FIELDにおけるフェノフィブラート投与，ACCORD-Eyeにおける血糖の厳格管理とスタチン・フェノフィブラート併用療法は，黄斑浮腫に対する網膜光凝固施行をもとにした複合的解析であり，それぞれの厳格管理が黄斑浮腫そのものを抑制したわけではないので留意すべきである．

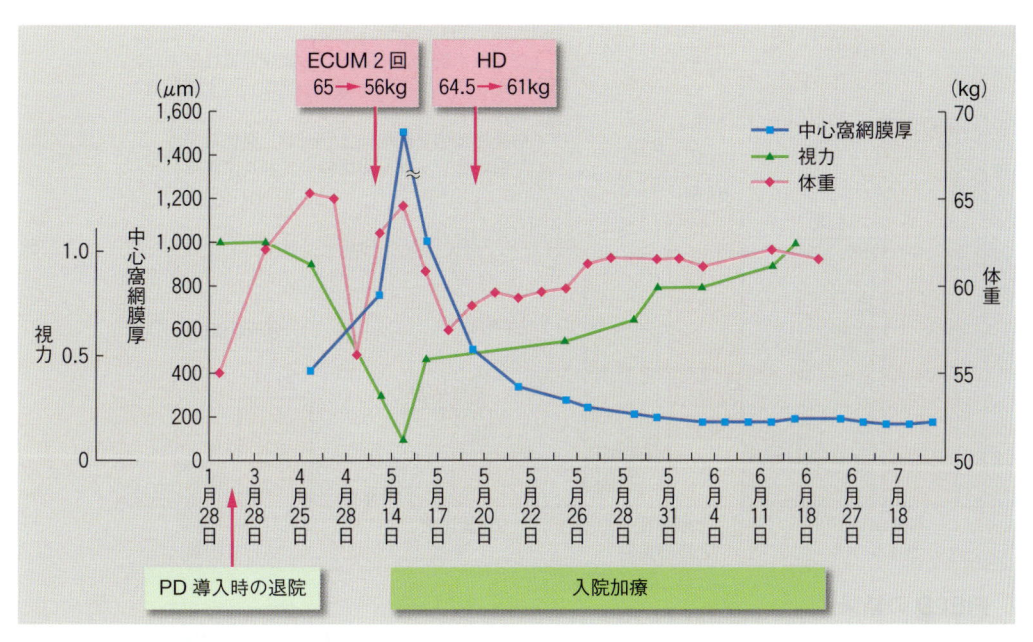

図2 糖尿病性腎症と黄斑浮腫（56歳，男性）
2004年 糖尿病網膜症より糖尿病を発見．内科的加療とともに，汎網膜光凝固（PRP）開始．
2007年12月 糖尿病腎症による慢性腎不全に対し腹膜透析（peritoneal dialysis；PD）導入．視力（1.2）
2008年3月中旬より徐々に体重増加．4月末より左視力低下が出現．中心窩網膜厚も肥厚．視力（0.9）限外濾過（extracorporeal ultrafiltration method；ECUM）後も体液管理困難で，視力低下も急激に進行したため入院．血液透析（hemodialysis；HD）導入後，体重減少とともに中心窩網膜厚も減少し，視力（1.0）に回復した．

症と黄斑沈着による視力低下を抑制する可能性がある．東京女子医科大学糖尿病センター眼科で，黄斑部にびまん性の黄斑沈着をきたした44例を調査したところ，81.8％で血清総コレステロールが高値であった．眼科的治療とともに，脂血異常症を是正させた例では，77.8％で黄斑沈着が減少・消失していた．

フェノフィブラート投与：Fenofibrate Intervention and Event Lowering in Diabetes（FIELD）研究[6]は，フェノフィブラートによる2型糖尿病患者の心血管合併症の予防研究である．この研究において，三次評価項目として糖尿病網膜症の光凝固治療が設定されていて，フェノフィブラートによる光凝固治療の相対リスク減少は37％であった．この光凝固治療に，黄斑浮腫に対するものも含まれている．糖尿病網膜症の2段階以上の進行，黄斑浮腫の発症，光凝固治療の必要性を組み合わせた複合評価項目では，フェノフィブラート投与により有意に低下していたが，黄斑浮腫の発症単独では有意差がみられなかった（図3）．

血糖の厳格管理とスタチン・フェノフィブラート投与：Action to control cardiovascular risk in diabetes（ACCORD）試験[7]は，米国国

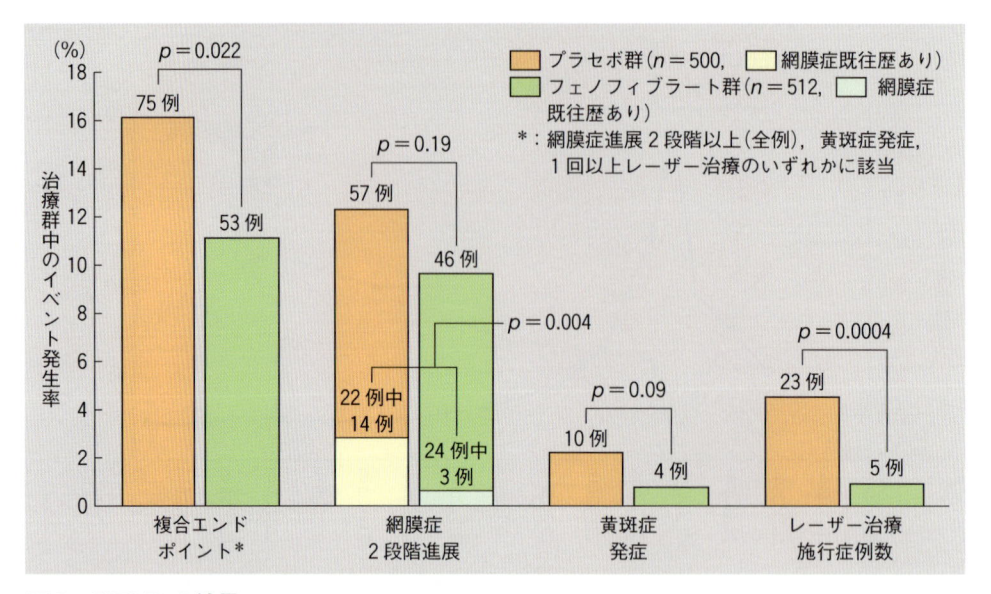

図3　FIELDの結果

糖尿病網膜症の2段階以上の進行，黄斑浮腫の発症，光凝固治療の必要性を組みあわせた複合評価項目では，フェノフィブラート投与により有意に低下していたが，黄斑浮腫の発症単独では有意差がみられなかった．
(Keech A, et al：Effect of fenofibrate on the need for laser treatment for diabetic retinopathy (FIELD study)：a randomized controlled trial. Lancet 2007；370：1687-1697.)

立衛生研究所（NIH）の主導した，心血管疾患リスクが高い2型糖尿病患者約1万人を対象に，血糖値をできるだけ基準値に近づける強化療法と標準療法を比較したもので，同時に，厳格な血圧管理やスタチン・フェノフィブラート併用療法についても検討された．ACCORD-Eye試験は，2型糖尿病患者において，血糖や血圧の厳格管理，あるいは脂質異常症治療薬などが，糖尿病網膜症の進行にどのような影響を及ぼすかを検討している．血糖の厳格管理とスタチン・フェノフィブラート併用療法において，糖尿病網膜症の複合イベント（ETDRS分類3段階以上の進行，網膜光凝固施行，硝子体手術施行）で有意に抑制されたが，血圧厳格管理では有意差はみられなかった．

糖尿病黄斑症の病態と治療

　糖尿病黄斑症のうち，頻度の高い糖尿病黄斑浮腫には，血管透過性亢進のほかにさまざまな病態が伴っている．糖尿病黄斑浮腫に対する治療として，黄斑光凝固や硝子体手術の適応も重要ではあるが，clinically significant macular edema (CSME) の同定など，糖尿病黄斑浮腫の早期診断と，高血糖，高血圧，蛋白尿，脂質異常など，糖尿病黄斑浮腫の悪化因子を検出して，その是正を図ることも重要である．

〈北野滋彦〉

8. ロービジョンケア

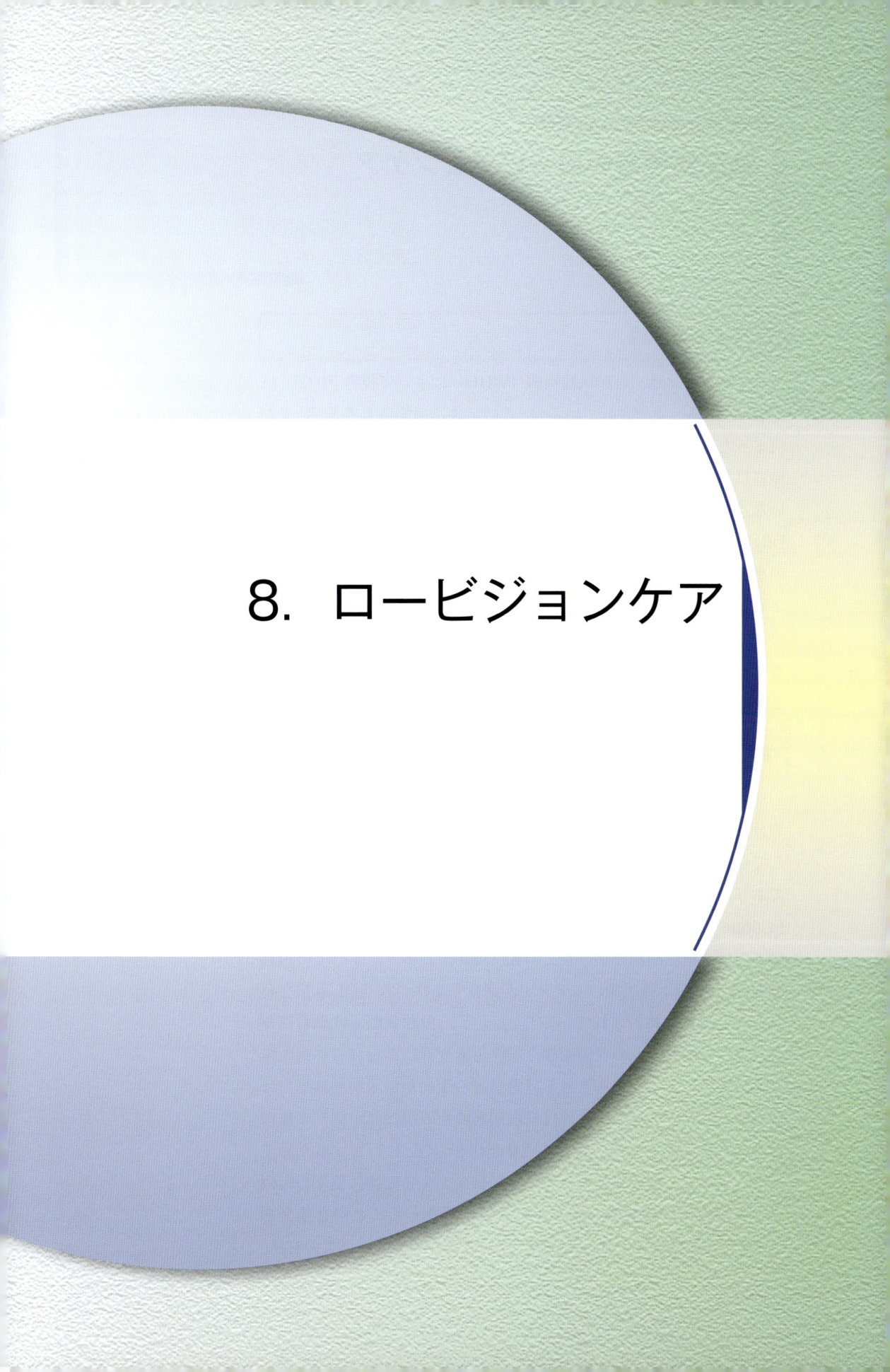

糖尿病患者のロービジョンケア

これまでの経緯

　ロービジョンは，世界保健機関（WHO）によって視力（0.05）以上（0.3）未満と定義されているが，この定義には異論も多く，いまだ決まったものはない．わが国ではロービジョンはおおむね"視機能障害によって日常生活になんらかの支障がある者"と，とらえられている．糖尿病に伴う眼疾患，特に糖尿病網膜症（diabetic retinopathy；DR）は，わが国における視覚障害者手帳取得者数第2位であり，多くの患者がロービジョンとしての生活を余儀なくされている[1]．そのようなロービジョンへの医療的，教育的，職業的，社会的，福祉的，心理的などの支援をロービジョンケアといい，近年，眼科領域でも普及してきている．本項ではロービジョンケアで眼科医が主導すべき医療的，心理的な支援について，糖尿病網膜症を中心に述べる．

文献はp.257参照．

糖尿病網膜症のクオリティオブライフ

　クオリティオブライフ（QOL）は"日常生活の質"を表し，医療の分野では治療やケアのアウトカム，患者の生活行動を表す指標として用いられる．これまでに糖尿病網膜症のQOLは多数報告されており，眼疾患特異的QOL質問票である『the 25-item National Eye Institute Visual Function Questionnaire（NEI-VFQ-25）』を用いた調査では，糖尿病網膜症は視力の程度にかかわらず，すべての項目でQOLが低下，糖尿病のステージが進行するにつれQOLも損なわれることなどが報告されている[2]．しかし，加齢黄斑変性患者にみられる読書困難や顔の判別困難，網膜色素変性にみられる移動困難など，疾患によって予測される行動困難の傾向が糖尿病網膜症では明らかにされていない．これは糖尿病網膜症の視機能が個々の症例によりさまざまであり，加えて全身症状もQOLに影響するためである．よって，糖尿病網膜症のロービジョンケアでは，個々の症例ごとに不自由に感じていることを詳細に聞きとることが必要である．また，血糖コントロール状況，全身合併症の有無，透析の有無，

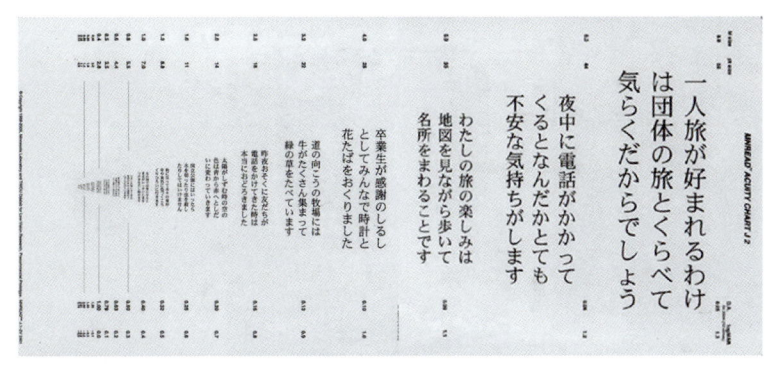

図1　MNREAD-J
読書評価用チャート．文章を音読してもらい，一つの文章を読むのに要した時間と誤読文字数を記録する．

治療内容など全身状態も把握しておかなければならない．

　糖尿病患者は日常生活行動だけでなく心理面も損なわれ，うつ傾向が強いことが知られている[3)*1]．ロービジョンケアの一環として，心理面への配慮も必要である．

ロービジョンケアに必要な視機能評価，行動評価

　ロービジョンケアを行う前に，残存視機能を知る目的で視力測定，視野検査，コントラスト感度測定などを行うが，それらは一定の条件下での限定された視機能であり，患者の見え方や行動困難を把握するには不十分であることを忘れてはならない[*2]．また，一つの行動には複数の視機能が同時に要求されるため，単独の検査値から行動を評価することは難しい．そこで近年，患者の行動評価が行われるようになってきている．読書検査[*3]はその一つであり，読書困難の把握に有用である（**図1**）．また，Warrianらは糖尿病網膜症患者91例を対象に，日常生活に即した九つの行動（**表1**）を患者に行ってもらい，それぞれの行動を観察，点数化しQOLや視力との関連を評価している[4)]．ロービジョンケアは日常生活行動の改善を目指すものであるから，このような行動評価はロービジョンケアを行ううえで有用な情報となりうる．しかし，患者のなかには全身症状のため行動が制限される可能性もあり，結果の解釈が難しい場合もある．どのような行動評価がロービジョンケアに役立つのか，今後の新しい課題である．

ロービジョンケアと日常役に立つロービジョンエイド

　クリニックレベルで一般的に行われるロービジョンケアは"読書

[*1] 糖尿病と診断され，まず直面するのはカロリー制限など，糖尿病治療に伴う苦痛と不安によるストレスである．また，定期的な通院の必要性，合併症がある場合の身体的な症状に対する不安やイライラがストレスを増幅させる．それらのストレスによって血糖コントロールが乱れ，それがさらなるストレスを生み，不眠症など身体症状が出現するようになる．そのうち社会性が失われ，人とのかかわりもうまく運ばなくなる患者もいる．さらに糖尿病網膜症でロービジョンの状態だと，そのような後ろ向きの気持ちに拍車が掛かるのは想像に難くない．

[*2] 検査室で測定した視力が（0.5）であっても，曇天の日や薄暮時では（0.5）に満たないであろうし，たとえ晴天でも羞明のために（0.5）に満たない可能性もある．

[*3] 読書検査から最大読書速度，読書視力，臨界文字サイズが求められる．臨界文字サイズは，読書に最も適する文字サイズとされている．

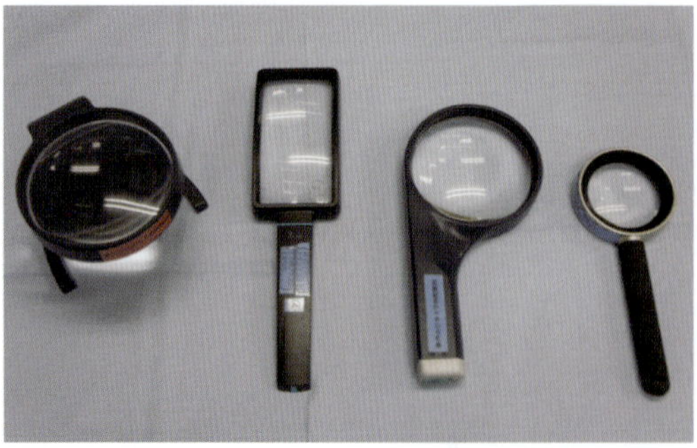

図2 拡大鏡
手持ち式とスタンド式がある．

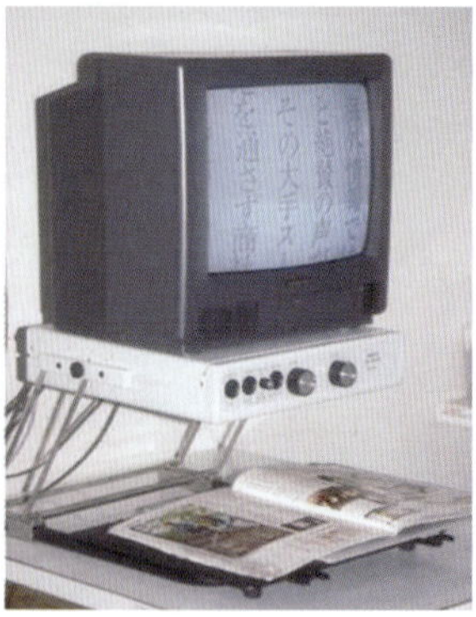

図3 拡大読書器

用補助具の選定"，"便利グッズ紹介"，"羞明の軽減"である．読書用補助具の選定は患者が読みたいと希望する文字サイズと，最大読書速度で読める最小の文字サイズである臨界文字サイズから必要倍率を決め，その倍率を有する至近距離眼鏡，拡大鏡，拡大読書器などの器具を選定する（図2, 3）．文字と背景のコントラストを明瞭にするために照明が必要であるが，照明のまぶしさでかえって見づらいと訴える患者もいるので，実際に試してみる必要がある．糖尿病患者では注射器の目盛の読み取り，注射の操作，血糖値測定操作など，読字以外の細かい作業を要する．そのような作業には両手が使える補助具が望ましい（図4, 5）．"便利グッズ"には，糖尿病の管理に役立つ音声つき体重計，音声つき血圧計，音声つき体温計などがある（図6）．爪切りを使って爪を切ることができない患者には爪やすりを奨める（図7）．日常生活を行いやすくする音声時計，調理器具，音声タイマーなども喜ばれる．"羞明"は汎網膜光凝固を受けた患者に多くみられるが，羞明の軽減には遮光眼鏡が有用である．遮光眼鏡とは，羞明の要因となる500 nm以下の短波長光（紫外線＋青色光線）を効果的にカットし，それ以外の光をできるだけ多く通すようつくられた特殊カラーフィルターレンズで，コントラストも強調する．遮光眼鏡にはさまざまな色調，濃さがあるが，糖尿病網膜症に特に推奨されるものはない．実際に試してもらい最終的には患者が好む色調，濃さを選んでもらう（図8）[*4]．また，汎網膜光凝固を受けている患者は暗順応が低下し，夜間の見づらさを訴えることが多いため，夜間の外出が困難な症例にはライトの携帯を奨める（図9）．

心理面への配慮

ロービジョンの心理面へのケアは，その対策が急がれる大きな問

表1 Warrianらによる糖尿病患者の視機能・行動評価の指標

1.	低照度下での読書
2.	表情の判別
3.	動いている物体の認知
4.	さまざまな大きさの文字で書かれた看板を見る
5.	複数の箱の中から自分がとりたい箱を探してとりだす
6.	障害物を避けて歩く
7.	さまざまな大きさの穴にちょうど合う釘を刺す
8.	電話をかける
9.	左右の靴下の色を合わせる

（Warrian KJ, et al：The assessment of disability related to vision performance-based measure in diabetic retinopathy. Am J Ophthalmol 2010；149：852-860.）

[*4] は p.241 参照．

8. ロービジョンケア 241

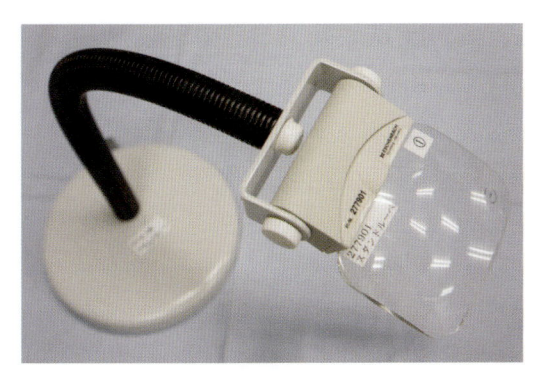

図4 スタンド式拡大鏡

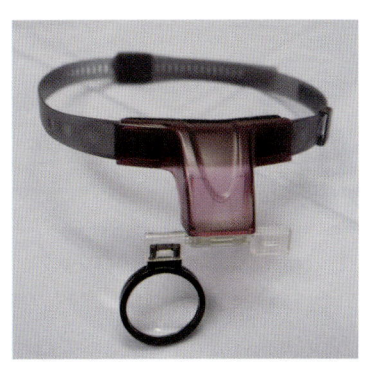

図5 額帯式拡大鏡

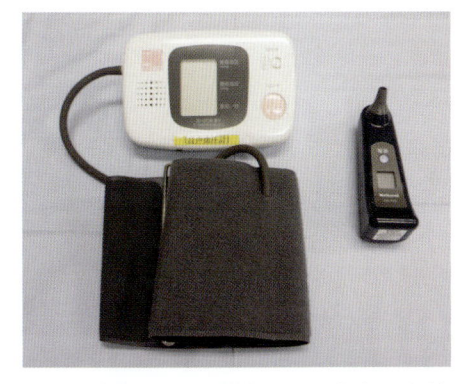

図6 音声つき血圧計（左），音声つき体温計（右）

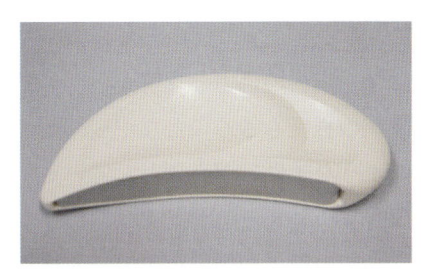

図7 爪やすり

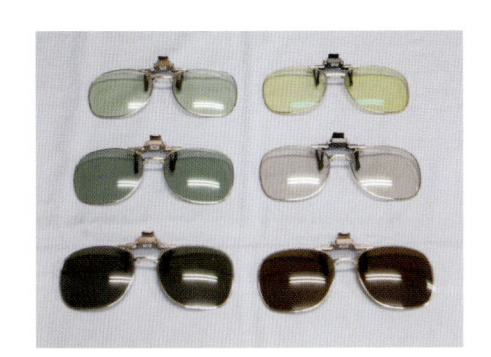

図8 遮光眼鏡

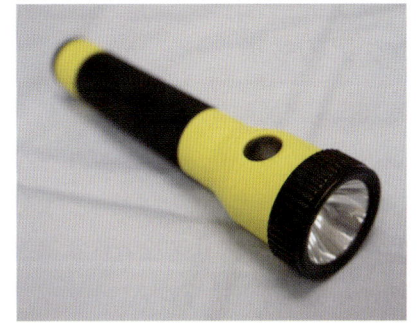

図9 ライト

題である．疾患を受け入れ，疾患とうまくつきあっていくにはどうすればよいのか．解決策として同じような状態の患者同士が集まり，ワークショップ形式で自分自身，問題を解決する策を学ぶセルフマネジメントプログラムがある．糖尿病網膜症では報告がないが，加齢黄斑変性ではセルフマネジメントプログラムによってうつ状態が改善したと報告もあり，情報提供の一つに加えておきたい[5]．また，病院のなかで医療スタッフが治療以外の部分にかかわり，患者を支

*4 なお，遮光眼鏡を試す際には，できるだけ晴天の日を選んで屋外で試してもらうようにする．色調によっては信号の色が不明瞭になり誤認につながる危険性や，視感透過率が低いレンズでは，夜間や薄暗い場所で視力低下の危険性があるので注意が必要である．

える取り組みもある．駿河台日本大学病院では看護師が中心となり治療や血糖コントロール，日常生活上の不具合，病気や生活への不安などの相談に応じ，患者を支えている[6]．

失明したケースには

糖尿病では不幸にして光覚も失われるケースもある．失明したケースのケアは，眼科レベルでは難しいため速やかにしかるべき施設を紹介し，歩行訓練や日常生活訓練を受けてもらう．施設の紹介や情報提供をロービジョンケアの一環として行うと，紹介先の施設と患者の情報も共有しやすくなり，ロービジョンケアが目指す"他部門との連携"が進むと思われる．

家族の理解と協力

ロービジョンには，家族の協力と理解が不可欠である．家族には視力や糖尿病網膜症の程度もさることながら，どのようなことに不自由を感じ，どのような手助けが必要としているかを理解してもらうため，できる限りロービジョンケアに立ち会ってもらうようにする．また，今後，高齢の糖尿病網膜症患者が介護施設に入所するケースが増えることが予測されるが，介護者とロービジョンの情報をどのように共有するかを考えなければならない．

ロービジョンケアの今後

田中らは糖尿病網膜症が加齢黄斑変性，網膜色素変性，緑内障と比較して補助具選択のための検査，選定，試用やパソコン，歩行訓練などの頻度が少なく，その理由として糖尿病や糖尿病網膜症の疾患特性を挙げている[7]．糖尿病による全身症状は透析を含め，ロービジョンケアの妨げとなることは否めず，ケアと治療の両立が求められるが，いまだよいケアモデルはない．まずはロービジョンケアを提供する側が，どのようにすれば患者を支援できるかを自分で考え行動に移す，という経験を地道に積んでいくしかないであろう．また，糖尿病網膜症では他部門との連携の必要性を強く認識させられる．部門の垣根を超えた連携が進めば，ロービジョンケアが目指す包括的な支援の実現も遠くない．

（藤田京子）

文献

項目起始頁	文献番号	文献
		■ 疫学
2	1	Katsuki S, et al：Recent trends in incidence of cerebral hemorrhage and infarction in Japan. A report based on death rates, autopsy case and prospective study on cerebrovascular disease. Jpn heart J 1966；7：26-34.
2	2	Miyazaki M, et al：Comparison of diagnostic methods for diabetes mellitus based on prevalence of retinopathy in a Japanese population：the Hisayama Study. Diabetologia 2004；47：1411-1415.
2	3	Kawasaki R, et al：Impaired glucose tolerance, but not impaired fasting glucose, is associated with retinopathy in Japanese population：the Funagata study. Diabetes Obes Metab 2008；10：646-651.
2	4	Harris MI, et al：Comparison of diabetes diagnostic categories in the U.S. population according to the 1997 American Diabetes Association and 1980-1985 World Health Organization diagnostic criteria. Diabetes Care 1997；22：1859-1862.
		■ 糖尿病網膜症／病態と病理
10	1	Cunha-Vaz JG, et al：Studies on the permeability of the blood-retinal barrier. I. On the existence, development, and site of a blood-retinal barrier. Br J Ophthalmol 1966；50：441-453.
10	2	Larson DM, et al：Junctional transfer of small molecules in cultured bovine brain microvascular endothelial cells and pericytes. Microvasc Res 1987；34：184-199.
10	3	Allt G, et al：cell biology and pathology. Cells Tissues Organs 2001；169：1-11.
10	4	Carlson EC：Fenestrated subendothelial basement membranes in human retinal capillaries. Invest Ophthalmol Vis Sci 1989；30：1923-1932.
10	5	Vinores SA, et al：Immunohistochemical localization of blood-retinal barrier breakdown in human diabetics. Am J Pathol 1989；134：231-235.
10	6	Ishibashi T, et al：Ultrastructure of retinal vessels in diabetic patients. Br J Ophthalmol 1993；77：574-578.
10	7	Ishibashi T, et al：Platelet aggregation and coagulation in the pathogenesis of diabetic retinopathy in rats. Diabetes 1981；30：601-606.
		■ 眼底所見と分類
17	1	Davis MD, et al：Natural evolution. In：L'Esperance FA Jr, editor. Current diagnosis and management of chorio-retinal diseases. St Louis：CV Mosby；1977. p.179-184.
17	2	福田雅俊：糖尿病網膜症の病期分類. 堀　貞夫編. 眼科 MOOK 46. 糖尿病と眼科診療. 東京：金原出版；1991. p.117-125.
17	3	Early Treatment Diabetic Retinopathy Study Research Group：Fundus photographic risk factors for progression of diabetic retinopathy. ETDRS report number 12. Ophthalmology 1991；98：823-833.
17	4	Wilkinson CP, et al：Proposed international clinical diabetic retinopathy and diabetic macular edema disease severity scales. Ophthalmology 2003；110：1677-1682.

文献番号：アラビア数字（1, 2, 3…）は本文中に参照位置のある文献，ローマ数字（i, ii, iii…）は項目全体についての参考文献であることを示します．

項目起始頁	文献番号	文献
\multicolumn{3}{l}{■ インターフェロンの網膜症への影響について教えてください}
24 - 1		池辺 徹ら：インターフェロン投与中に視力障害をきたした1例．日本眼科紀要 1990；41：2291-2296.
24 - 2		Guyer DR, et al：Interferon-associated retinopathy. Arch Ophthalmol 1993；111：350-356.
24 - 3		Hayasaka S, et al：Interferon associated retinopathy. Br J Ophthalmol 1998；82：323-325.
24 - 4		d'Alteroche L, et al：Ophthalmologic side effects during alpha-interferon therapy for viral hepatitis. J Hepatol 2006；44：56-61.
24 - 5		Nishiwaki H, et al：Interferon alfa induces leukocyte capillary trapping in rat retinal microcirculation. Arch Ophthalmol 1996；114：726-730.
24 - 6		Miyamoto K, et al：Prevention of leukostasis and vascular leakage in streptozotocin-induced diabetic retinopathy via intercellular adhesion molecule-1 inhibition. Proc Natl Acad Sci USA 1999；96：10836-10841.
\multicolumn{3}{l}{■ ERG の有用性}
37 - 1		Marmor MF, et al：ISCEV standard for full-field clinical electroretinography（2008 update）. Doc Ophthalmol 2009；118：69-77.
\multicolumn{3}{l}{■ 非増殖糖尿病網膜症の治療／内科的治療}
42 - 1		The Diabetes Control and Complications Trial Research Group：The effect of intensive treatment of diabetes on the development and progression of long-term complications in insulin-dependent diabetes mellitus. N Eng J Med 1993；329：977-986.
42 - 2		Ohkubo Y, et al：Intensive insulin therapy prevents the progression of diabetic microvascular complications in Japanese patients with non-insulin-dependent diabetes mellitus：a randomized prospective 6-year study. Diabetes Res Clin Pract 1995；28：103-117.
42 - 3		UK Prospective Diabetes Study（UKPDS）Group：Intensive blood-glucose control with sulphonylureas or insulin compared with conventional treatment and risk of complications in patients with type 2 diabetes（UKPDS 33）. Lancet 1998；352：837-853.
42 - 4		UK Prospective Diabetes Study（UKPDS）Group：Tight blood pressure control and risk of macrovascular and microvascular complications in type 2 diabetes：UKPDS 38. BMJ 1998；317：703-713.
42 - 5		Chaturvedi N, DIRECT Programme Study Group：Effect of candesartan on prevention（DIRECT-Prevent 1）and progression（DIRECT-Protect 1）of retinopathy in type 1 diabetes：randomised, placebo-controlled trials. Lancet 2008；372：1394-1402.
42 - 6		Sjolie AK, DIRECT Programme Study Group：Effect of candesartan on progression and regression of retinopathy in type 2 diabetes（DIRECT-Protect 2）：a randomised placebo-controlled trial. Lancet 2008；372：1385-1393.
42 - 7		大規模臨床試験「FIELD」オフィシャルサイト　http://fieldstudy.jp/
\multicolumn{3}{l}{■ 非増殖糖尿病網膜症の治療／腎症と網膜症の因果関係について教えてください}
47 - 1		Eremia V, et al：VEGF inhibition and renal thrombotic microangiopathy. N Engl J Med 2008；358：1129-1136.
47 - 2		Kanesaki Y, et al：Vascular endothelial growth factor gene expression in correlated with glomerular neovascularization in human diabetic nephropathy. Am J Kidney Dis 2005；45：288-294.
47 - 3		Brownlee M, et al：The pathobiology of diabetic complications：a unifying mechanism. Diabetes 2005；54：1615-1625.

項目起始頁	文献番号	文献
47	4	伊藤　裕：メタボリックドミノとは―生活習慣病の新しいとらえ方. 日本臨床 2003；61：1837-1843.
47	5	Nagai N, et al：Suppression of diabetes-induced retinal inflammation by blocking the angiotensin II type 1 receptor or its downstream nuclear factor-κB pathway. Invest Ophthalmol Vis Sci 2007；48：4342-4350.
47	6	石田　晋：生活習慣病と抗加齢眼科学. レニン-アンジオテンシン系と炎症制御による網脈絡膜病態の是正. 日本眼科学会雑誌 2009；113：403-423.
47	7	Cruickshanks KJ, et al：The association of microalbuminuria with diabetic retinopathy. The Wisconsin Epidemiologic Study of Diabetic Retinopathy. Ophthalmology 1993；100：862-867.
47	8	Wong TY, et al：Retinal microvascular abnormalities and renal dysfunction：the atherosclerosis risk in communities study. J Am Soc Nephrol 2004；15：2469-2476.
47	9	田宮宗久ら：糖尿病網膜症と糖尿病腎症との関連. 臨床眼科 1995；49：271-275.
47	10	武田憲夫ら：糖尿病網膜症と腎症の関連. 日本眼科紀要 1999；50：759-762.
47	11	宮部靖子ら：糖尿病腎症悪化による体重増減に並行して糖尿病黄斑浮腫の増減をみた症例. 日本眼科紀要 2007；58：361-368.
47	12	蒔田浩司ら：血液透析糖尿病患者の視力予後の検討. 眼科臨床医報 2002；96：751-754.
47	13	山本浩司ら：糖尿病網膜症と腎症の伸展度が一致しない症例における臨床的背景の検討. 日本眼科紀要 1996；47：1499-1502.

■ 非増殖糖尿病網膜症の治療／眼科治療

項目起始頁	文献番号	文献
50	1	植木麻理ら：硝子体手術に至った糖尿病網膜症患者背景の検討. 日本眼科紀要 2004；55：479-482.
50	2	Nakamura S, et al：Tisssue kallikrein inhibits retinal neovascularization via the cleavage of vascular endothelial growth factor-165. Arterioscler Thromb Vasc Biol 2011；31：1041-1048.
50	3	鈴木浩之ら：カリジノゲナーゼによる黄斑浮腫軽減効果の検討. あたらしい眼科 2011；28：1457-1459.
50	4	清水弘一：分担研究報告書　汎網膜光凝固治療による脈絡膜循環の変化と糖尿病血管新生緑内障のレーザー治療ならびに糖尿病網膜症の光凝固適応および実施基準. 平成6年度糖尿病調査研究報告書. 厚生省：1995. p.346-349.
50	5	Early Treatment Diabetic Retinopathy Study Research Group. Early photocoagulation for diabetic retinopathy：ETDRS report number 9. Ophthalmology 1991；98：766-785.
50	6	The Japanese Society of Ophthalmic Diabetology, Subcommittee on the Study of Diabetic Retinopathy Treatment：Multicenter randomized clinical trial of retinal photocoagulation for preproliferative diabetic retinopathy. Jpn J Ophthalmol 2012；56：52-59.
50	7	The Diabetic Retinopathy Study Research Group：Photocoagulation of proliferative diabetic retinopathy：relationship of adverse treatment effects to retinopathy severity：DRS Report 5. Dev Ophthalmol 1981；2：248-261.
50	8	The Diabetic Retinopathy Study Research Group：Photocoagulation of proliferative diabetic retinopathy：clinical application of Diabetic Retinopathy Study findings. DRS report no.8. Ophthalmology 1977；1：125-130.

■ 増殖糖尿病網膜症の治療／汎網膜光凝固の適応

項目起始頁	文献番号	文献
54	1	Meyer-Schwickerath G, et al：Diabetic retinopathy and photocoagulation. Am J Ophthalmol 1968；66：597-603.

項目起始頁	文献番号	文献
54 - 2		Diabetic Retinopathy Study Research Group：Phtotocoagulation treatment of proliferative diabetic retinopathy. The second report of diabetic retinopathy study findings. Ophthalmology 1978；85：82-106.
54 - 3		厚生省：分担研究報告書 汎網膜光凝固治療による脈絡膜循環の変化と糖尿病血管新生緑内障のレーザー治療ならびに糖尿病網膜症の光凝固適応および実施基準. 平成6年度糖尿病調査研究報告書. 1995. p.346-349.
54 - 4		Early Treatment Diabetic Retinopathy Study Research Group：Early photocoagulation for diabetic retinopathy：ETDRS report number 9. Ophthalmology 1991；98：766-785.
54 - 5		Early Treatment Diabetic Retinopathy Study Research Group：Results after lens extraction in patients with diabetic retinopathy：ETDRS report number 25. Arch Ophthalmol 1999；117：1600-1606.
54 - 6		Suto C, et al：Management of type 2 diabetes requiring panretinal photocoagulation and cataract surgery. J Cataract Refract Surg 2008；34：1001-1006.
54 - 7		The Japanese Society Retinopathy of Ophthalmic Diabetology, Subcommittee on the Study of Diabetic Retinopathy Treatment：Multicenter randomized clinical trial of retinal photocoagulation for preproliferative diabetic retinopathy. Jpn J Ophthalmol 2012；56：52-59.
■増殖糖尿病網膜症の治療／汎網膜光凝固の実際
59 - 1		Shimura M, et al：Quantifying alterations of macular thickness before and after pan-retinal photocoagulation in patients with severe diabetic retinopathy and good vision. Ophthalmology 2003；110：2386-2394.
59 - 2		Shimura M, et al：Posterior sub-Tenon's capsule injection of triamcinolone acetonide prevents pan-retinal photocoagulation-induced visual dysfunction in patients with severe diabetic retinopathy and good vision. Ophthalmology 2006；113：381-387.
■最新のパターンスキャンレーザーの利点について教えてください
67 - 1		Jain A, et al：Effect of pulse duration on size and character of the lesion in retinal photocoagulation. Arch Ophthalmol 2008；126：78-85.
67 - 2		Sramek CK, et al：Therapeutic Window of Retinal Photocoagulation With Green (532-nm) and Yellow (577-nm) Lasers. Ophthalmic Surg Lasers Imaging 2012；43：341-347.
■増殖糖尿病網膜症の治療／硝子体手術の適応
70 - 1		Early vitrectomy for severe vitreous hemorrhage in diabetic retinopathy：Four-year results of a randomized trial：Diabetic Retinopathy Vitrectomy Study Report 5. Arch Ophthalmol 1990；108：958-964.
70 - 2		O'Hanley GP, et al：Diabetic dense premacular hemorrhage. A possible indication for prompt vitrectomy. Ophthalmology 1985；92：507-511.
70 - 3		Lewis H, et al：Vitrectomy for diabetic macular traction and edema associated with posterior hyaloidal traction.Ophthalmology 1992；99：753-759.
70 - 4		Sato Y, et al：Vitrectomy for diabetic macular heterotopia.Ophthalmology 1994；101：63-67.
■網膜症におけるベバシズマブ投与の実際について教えてください
87 - 1		Avery RL, et al：Intravitreal bevacizumab (Avastin) in the treatment of proliferative diabetic retinopathy. Ophthalmology 2006；113：1695-1705.
87 - 2		Aiello LP, et al：Vascular endothelial growth factor in ocular fluid of patients with diabetic retinopathy and other retinal disorders. N Engl J Med 1994；331：1480-1487.
87 - 3		Arevalo JF, et al：Tractional retinal detachment following intravitreal bevacizumab (Avastin) in patients with severe proliferative diabetic retinopathy. Br J Ophthalmol 2008；92：213-216.

項目起始頁	文献番号	文献
87 – 4		Yamaji H, et al：Reduction in dose of intravitreous bevacizumab before vitrectomy for proliferative diabetic retinopathy. Arch Ophthalmol 2011；129：106-107.
87 – 5		The CATT research group：Ranibizumab and bevacizumab for neovascular age-related macular degeneration. N Engl J Med 2011；364：1897-1908.

■ ETDRSのまとめ

項目起始頁	文献番号	文献
90 – 1		Early Treatment Diabetic Retinopathy Study Research Group：Early Treatment Diabetic Retinopathy Study design and baseline patient characteristics：ETDRS report number 7. Ophthalmology 1991；98：741-756.
90 – 2		Early Treatment Diabetic Retinopathy Study Research Group：Early photocoagulation for diabetic retinopathy：ETDRS report number 9. Ophthalmology 1991；98：766-785.
90 – 3		Early Treatment Diabetic Retinopathy Study Research Group：Photocoagulation for diabetic macular edema：ETDRS report number l. Arch Ophthalmol 1985；l03：1796-1806.
90 – 4		Early Treatment Diabetic Retinopathy Study Research Group：Effects of aspirin treatment on diabetic retinopathy：ETDRS report number 8. Ophthalmology 1991；98：757-765.

■ 黄斑症の分類と検査所見

項目起始頁	文献番号	文献
94 – 1		Bresnick GH：Diabetic maculopathy. A critical review highlighting diffuse macular edema. Ophthalmology 1983；90：1301-1317.
94 – 2		佐藤幸裕ら：糖尿病網膜症の黄斑病変に関する臨床的研究その2. 糖尿病網膜症に対する光凝固療法の黄斑部病変への影響. 日本眼科学会雑誌 1983；87：786-794.
94 – 3		Hockaday TD：Diabetic maculopathy. Br Med J 1983；286：915-916.
94 – 4		Ivanisevic M：Diabetic maculopathy. liec Vjesn 1992；114：300-303.
94 – 5		Diabetic Retinopathy Clinical Research Network：Diabetic maular edema：what is focal and what is diffuse? Am J Ophthalmol 2008；146：649-655.
94 – 6		Early Treatment of Diabetic Retinopathy Study Research Group：Photocoagulation for diabetic macular edema. Arch Ophthalmol 1985；103：1796-1806.
94 – 7		Wilkinson CP, et al：Proposed internation clinical diabetic retinopathy and diabetic macular edema. Disease severity scales. Ophthalmology 2003；110：1677-1682.
94 – 8		Otani T, et al：Patterns of diabetic macular edema with optical coherence tomography. Am J Ophthalmol 1999；127：668-693.
94 – i		大越貴志子：糖尿病黄斑浮腫へのレーザー光凝固術. 眼科 2011；53：849-857.

■ 黄斑症の治療／薬物治療

項目起始頁	文献番号	文献
103 – 1		Bonini-Filho MA, et al：Intravitreal injection versus sub-Tenon's infusion of triamcinolone acetonide for refractory diabetic macular edema：a randomized clinical trial. Invest Ophthalmol Vis Sci 2005；46：3845-3849.
103 – 2		Ip MS, et al：Intravitreal triamcinolone for the treatment of macular edema associated with central retinal vein occlusion. Arch Ophthalmol 2004；122：1131-1136.
103 – 3		Gillies MC, et al：Intravitreal triamcinolone for refractory diabetic macular edema. Two-year results of a double-masked, placebo-controlled, randomized clinical trial. Ophthalmology 2006；113：1533-1538.
103 – 4		Shimura M, et al：Drug reflux during posterior subtenon infusion of triamcinolone acetonide in diffuse diabetic macular edema not only brings insufficient reduction but also causes elevation of intraocular pressure. Graefes Arch Clin Exp Ophthalmol 2009；247：907-912.

項目起始頁	文献番号	文献
103 – 5		Avitabile T, et al：Intravitreal triamcinolone compared with macular laser grid photocoagulation for the treatment of cystoid macular edema. Am J Ophthalmol 2005；140：695-702.
103 – 6		Browning DJ, et al：Comparison of the magnitude and time course of macular thinning induced by different interventions for diabetic macular edema. Implications for sequence of application. Ophthalmology 2006；113：1713-1719.
103 – 7		Rajendram R, et al：A 2-year prospective randomized controlled trial of intravitreal bevacizumab or laser therapy（BOLT）in the management of diabetic macular edema；24-month data；report 3. Arch Ophthalmol 2012；130：972-979.

■ 黄斑症に対する薬物療法の将来性について教えてください

109 – 1		Nguyen QD, et al：Ranibizumab for diabetic macular edema. Results from 2 phase III randomized trials：RISE and RIDE. Ophthalmology 2012；119：789-801.
109 – 2		Mitchell P, et al：The RESTORE Study：Ranibizumab monotherapy or combined with laser versus laser monotherapy for diabetic macular edema. Ophthalmology 2011；118：615-625.
109 – 3		Do DV, et al：The DA VINCI Study：phase 2 primary results of VEGF Trap-Eye in patients with diabetic macular edema. Ophthalmology 2011；118：1819-1826.
109 – 4		Nakano Goto S, et al：Treatment of diffuse diabetic macular oedema using steroid eye drops. Acta Ophthalmol 2012；90：628-632.
109 – 5		Tanito M, et al：Topical dexamethasone-cyclodextrin microparticle eye drops for diabetic macular edema. Invest Ophthalmol Vis Sci 2011；52：7944-7948.

■ 黄斑症治療に関する最新のRCT

125 – 1		Photocoagulation for diabetic macular edema. Early Treatment Diabetic Retinopathy Study report number 1. Early Treatment Diabetic Retinopathy Study research group. Arch Ophthalmol 1985；103：1796-1806.
125 – 2		Massin P, et al：Safety and efficacy of ranibizumab in diabetic macular edema（RESOLVE Study）：a 12-month, randomized, controlled, double-masked, multicenter phase II study. Diabetes Care 2010；33：2399-2405.
125 – 3		Nguyen QD, et al：Ranibizumab for diabetic macular edema：results from 2 phase III randomized trials：RISE and RIDE. Ophthalmology 2012；119：789-801.
125 – 4		Nguyen QD, et al：Primary End Point（Six Months）Results of the Ranibizumab for Edema of the mAcula in diabetes（READ-2）study. Ophthalmology 2009；116：2175-2181.
125 – 5		Mitchell P, et al：The RESTORE study. Ophthalmology 2011；118：615-625.
125 – 6		Elman MJ, et al：Expanded 2-year follow-up of ranibizumab plus prompt or deferred laser or triamcinolone plus prompt laser for diabetic macular edema. Ophthalmology 2011；118：609-614.

■ 糖尿病治療と網膜症の進行

131 – 1		Wake N, et al：Cost-effectiveness of intensive insulin therapy for type 2 diabetes：a 10-year follow-up of the Kumamoto study. Diabetes Res Clin Pract 2000；48：201-210.
131 – 2		Ohkubo Y, et al：Intensive insulin therapy prevents the progression of diabetic microvascular complications in Japanese patients with non-insulin-dependent diabetes mellitus：a randomized prospective 6-year study. Diabetes Res Clin Pract 1995；28：103-117.
131 – 3		Kawasaki R, et al：Incidence and progression of diabetic retinopathy in Japanese adults with type 2 diabetes：8 year follow-up study of the Japan Diabetes Complications Study（JDCS）. Diabetologia 2011；54：2288-2294.

項目起始頁	文献番号	文献
131 - 4		The Diabetes Control and Complications Trial(DCCT). Design and methodologic considerations for the feasibility phase. The DCCT Research Group. Diabetes 1986；35：530-545.
131 - 5		森田千尋ら：急激な血糖コントロールの網膜症に及ぼす影響―内科の立場より．Diabetes Journal 1992；20：7-12.
131 - 6		Sone H, et al：Vascular endothelial growth factor is induced by long-term high glucose concentration and up-regulated by acute glucose deprivation in cultured bovine retinal pigmented epithelial cells. Biochem Biophys Res Commun 1996；221：193-198.
131 - 7		福田全克ら：内科医のための網膜症管理．総合臨牀 1994；43：2645-2649.
131 - 8		日本糖尿病学会編：増殖網膜症における血糖コントロール．糖尿病専門医研修ガイドブック（改訂第4版）．2009．p.286-287.
	■角膜上皮障害／ドライアイ	
136 - 1		近間泰一郎ら：加齢と涙液分泌（シルマー試験）について．日本眼科紀要 1995；46：793-795.
136 - 2		内野佳代ら：糖尿病患者における涙液分泌の減少．日本眼科紀要 1995；46：796-798.
136 - 3		Saito J, et al：Correlation of corneal sensation, but not of basal or reflex tear secretion, with the stage of diabetic retinopathy. Cornea 2003；22：15-18.
136 - 4		Dogru M, et al：Tear function and ocular surface changes in noninsulin-dependent diabetes mellitus. Ophthalmology 2001；108：586-592.
136 - 5		Chikama T, et al：Deviated mechanism of wound healing in diabetic corneas. Cornea 2007；26：S75-81.
	■角膜上皮障害／点状表層角膜症	
139 - 1		Inoue K, et al：Ocular and systemic factors relevant to diabetic keratoepitheliopathy. Cornea 2001；20：798-801.
139 - 2		Saito J, et al：Correlation of corneal sensation, but not of basal or reflex tear secretion, with the stage of diabetic retinopathy. Cornea 2003；22：15-18.
139 - 3		Dogru M, et al：Tear function and ocular surface changes in noninsulin-dependent diabetes mellitus. Ophthalmology 2001；108：586-592.
139 - 4		Zao Z, et al：Advanced glycation end product (AGE) modified protein in tears of diabetic patients. Mol Vis 2010；16：1576-1584.
139 - 5		Chang PY, et al：Decreased density of corneal besal epithelium and subbasal corneal nerve bundle changes in patients with diabetic retinopathy. Am J Ophthalmol 2006；142：488-490.
139 - 6		Hossain P, et al：Early detection of diabetic peripheral neuropathy with corneal confocal microscopy. Lancet 2005；366：1340-1343.
139 - 7		Kaji Y, et al：Advanced glycation end products in diabetic cornea. Invest Ophthalmol Vis Sci 2000；23：362-368.
139 - 8		Göbbels M, et al：Impairment of corneal epithelial barrier function in diabetes. Graefe Arch Clin Exp Ophthalmol 1989；227：142-144.
	■角膜上皮障害／再発性角膜上皮びらん	
142 - 1		細谷比左志：糖尿病性角膜症．あたらしい眼科 1996；13：845-851.
142 - 2		細谷比左志：角膜障害の臨床像．シンポジウムⅡ：糖尿病と角膜障害．日本眼科紀要 2002；53：428-434.
142 - 3		細谷比左志：糖尿病角膜上皮症．坪田一男編．眼科プラクティス3 オキュラーサーフェスのすべて．東京；文光堂：2005．p.251-257.

項目起始頁	文献番号	文献
142 - 4		Azar DT, et al：Altered epithelial-basement membrane interactions in diabetic corneas. Arch Ophthalmol 1992；110：537-540.
142 - 5		Azar DT, et al：Decreased penetration of anchoring fibrils into the diabetic cornea. A morphometric analysis. Arch Ophthalmol 1989；107：1520-1523.
142 - 6		Kaji Y, et al：Advanced glycation end products in diabetic corneas. Invest Ophthalmol Vis Sci 2000；41：362-368.
142 - 7		細谷比左志ら：角膜表層穿刺の奏効した糖尿病性角膜症の3症例．臨床眼科 1988；42：13-16.
142 - 8		細谷比左志ら：角膜表層穿刺（anterior stromal puncture）の奏効した糖尿病角膜症の7症例．日本眼科紀要 1991；42：841-845.
142 - 9		Hosotani H, et al：Reversal of abnormal corneal epithelial cell morphologic characteristics and reduced corneal sensitivity in diabetic patients by aldose reductase inhibitor, CT-112. Am J Ophthalmol 1995；119：288-294.
■ 角膜上皮障害／遷延性角膜上皮欠損		
147 - 1		Schultz RO, et al：Diabetic keratopathy. Trans Am Ophthalmol Soc 1981；79：180-199.
147 - 2		細谷比左志：基本的な角膜上皮疾患の考え方と治療方法．糖尿病角膜上皮症．あたらしい眼科 2006；23：339-344.
147 - 3		西田輝夫：角膜　その静と動．日本眼科学会雑誌 2008；112：179-213.
147 - 4		Chikama T, et al：Deviated mechanism of wound healing in diabetic corneas. Cornea 2007；26：S75-81.
147 - 5		Thoft RA, et al：The X, Y, Z hypothesis of corneal epithelial maintenance. Invest Ophthalmol Vis Sci 1983；24：1442-1443.
147 - 6		Kinoshita JH, et al：Aldose reductase in diabetic complications of the eye. Metabolism 1979；28：462-469.
147 - 7		Kaji Y, et al：Advanced glycation end products in diabetic corneas. Invest Ophthalmol Vis Sci 2000；41：362-368.
147 - 8		大橋裕一：糖尿病角膜症．日本眼科学会雑誌 1997；101：105-110.
147 - 9		Srinivasan S, et al：Corneal Manifestation of Metabolic Disease. In：Krachmer JH, et al, editors. Cornea, 3rd eds. Philadelphia：Mosby；2011. p.665-667.
147 - 10		Yamada M, et al：Decreased substance P concentrations in tears from patients with corneal hypesthesia. Am J Ophthalmol 2000；129：671-672.
■ 角膜上皮障害／ハリケーン角膜炎，epithelial crack line		
150 - 1		井上幸次ら：角膜・結膜に対する薬物障害．眼科 1992；34：1147-1154.
■ 角膜内皮障害		
153 - 1		Pardos GJ, et al：Comparison of endothelial cell density in diabetics and a control population. Am J Ophthalmol 1980；90：172-174.
153 - 2		Schultz RO, et al：Corneal endothelial changes in type I and type II diabetes mellitus. Am J Ophthalmol 1984；98：401-410.
153 - 3		Lee JS, et al：Differences in corneal thickness and corneal endothelium related to duration in diabetes. Eye 2006；20：315-318.
153 - 4		Lass JH, et al：A morphologic and fluorophotometric analysis of the corneal endothelium in type I diabetes mellitus and cystic fibrosis. Am J Ophthalmol 1985；100：783-788.

項目起始頁	文献番号	文献
153	5	Keoleian GM, et al：Structural and functional studies of the corneal endothelium in diabetes mellitus. Am J Ophthalmol 1992；113：64-70.
153	6	Herse PR：Corneal hydration control in normal and alloxan-induced diabetic rabbits. Invest Ophthalmol Vis Sci 1990；31：2205-2213.
153	7	Lee JS, et al：Corneal endothelial cell change after phacoemulsification relative to the severity of diabetic retinopathy. Cataract Refractive Surgery 2005；31：742-749.
153	8	Goebbels M, et al：Endothelial barrier function after phacoemulsification：a comparison between diabetic and non-diabetic patients. Graefes Arch Clin Exp Ophthalmol 1991；229：254-257.
153	9	Morikubo S, et al：Corneal changes after small-incision cataract surgery in patients with diabetes mellitus. Arch Ophthalmol 2004；122：966-969.
153	10	Ohguro N, et al：Topical aldose reductase inhibitor for correcting corneal endothelial changes in diabetic patients. Br J Ophthalmol 1995；79：1074-1077.

■ 糖尿病虹彩炎

項目起始頁	文献番号	文献
158	1	北市伸義ら：虹彩炎．樋田哲夫編　眼科プラクティス7　糖尿病眼合併症の治療指針．東京：文光堂；2006. p.162-164.
158	2	Goto H, et al：Epidemiology servey of intraocular inflammation in Japan. Jpn J Ophthalmol 2007；51：41-44.
158	3	南場研一ら：Behçet病．臨床眼科 2010；64：630-636.
158	4	南場研一ら：HLA-B27関連ぶどう膜炎．臨床眼科 2008；62：1950-1954.
158	5	北市伸義：炎症性腸疾患に伴うぶどう膜炎．園田康平編．専門医のための眼科診療クオリファイ13　ぶどう膜炎を斬る！．東京：中山書店；2012. p.238-241.
158	6	北市伸義ら：糖尿病虹彩炎．臨床眼科 2010；64：2010-2013.

■ 内因性眼内炎

項目起始頁	文献番号	文献
163	1	藤関義人ら：過去5年間の内因性細菌性眼内炎の検討．臨床眼科 2002；56：447-450.
163	2	秦野寛ら：日本の眼内炎の現状―発症動機と起炎菌．日本眼科学会雑誌 1991；95：369-376.
163	3	有山泰代ら：感染性眼内炎を併発したコントロール不良糖尿病の4例．日本眼科紀要 2006；57：726-729.
163	4	Bispo PJ, et al：Detection and gram discrimination of bacterial pathogens from aqueous and vitreous humor using real-time PCR assays. Invest Ophthalmol Vis Sci 2011；52：873-881.

■ 糖尿病白内障の成因と診断

項目起始頁	文献番号	文献
168	1	Klein BE, et al：Diabetes, cardiovascular disease, selected cardiovascular disease risk factors, and the 5-year incidence of age-related cataract and progression of lens opacities：the Beaver Dam Eye Study. Am J Ophthalmol 1998；126：782-790.
168	2	Leske MC, et al：Diabetes, hypertension, and central obesity as cataract risk factors in a black population. The Barbados Eye Study. Ophthalmology 1999；106：35-41.
168	3	Oishi N, et al：Correlation between adult diabetic cataracts and red blood cell aldose reductase levels. Invest Ophthalmol Vis Sci 2006；47：2061-2064.
168	4	Franke S, et al：Increased levels of advanced glycation end products in human cataractous lenses. J cataract refract surg 2003；29：998-1004.

項目起始頁	文献番号	文献
168 - 5		Chew EY, et al：Aspirin effects on the development of cataracts in patients with diabetes mellitus. Early treatment diabetic retinopathy study reports 16. Arch Ophthalmol 1992；110：339-342.
168 - 6		Clinical Trial of Nutritional Supplements and Age-Related Cataract Study Group：A randomized, double-masked, placebo-controlled clinical trial of multivitamin supplementation for age-related lens opacities. Clinical trial of nutritional supplements and age-related cataract report no. 3. Ophthalmology 2008；115：599-607.
	■ 糖尿病患者の白内障手術	
176 - 1		Hong T, et al：Development and progression of diabetic retinopathy 12 months after phacoemulsification cataract surgery. Ophthalmology 2009；116：1510-1514.
176 - 2		Hayashi K, et al：Changes in diabetic macular oedema after phacoemulsification surgery. Eye 2009；23：389-396.
176 - 3		Hayashi K, et al：Posterior capsule opacification after cataract surgery in patients with diabetes mellitus. Am J Ophthalmol 2002；134：10-16.
176 - 4		Suto C, et al：Effect of perioperative glycemic control in progression of diabetic retinopathy and maculopathy. Arch Ophthalmol 2006；124：38-45.
	■ 糖尿病網膜症例に対する眼内レンズ選択法について教えてください	
186 - 1		須藤史子：糖尿病と白内障手術―糖尿病を合併する白内障手術のコツと落とし穴．IOL & RS 2007；21：155-161.
186 - 2		大島佑介：網膜硝子体疾患．あたらしい眼科 2006；23：165-171.
186 - 3		渡辺 朗ら：光学部径7mm眼内レンズの白内障・硝子体同時手術における有用性．あたらしい眼科 2009；26：1413-1415.
186 - 4		麻生宏樹ら：同一デザインのアクリルとシリコーン眼内レンズの固定状態の比較．臨床眼科 2007；61：237-242.
186 - 5		安藤展代ら：後発白内障の発生に関与する多因子の検討．臨床眼科 1999；53：91-97.
186 - 6		松島博之ら：前囊収縮・後発白内障．日本白内障学会誌 2011；23：13-18.
186 - 7		小早川信一郎ら：白色混濁を呈したハイドロジェル眼内レンズ．眼科手術 2003；16：419-426.
186 - 8		早田光孝ら：眼内レンズの経年変化と視機能．IOL & RS 2008；22：321-325.
186 - 9		吉岡由利子ら：シリコーン眼内レンズ挿入眼の硝子体手術時の問題点．眼科手術 2005；18：383-386.
186 - 10		Tanaka K, et al：Calcification and membrane formation on the surface of intraocular lenses in a rabbit model. Curr Eye Res 2012；37：471-478.
	■ 血管新生緑内障／予防	
190 - 1		大矢佳美ら：血管新生緑内障に対する硝子体手術の評価としての蛍光前眼部造影．日本眼科学会雑誌 2005；109：741-747.
	■ 血管新生緑内障／病態と診断	
194 - 1		田原昭彦：血管新生緑内障の治療戦略．臨床眼科 2009；63：351-355.
194 - 2		Aiello LP：Vascular endothelial growth factor in ocular fluid of patients with diabetic retinopathy and other retinal disorders. N Engl J Med 1994；331：1480-1487.
194 - 3		田原昭彦：緑内障と前房隅角．第20回日本緑内障学会 須田記念講演．あたらしい眼科 2010；27：1067-1076.

項目起始頁	文献番号	文献
194 - 4		Kubota T, et al：Neovascular tissue in the intertrabecular spaces in eyes with neovascular glaucoma. Br J Ophthalmol 1996；80：750-754.
194 - 5		猪俣 孟ら：糖尿病と眼—形態学的にみた糖尿病眼合併症．細胞 1993；25：180-184.
194 - 6		Ishibashi S, et al：Angiographic changes in iris and iridocorneal angle neovascularization after intravitreal bevacizumab injection. Arch Ophthalmol 2010；128：1539-1545.

■血管新生緑内障／治療／薬物療法

199 - 1		Nomoto H, et al：Pharmacokinetics of bevacizumab after topical, subconjunctival, and intravitreal administration in rabbits. Invest Ophthalmol Vis Sci 2009；50：4807-4813.
199 - 2		Wakabayashi T, et al：Intravitreal bevacizumab to treat iris neovascularization and neovascular glaucoma secondary to ischemic retinal diseases in 41 consecutive cases. Ophthalmology 2008；115：1571-1580.

■血管新生緑内障／治療／手術

203 - 1		Aiello LP, et al：Vascular endothelial growth factor in ocular fluid of patients with diabetic retinopathy and other retinal disorders. N Eng J Med 1994；331：1480-1487.
203 - 2		Tripanti RC, et al：Increased level of vascular endothelial growth factor in aqueous humor of patients with neovascular glaucoma. Ophthalmology 1998；105：232-237.
203 - 3		Ehlers JP, et al：Combination intravitreal bevacizumab/panretinal photocoagulation versus panretinal photocoagulation alone in the treatment of neovascular glaucoma. Retina 2008；28：696-702.
203 - 4		Saito Y, et al：Beneficial effects of preoperative intravitreal bevacizumab on trabeculectomy outcomes in neovascular glaucoma. Acta Ophthalmol 2010；88：96-102.
203 - 5		Takihara Y, et al：Combined intravitreal bevacizumab and trabeculectomy with mitimycin C versus trabeculectomy with mitimycin C alone for neovascular glaucoma. J Glaucoma 2011；20：196-201.
203 - 6		Gedde SJ, et al：Three-year follow-up of the tube versus trabeculectomy study. Am J Ophthalmol 2009；148：670-684.

■糖尿病関連視神経症

210 - 1		Arnold AC：Ischemic optic neuropathy. In：Miller NR, et al, editors. Walsh & Hoyt's Clinical Neuro-Ophthalomoloy. 6th ed. Philadelphia：Lippincott Williams & Wilkins；2005. p.349-384.
210 - 2		Newman NJ, et al：The fellow eye in NAION：Report from the ischemic optic neuropathy decompression trial follow-up study. Am J Ophthalmol 2002；134：317-328.
210 - 3		Preechawat P, et al：Anterior ischemic optic neuropathy in patients younger than 50 years. Am J Ophthalmol 2007；144：953-960.
210 - 4		Danesh-Meyer HV, et al：The prevalence of cupping in end-stage arteritic and nonarteritic anterior ischemic optic neuropathy. Ophthalmology 2001；108：593-598.
210 - 5		Salomon O, et al：Analysis of prothrombotic and vascular risk factors in patients with nonarteritic anterior ischemic optic neuropathy. Ophthalmology 1999；106：739-742.
210 - 6		Hayreh SS, et al：Nonarteritic anterior ischemic optic neuropathy：clinical characteristics in diabetic patients versus nondiabetic patients. Ophthalmology 2008；115：1818-1825.
210 - 7		Lee AG, et al：Should steroids be offered to patients with nonarteritic ischemic optic neuropathy? J Neuroophthalmol 2010；30：193-198.

項目起始頁	文献番号	文献
210 – 8		中馬秀樹：非動脈炎性虚血性視神経症の治療トライアル．中馬秀樹編．専門医のための眼科診療クオリファイ　7視神経疾患のすべて．東京：中山書店；2011. p.79-81.
210 – 9		Ostri C, et al：Bilateral diabetic papillopathy and metabolic control. Ophthalmology 2010；117：2214-2217.
210 – 10		Nakamura M, et al：Serous macular detachment due to diabetic papillopathy detected with optical coherence tomography. Arch Ophthalmol 2009；127：105-107.
210 – 11		中村　誠：遺伝性視神経症．眼科 2008；50：1031-1037.
210 – 12		Gerbitz KD：Reflexions on a newly discovered diabetogenic gene, wolframin（WFS1）. Diabetologia 1999；42：627-630.
210 – 13		Amr S, et al：A homozygous mutation in a novel zinc-finger protein, ERIS, is responsible for Wolfram syndrome 2. Am J Hum Genet 2007；81：673-683.
210 – 14		Petersen RA, et al：Optic nerve hypoplasia with good visual acuity and visual field defects：a study of children of diabetic mothers. Arch Ophthalmol 1977；95：254-258.
210 – 15		Kim RY, et al：Superior segmental optic hypoplasia. A sign of maternal diabetes. Arch Ophthalmol 1989；107：1312-1315.
210 – 16		Hashimoto M, et al：Topless optic disk without maternal diabetes. Am J Ophthalmol 1999；128：111-112.
210 – 17		Barber AJ, et al：The significance of vascular and neural apoptosis to the pathology of diabetic retinopathy. Invest Ophthalmol Vis Sci 2011；52：1156-1163.
210 – 18		Kanamori A, et al：Diabetes has an additive effect on neural apoptosis in rat retina with chronically elevated intraocular pressure. Curr Eye Res 2004；28：47-54.
210 – 19		Tan GS, et al：Diabetes, metabolic abnormalities, and glaucoma. Arch Ophthalmol 2009；127：1354-1361.
210 – 20		Mitchell P, et al：Open-angle glaucoma and diabetes；the Blue Mountain Eye Study, Australia. Ophthalmology 1997；104：712-718.
210 – 21		De Voogd S, et al：Is diabetic mellitus a risk factor for open-angle glaucoma? The Rotterdam Study. Ophthalmology 2006；113：1827-1831.
210 – 22		Pasquale LR, et al：Prospective study of type 2 diabetes mellitus and risk of primary open-angle glaucoma in women. Ophthalmology 2006；113：1081-1086.
210 – 23		Fort PE, et al：Differential roles of hyperglycemia and hypoinsulinemia in diabetes induced retinal cell death：Evidence for retinal insulin resistance. Plos One 2011；6：e26498.
210 – 24		Quigley HA：Can diabetes be good for glaucoma? Why can't we believe our own eyes（or data）? Arch Ophthalmol 2009；127：227-229.
210 – 25		Dogru M, et al：Modifying factors related to asymmetric diabetic retinopathy. Eye 1998；12：929-933.
■ 糖尿病患者の瞳孔異常		
218 – 1		秋澤尉子：糖尿病網膜症患者の散瞳効果．日本眼科学会雑誌 1987；91：254-259.
218 – 2		磯谷治彦：糖代謝異常の進展と瞳孔反応．日本眼科紀要 1998；49：973-976.
218 – 3		Hayashi M, et al：Pharmacology of pupillary responses in diabetics. Jpn J Ophthalmol 1979；23：65-72.
218 – 4		Ishikawa S, et al：Electoron-microscopic study of iris nerves and muscles in diabetes. Ophthalmologica 1985；191：172-183.

項目起始頁	文献番号	文献
218	5	Cahill M, et al：Pupillary autonomic denervation with increasing duration of diabetes mellitus. Br J Ophthalmol 2001；85：1225-1230.
218	6	磯谷治彦ら：境界型および糖尿病患者の瞳孔異常―暗順応時瞳孔面積，対光反応および薬剤点眼試験による検討―．自律神経 1994；31：514-519.
218	7	難波　健ら：糖尿病における対光反応の分析（第2報）．臨床眼科 1981；35：440-443.
218	8	Apple DJ, et al：Ocular Pathology：Clinical applications and self-assessment. 5th ed. Missouri：Mosby；1998. p.380-382.
218	9	中里良彦ら：瞳孔からみた糖尿病．日本眼科紀要 1999；50：91-96.
218	10	野村恒民ら：糖尿病における血管新生緑内障　前房隅角の fibrovascular membrane 発現から虹彩炎表面の内皮新生に到るまでの進展様式に関する病理組織学的検討．日本眼科学会雑誌 1982；86：166-175.
218	11	Berson DM, et al：Phototransduction by retinal ganglion cells that set the circadian clock. Science 2002；295：1070-1073.
218	12	浅川　賢ら：ヒト対光反応におけるメラノプシン含有網膜神経節細胞の関与．自律神経 2009；46：236-240.
218	13	Feigl B, et al：The post-illumination pupil response of melanopsin-expressing intrinsically photosensitive retinal ganglion cells in diabetes. Acta Ophthalmol 2012；90：e230-234.
218	14	Rogell GD：Internal ophthalmoplegia after argon laser panretinal photocoagulation. Arch Ophthalmol 1979；97：904-905.
218	15	内海　隆：糖尿病と瞳孔．神経眼科 1998；15：148-154.
		■ 糖尿病眼手帳の内容と意義
224	1	船津英陽ら：糖尿病眼手帳，眼手帳作成の背景，経緯，内容，使用法について．日本の眼科 2003；74：345-348.
224	2	堀　貞夫：糖尿病網膜症の治療戦略．日本眼科学会雑誌 2010；114：202-216.
224	3	Fanatsu H, et al：Present status of ophthalmological care for diabetic patients in Japan. Jpn J Ophtalmol 2000；44：75-81.
224	4	Funatsu H, et al：Questionnaire survey on periodic ocular examination in Japanese diabetic patient. Am J Ophthalmol 2003；136：955-957.
224	5	船津英陽：眼科管理の問題点と糖尿病と糖尿病眼手帳．糖尿病診療マスター 2003；1：383-385.
224	6	船津英陽：糖尿病網膜症の医療連携　放置中断をなくすために　眼科受診中断の問題点とその対策．日本眼科紀要 2002；53：7-11.
224	7	船津英陽：眼科医・内科医・コメディカルの連携を目指して　糖尿病眼手帳．日本眼科紀要 2005；56：242-246.
224	8	船津英陽ら：糖尿病眼手帳の5年間の推移．日本眼科学会雑誌 2010；114：96-104.
224	9	善本三和子ら：糖尿病眼手帳についてのアンケート調査．日本眼科紀要 2004；55：275-280.
224	10	大野　敦ら：多摩地域の眼科医における糖尿病眼手帳に対するアンケート調査結果の推移．あたらしい眼科 2011；28：97-102.
		■ 糖尿病治療における内科管理
228	1	Kawasaki R, et al：Incidence and progression of diabetic retinopathy in Japanese adults with type 2 diabetes：8 year follow-up study of the Japan Diabetes Complications Study（JDCS）. Diabetologia 2011；54：2288-2294.

項目起始頁	文献番号	文献
228 – 2		Chung N, et al：Diabetic retinopathy. The Lancet 2010；376：124-136.
228 – 3		Ohkubo Y, et al：Intensive insulin therapy prevents the progression of diabetic microvascular complications in Japanese patients with non-insulin-dependent diabetes mellitus：a randomized prospective 6-year study. Diabetes Res Clin Pract 1995；28：103-117.
228 – 4		The Diabetes Control and Complications Trial Research Group. The effect of intensive treatment of diabetes on the development and progression of long-term complications in insulin-dependent diabetes mellitus. N Engl J Med 1993；329：977-986.
228 – 5		The Diabetes Control and Complications Trial/Epidemiology of Diabetes Interventions and Complications Research Group. Retinopathy and nephropathy in patients with type 1 diabetes four years after a trial of intensive therapy. N Engl J Med 2000；342：381-389.
228 – 6		UK Prospective Diabetes Study（UKPDS）Group：Intensive blood-glucose control with sulphonylureas or insulin compared with conventional treatment and risk of complications in patients with type 2 diabetes（UKPDS 33）. Lancet 1998；352：837-853.
228 – 7		The ACCORD Study Group and ACCORD Eye Study Group：Effects of Medical Therapies on Retinopathy Progression in Type 2 Diabetes. N Engl J Med 2010；363：233-244.
228 – 8		Mohamed Q, et al：Management of diabetic retinopathy. A systemic review. JAMA 2008；298：902-916.
228 – 9		UK Prospective Diabetes Study Group：Tight blood pressure control and risk of macrovascular and microvascular complications in type 2 diabetes：UKPDS 38. BMJ 1998；317：703.
228 – 10		Matthews DR, et al：Risks of progression of retinopathy and vision loss related to tight blood pressure control in type 2 diabetes mellitus：UKPDS 69. Arch Ophthalmol 2004；122：1631-1640.
228 – 11		Holman RR, et al：Long-term follow-up after tight control of blood pressure in type 2 diabetes. N Engl J Med 2008；359：1565-1576.
228 – 12		Chaturvedi N, et al：Effect of lisinopril on progression of retinopathy in normotensive people with type 1 diabetes. The EUCLID Study Group. Lancet 1998；351：28-31.
228 – 13		ADVANCE Collaborative Group：Effects of a fixed combination of perindopril and indapamide on macrovascular and microvascular outcomes in patients with type 2 diabetes mellitus（the ADVANCE trial）：a randomised controlled trial. Lancet 2007；370：829-840.
228 – 14		Sjølie AK, et al：Effect of candesartan on progression and regression of retinopathy in type 2 diabetes（DIRECT-Protect 2）：a randomised placebo-controlled trial. Lancet 2008；372：1385-1393.
228 – 15		Chaturvedi N, et al：Effect of candesartan on prevention（DIRECT-Prevent 1）and progression（DIRECT-Protect 1）of retinopathy in type 1 diabetes：randomised, placebo-controlled trials. Lancet 2008；372：1394-1402.
228 – 16		Mauer M, et al：Renal and retinal effects of enalapril and losartan in type 1 diabetes. N Engl J Med 2009；361：40-51.
228 – 17		Lyons TJ, et al：Diabetic retinopathy and serum lipoprotein subclasses in the DCCT/EDIC cohort. Invest Ophthalmol Vis Sci 2004；45：910-918.
228 – 18		Keech AC, et al：Effect of fenofibrate on the need for laser treatment for diabetic retinopathy（FIELD study）：a randomised controlled trial. Lancet 2007；370：1687-1697.
228 – 19		Gaede P, et al：Effect of a multifactorial intervention on mortality in type 2 diabetes. N Engl J Med 2008；358：580-591.

項目起始頁	文献番号	文献
		■ 黄斑浮腫治療と全身因子
232 - 1		Klein R, et al：The Wisconsin Epidemiologic Study of Diabetic Retionpathy：XVII. The 14-year incidence and progression of diabetic retionopathy and associated risk factors in type 1 diabetes. Ophthalmology 1998；105：1799-1800.
232 - 2		Diabetes Control and Complications Trail Research Group：The effect of intensive treatment of diabetes on the development and progression of long-trem complications in insulin-dependent diabetes mellitus. N Engl J Med 1993；329：977-986.
232 - 3		UK Prospective Diabetes Group：Tight blood pressure control and risk of macrovascular and microvascular complications in type 2 diabetes (UKPDS34). Lancet 1998；352：854-865.
232 - 4		Perkovich BT, et al：Systemic factors affecting diabetic macular edema. Am J Ophthalmol 1988；105：211-212.
232 - 5		Early Treatment Diabetic Retinopathy Study Research Group. Association of elevated serum lipid levels with retinal hard exudates in diabetic retinopathy. Arch Ophthlmol 1996；114：1079-1084.
232 - 6		Keech A, et al：Effect of fenofibrate on the need for laser treatment for diabetic retinopathy (FIELD study)：a randomized controlled trial. Lancet 2007；370：1687-1697.
232 - 7		ACCORD Study Group：ACCORD Eye Study Group, et al. Effect of medical therapies on retinopathy progression in type 2 diabetes. N Engl J Med 2010；363：233-244.
		■ 糖尿病患者のロービジョンケア
238 - 1		佐藤里奈ら：わが国における視覚障害の原因．網膜脈絡膜・視神経萎縮症に関する調査研究 平成23年度総括・分担研究報告書 2012；65-66.
238 - 2		Mazhar K, et al：Los Angeles Latino Eye Study Group.Severity of diabetic retinopathy and health-related quality of life：the Los Angeles Latino Eye Study. Ophthalmology 2011；118：649-655.
238 - 3		Anderson RJ, et al：The prevalence of comorbid depression in adults with diabetes：a meta-analysis. Diabetes Care 2001；24：1069-1078.
238 - 4		Warrian KJ, et al：The assessment of disability related to vision performance-based measure in diabetic retinopathy. Am J Ophthalmol 2010；149：852-860.
238 - 5		Brody BL, et al：Age-related macular degeneration：Self-management and reduction of depressive symptoms in a randomized, controlled study. J Am Geriatr Soc 2006；54：1557-1562.
238 - 6		東　めぐみ：外来看護相談におけるコミュニケーション．看護実践の科学 2012；37：43-60.
238 - 7		田中恵津子：糖尿病網膜症患者を対象としたロービジョンケアの特性．日本眼科紀要 2006；57：498-505.

索引

あ行

アイリーア®	125
悪性網膜症	227
アクリルレンズ	178, 187
アスピリン	90, 93, 173, 212
圧迫眼帯	144
アテノロール	44
アトロピン	201
アバスチン®	87, 103, 104, 109, 200, 201, 203
アフタ性潰瘍	159
アフリベルセプト	109, 125
アポトーシス	216
アマクリン細胞	41
アマドリ化合物	172
アミノグリコシド系抗菌薬	150
アーメド緑内障バルブ	208
アルゴン	61, 63
アルゴンレーザー	54, 118, 222
アルドース	147
アルドース還元酵素	140, 156, 169, 170-172
アルドース還元酵素阻害薬	146
アルブミン	12, 48
アンカリング線維	144
アンジオテンシンII受容体拮抗薬	45, 230
アンジオテンシンIIタイプ1受容体拮抗薬	44
アンジオテンシン変換酵素	44
アンジオテンシン変換酵素阻害薬	230
暗順応	219
易感染性	163
萎縮	94
イソジン®	202
イソプタの沈下	213
一次予防	229
一次予防群	131
イミダゾロン	172
インスリン抵抗性	216
インスリンの従来療法	228
インスリン様増殖因子	194
インターフェロン	24
インターフェロン網膜症	23, 24
インターロイキン	194
インドシアニングリーン蛍光造影	26, 197
陰部潰瘍	159, 162
インフュージョンニードル	207
ウェットフィールドジアテルミー	206
うつ傾向	239
うつ状態	241
液体パーフルオロカーボン	79, 80
エナラプリル	230
エピセンタ	77
塩基性線維芽細胞増殖因子	194
炎症性腸疾患	160
黄斑	63
黄斑萎縮	100
黄斑円孔	72, 74
黄斑虚血	95
黄斑牽引	72, 101
黄斑症	56, 94, 103, 119, 125, 182
黄斑上膜	80, 120
黄斑皺襞	72
黄斑前出血	71
黄斑浮腫	28, 60, 72, 80, 95, 104, 106, 109, 111, 125, 232
黄斑部漿液性網膜剥離	213
黄斑部毛細血管	30
音声つき血圧計	240
音声つき体温計	240
温流	159

か行

外境界膜	11, 31, 100
外血液網膜関門	23
改変Davis分類	17, 226
開放隅角緑内障	190
開放隅角緑内障期	195, 198, 200, 204
外網状層	11
潰瘍性大腸炎	160
核混濁	175
拡大鏡	240
額帯式拡大鏡	241
拡大読書器	240
核の硬化	177
核白内障	172
角膜後面沈着物	158
角膜実質浮腫	153
角膜上皮障害	136
角膜内皮障害	136, 153
角膜表層穿刺	145
角膜輪部色素脱失	162
過酸化水素	170, 173
下垂体機能不全	214
活性酸素	12, 173
合併症	179
カプトプリル	44
カベオラ	10, 13
ガラクトース	170
カリジノゲナーゼ	51
カルボキシメチルリジン	172
加齢黄斑変性	242
加齢白内障	171
眼圧上昇	161
眼瞼下垂	104
眼球虚脱	207
眼球振盪	214
眼球癆	166
眼虚血症候群	194
杯細胞	137
カンジダ	163
杆体ERG	37
カンデサルタン	45, 230
眼内光凝固	80
眼内法	208
眼内レンズ	178, 186
肝膿瘍	163
感音性難聴	214
灌流つきのコンタクトレンズ	142
偽Foster-Kennedy症候群	210
危険な兆候	91
キサントフィル	61, 63, 118
キセノンシャンデリア照明	78
キセノン光凝固装置	54
基底細胞密度	140
基底膜	11
基底膜肥厚	11
偽ポリポーシス	160
偽薬投与群	125
球後麻酔	77
弓状構造	174
急性前部ぶどう膜炎	159
急性網膜壊死	23
強化インスリン療法	228
強膜ブロック切除	206
強膜弁	206
局所性浮腫	23
局所浮腫	96
虚血	94
虚血性黄斑症	30, 31, 95
虚血性視神経症	85, 210
虚血性変化	82
巨細胞性動脈炎	210

近視	9
筋線維芽細胞	16
隅角	200
隅角虹彩血管新生	56
隅角ルベオーシス	73, 75, 191
空気-液置換	186
空腹時血糖値	8
空胞化	220
グリア細胞	12, 216
グリケーション	171
グリコーゲン	220
グリスニング	186
グリッド凝固	111, 114, 116
クリプトン	61, 63
グルコース	140
クレアチニン	48
クロスリンク形成	217
経角膜電気刺激	212
経強膜法	208
蛍光前眼部造影検査	196
けいれん	214
血圧管理	230
血圧コントロール	44
血液透析	235
血液網膜関門	10, 178, 232
血管新生期	194, 198
血管新生緑内障	37, 77, 84, 190, 194, 199, 203, 221
血管透過性亢進	28
血管内皮細胞	11
血管内皮増殖因子	12, 20, 45, 47, 52, 55, 83, 87, 97, 103, 120, 133, 194, 199
血漿浸透圧	233
血清総コレステロール値	234
結節性紅斑	159
血中コレステロール	234
血糖管理	230
血糖コントロール	50, 133, 168, 233
結膜切開	206
結膜縫合	207
ケナコルト-A®	103, 109
牽引	94
牽引性網膜剝離	15, 21, 22, 33, 70, 76, 83, 85, 226
限外濾過	235
限局性黄斑浮腫	30
コアビトレクトミー	77
降圧薬	230
抗ウイルス薬	150
広角観察系レンズ	78
広角観察システム	70
高眼圧	104
口腔内アフタ性潰瘍	159
高血圧	234
抗好中球細胞質抗体	211
虹彩萎縮	161
虹彩後癒着	81
虹彩新生血管	32, 84
虹彩切除	206
虹彩リトラクター	176
虹彩ルベオーシス	58, 73, 75, 84, 190
高脂血症	99, 212
格子状光凝固	108, 124, 125
膠質浸透圧	232
硬性白斑	10, 12, 14, 17, 18, 19, 26, 29, 50, 82, 94, 95, 98, 99, 121, 122, 182, 226, 227, 234
高張浸透圧薬	201
後囊下混濁	168, 174
後囊下白内障	172, 177
後囊混濁	185
後囊切開術	80
後発白内障	186
抗緑内障薬	150
抗リン脂質抗体	211
抗VEGF薬	117, 125, 182, 199, 200, 203, 204
国際臨床視覚電気生理学会	37
コラーゲン	145, 217
混合ERG	37

さ行

細菌性内因性眼内炎	164
最大読書速度	239
再発性角膜上皮びらん	136, 142, 146
サイプレジン®	161
サブスタンスP	222
サプリメント	173
酸化ストレス説	169, 173
三叉神経密度	140
散瞳	161
散瞳不良	176, 218
三面鏡	95
ジアテルミー	78, 206
視覚障害	9
視覚障害者手帳	9
敷石像	160
至近距離眼鏡	240
ジクアホソル	138
ジクロフェナク	110
脂質異常	234
脂質異常症	231
脂質コントロール	46
視神経萎縮	214
視神経症	210
視神経乳頭周囲網膜神経線維層厚	215
持続皮下インスリン注入療法	42
失明	242
ジフルプレドナート	110
しみ状出血	227
若年網膜分離症	41
遮光眼鏡	241
シャープエッジ構造	187
シャム群	125
シャンデリア照明	70
周辺虹彩前癒着	196, 204, 206
周辺部虹彩前癒着	190
終末糖化物質	170
終末糖化物質蓄積説	169
縮瞳	218
数珠状静脈	19, 20

術後炎症	177
漿液性網膜剝離	13, 27, 28, 29, 97, 98, 99, 113
硝子体手術	70, 76, 82, 119, 187, 191, 203, 205, 212
硝子体出血	21, 71, 83
照射領域	60
小切開硝子体手術	76, 143
小脳失調	214
蒸発亢進型	136, 138
小胞	10
上方視神経部分低形成	210, 214
静脈異常	32
ショートパルス	67
シリコーンオイル	186
シリコーンレンズ	178, 187
シロリムス	110
心筋梗塞	201
シングルピースレンズ	177
神経因性膀胱	214
神経節細胞層	11
神経線維束欠損	214
親水性アクリルレンズ	178, 187
新生血管	20, 21, 32, 199, 201, 204, 227
新生血管膜	196
新生血管緑内障	183
心拍変動係数	219
シンバスタチン	231
水酸化ラジカル	170, 173
水晶体混濁	174
水晶体線維	177
水晶体囊	187
錐体ERG	37
水平半盲	211
杉浦清治	162
スタチン	234, 235
スターリングの法則	232
スタンド式拡大鏡	241
ステロイド	161
ストレプトゾトシン	216
スーパーオキシド	173
スペキュラーマイクロスコープ	153
スポンジ様膨化	98
スルホニル尿素薬	43
静水圧	232
赤外線電子瞳孔計	222
赤錐体	38
赤血球	61, 63, 133, 172
線維芽細胞増殖抑制薬	205
線維血管性増殖組織	72
線維血管増殖膜	21, 22, 76
線維血管膜	73
線維素	158, 161
線維柱帯	195
線維柱帯切除術	73, 203, 204, 205
遷延性角膜上皮欠損	136, 147, 148, 150
前眼部蛍光造影検査	191
前増殖網膜症	133
選択的レーザー線維柱帯形成術	104

前嚢混濁	184, 186
前嚢収縮	184, 186
前嚢収縮率	184
前房蓄膿	158, 164
前毛細血管細動脈	23
前緑内障期	200, 204
双手法	70, 78, 83
増殖前糖尿病網膜症	17, 19, 31, 39, 50, 51, 56, 85, 226
増殖糖尿病網膜症	15, 17, 20, 32, 34, 50, 54, 56, 59, 64, 70, 76, 82, 88, 226
増殖膜切除	78
増殖網膜症	56, 57, 91
相対的入力瞳孔反応異常	211
蒼白浮腫	210
足壊疽	163
続発開放隅角緑内障	190
続発緑内障	190, 199
疎水性アクリルレンズ	178, 188
ソルビトール	12, 140, 156, 169

た行

体格指数	6, 42, 228
対光反射	218, 220, 221
対光反射-近見反応解離	220
大腸ひだ	160
楕円瞳孔	218, 219
脱神経過敏	218
タリビッド®	144, 146
短後毛様動脈	210
炭酸脱水酵素阻害薬	201
単純黄斑浮腫	28
単純糖尿病網膜症	12, 18, 39, 50, 56, 82, 133, 226
蛋白糖化最終産物	148
蛋白尿	234
短毛様体神経	222
肘静脈-網膜循環時間	26
中心窩網膜厚	94
中心小体	10
中心静脈栄養法	165
中途失明	9
チューブシャント手術	204, 208
超音波 B モード像	71
爪切り	240
爪やすり	241
デキサメタゾン	110
デキサメタゾン徐放剤	110
デブライドメント	142
点状出血	18
点状表層角膜症	136, 139, 147, 150
糖化最終産物	140
動眼神経麻痺	218, 220
瞳孔	218
瞳孔径	176
瞳孔面積	176, 219
瞳孔領	199
透析導入	49
疼痛	60, 65
糖尿病黄斑症	33, 94, 103, 236

糖尿病黄斑浮腫	13, 23, 27, 49, 88, 95, 106, 109, 119, 125, 180
糖尿病角膜症	136, 142
糖尿病角膜上皮症	142
糖尿病角膜内皮症	142
糖尿病眼手帳	17, 224, 227
糖尿病健康手帳	226
糖尿病虹彩炎	158
糖尿病性網膜色素上皮症	95, 100
糖尿病乳頭症	27, 210, 212
糖尿病白内障	168, 177
糖尿病網膜症	2, 9, 10, 194, 224, 226, 228, 238
糖尿病モデル	169
糖尿病連携手帳	226
特殊カラーフィルターレンズ	240
読書検査	239
読書視力	239
読書評価用チャート	239
ドライアイ	136, 150
トラベクレクトミー	73
トリアムシノロン	82, 116, 129, 212
トリアムシノロンアセトニド	30, 70, 77, 103, 124
トリプル手術	80
ドレーピング	87
トロカールカニューラ	77
トロピカミドフェニレフリン	219
豚脂様角膜後面沈着物	161, 164

な行

内因性眼内炎	163
内因性光感受性網膜神経節細胞	218, 221
内顆粒層	11
内境界膜	11, 121
内頸動脈狭窄	212
内血液網膜関門	23
内節外節接合部	31
内皮細胞	10
内網状層	11
内網膜血管関門	26
軟性白斑	10, 15, 17, 19, 20, 23, 31, 82, 226, 227
肉芽腫性ぶどう膜炎	164
二次介入	229
二次介入群	131
乳頭上新生血管	21
乳頭部新生血管	32
入力路障害	222
尿崩症	214
尿路感染症	163
ネオシネジン®	161
ネパフェナク	110
脳梗塞	201
嚢腫状浮腫	27
能動輸送	233
嚢胞様黄斑浮腫	23, 28, 95, 98, 102, 113, 178, 181
嚢胞様浮腫	97

は行

肺炎	163
背景蛍光	26
背景網膜症	17
ハイドロジェル	187
ハイドロダイセクション	177
ハウストラ	160
拍動性疼痛	210
白内障	9, 168
白内障手術	176
バスクリン角膜症	141
パターンスキャンレーザー	60, 66, 67, 69, 82
バリア機能	151, 154
ハリケーン角膜炎	150
ハリケーン角膜症	147, 150
バルベルト緑内障インプラント	208
ハロー	214
斑状出血	18
パンヌス	149
汎網膜光凝固	54, 59, 91, 111, 191, 201, 204, 205, 222, 235
ヒアルロン酸	151
光干渉断層計	94, 180
光凝固	111
光凝固の適応と実施基準	52
非感染性ぶどう膜炎	165
久山町研究	2
皮質混濁	168, 174
皮質白内障	172
非ステロイド性抗炎症薬	110, 150
非接触レンズ	94
非増殖糖尿病網膜症	17, 27, 28, 47, 56, 57, 91
ビタミン C	173
ビタミン E	173
非肉芽腫性線維素性ぶどう膜炎	159
びまん性黄斑浮腫	30, 112, 116
びまん性浮腫	23, 96
表面散乱光	186
微量アルブミン尿	48
ピロカルピン	201
貧血	97
フィブリノーゲン	12, 50
フィブリン	12, 158, 161
フィブリンの析出	164
フィブロネクチン	145, 147
フェノフィブラート	46, 231, 234, 235
副腎皮質ステロイド	212
副腎皮質ステロイド点眼	201
福田分類	17, 226, 227
腹膜透析	235
浮腫	94
ぶどう膜炎	158, 162, 164
ぶどう膜外反	196
舟形町研究	2
プラスミン	11
フラッシュ ERG	37
プランク定数	66

フリッカ ERG	37	
フリーラジカル	12	
フルオレセイン蛍光眼底写真	28	
フルオレセイン蛍光眼底造影	26	
フルオレセイン蛍光造影検査	197	
フルオレセイン染色	136	
フルオロフォトメトリー	154	
フルクトース	140, 156, 169	
フルメトロン®	161	
フレア	159, 177	
プロスタグランジン	178, 222	
プロテオグリカン	12	
ブロムフェナク	110	
閉創	81	
閉塞隅角緑内障	190	
閉塞隅角緑内障期	196, 200, 204	
閉塞性動脈硬化症	89	
ペガプタニブ	200	
ペグインターフェロン	25	
ベタメタゾン	110	
ベバシズマブ	30, 70, 87, 109, 200, 203, 205	
ヘパラン硫酸	12	
ヘミデスモゾーム	144, 147	
ヘモグロビン	63, 118	
ヘモグロビン A_{1C}	180, 185	
ヘルペスウイルス	152	
ヘルペス性虹彩炎	161	
片頭痛	212	
変動係数	153	
ペントシジン	172	
房水	195	
蜂巣炎	163	
傍中心窩肥厚	62	
膨隆虹彩	81	
ホットパック	138	
ポリオール	169	
ポリオール経路	155, 170	
ポリオール説	148	
ポリオール代謝経路	140	
ポリオール代謝説	169	
ポンプ機能	154	

ま行

マイトマイシン C	205	
マイボーム腺機能不全	138	
マキュエイド®	109	
マクジェン®	87, 200	
窓構造	10, 195	
マトリックスメタロプロテアーゼ	11	
マルチカラーレーザー	68	
マルチビタミン	173	
ミオイノシトール代謝異常	155	
水濡れ性低下型	136, 138	
密着結合	10, 18	
ミドリン P®	161, 219	
脈絡膜剝離	60, 61	
無灌流領域	19	
無血管野	19, 20	
無硝子体眼	104	

無窓型血管	10	
ムチン	137	
メトホルミン	43	
メラニン	63, 118	
メラニン色素	198	
綿花状白斑	31	
綿花様白斑	19, 24	
毛細血管床閉塞	17	
毛細血管閉塞	31	
毛細血管瘤	10, 17, 18, 27, 36, 82, 103, 119, 124, 226	
毛細血管瘤凝固	111, 116	
網膜虚血	37, 193	
網膜色素上皮細胞	61	
網膜色素上皮層	26	
網膜色素変性	9, 242	
網膜出血	27, 60, 61, 82	
網膜上膜	31, 35	
網膜神経細胞	216	
網膜神経線維束欠損	213	
網膜新生血管	20, 21, 32	
網膜皺襞	83	
網膜前出血	21, 22	
網膜中心窩厚	180	
網膜中心静脈閉塞症	194	
網膜中心動脈閉塞症	23	
網膜電図	37, 41, 165	
網膜内細小血管異常	14, 17, 19, 20, 27, 31, 32, 52, 57, 226	
網膜の肥厚	94	
網膜剝離	22, 60, 64, 72, 84	
網膜光凝固術	203	
網膜肥厚	98	
網膜浮腫	18	
網膜無灌流領域	52	
網膜無血管野	20	
網膜毛細血管床	20	
毛様体神経節後線維	220	
毛様体破壊術	204, 208	
毛様体光凝固術	203, 208	
毛様体冷凍凝固術	208	
燃えつきた網膜症	34	

や行

夜間低血圧	212	
有水晶体眼	107	
有病率	3	
有病率の相対頻度	216	
雪玉状硝子体混濁	165	
油性眼軟膏	138	

ら行

ライトパイプ	78	
ラニビズマブ	109, 125, 128, 200	
ラパマイシン	110	
ラミニン	145	
リシノプリル	230	
リソソーム	10	
律動様小波	41	

リバビリン	25	
リピド黄斑症	99	
罹病期間	6	
リポ蛋白	50	
リム	214	
リュウアト®	161	
良性網膜症	227	
緑錐体	38	
緑内障	9, 242	
緑内障濾過手術	84	
臨界文字サイズ	239	
輪状硬性白斑	19, 97	
輪状網膜症	29, 96, 99	
リンデロン®	161	
涙液減少型	136	
涙液層破壊時間	137	
涙液メニスカス	136	
ルセンティス®	87, 106, 109, 125, 200	
ルベオーシス	190	
レーザー光	118	
レーザーフレアメータ	158	
レニン-アンジオテンシン系	48, 230	
レニン-アンジオテンシン系阻害薬	44	
レバミピド	138	
連続円形切囊	77	
ロサルタン	230	
六角形細胞出現率	153	
六角形細胞割合	153	
ロービジョンエイド	239	
ロービジョンケア	238	

数字

1 型糖尿病	42, 50, 154, 214	
2 型糖尿病	43, 50	
2 時間血糖値	8	
3 ポート作製	77	
IV 型コラーゲン	145	

ギリシャ文字

α-smooth muscle actin	16	
β カロチン	173	
β-D-グルカン	165	

A–E

AAO	98	
AAU	159	
ACCORD	235	
ACCORD-Eye	229, 234	
ACE	230	
ACE 阻害薬	44, 230	
Action to control cardiovascular risk in diabetes	229, 235	
acute anterior uveitis	159	
ADA	6	
ADVANCE	230	
advanced glycation end products	140, 144, 148, 169	

索引　263

afferent pupillary defect　222
AGE 説　148
AGEs　140, 144, 169, 170
AGEs 蓄積説　171
Ahmed™ Glaucoma Valve　208
aldose reductase　169
American Academy of Ophthalmology　98
American Diabetes Association　6
Amsler 徴候　162
anchoring fibril　140
anterior stromal puncture　145
APD　222
AR　169
AR 阻害薬　169
ARB　44, 230
Area Centralis®　114, 116, 118
ARIC Study　48
ARI-reversal　175
arteriosclerosis obliterans　89
ASO　89
Atherosclerosis Risk In Communities Study　48
avulsed vessels　33
background fluorescence　26
background retinopathy　17
Baerveldt® Glaucoma Implant　208
Barbados Eye Study　5, 168
basic fibroblast growth factor　194
Behçet 病　159, 162
bevacizumab or laser therapy　105
bFGF　194
bimanual technique　78
blood-retinal barrier　10, 18
Blue Mountain Eye Study　5
BMI　6, 42, 228
body mass index　6, 42, 228
BOLT 試験　105
Bowman 層　144
Bowman 膜　149
BRB　10, 18
Bresnick の分類　95
burned-out retinopathy　34
Ca チャネル　140
capillary nonperfusion　31
caveolae　10
CCC　77
CCT　185
central subfield thickness　94
Chennai Urban Rural Epidemiology Study　5
Chlamydia trachomatis　149
circinate retinopathy　29
CIT　131
clinically significant macular edema　92, 98, 105, 113, 236
CME　27, 28, 95, 97, 113, 178, 181
CML　172
CNP　31
Coats 病　16, 102
cobble stone appearance　160

Cochet-Bonnet 角膜知覚計　137
coefficient of variation　153
computer-compatible tape steps　185
continuous curvilinear capsulorrhexis　77
continuous subcutaneous insulin infusion　42
conventional insulin injection therapy　131
cotton-wool spot　19, 31
Crohn 病　160
crowded disc　212
CSII　42
CSME　92, 98, 105, 113, 236
CT-112　146
CV　153
cystoid macular edema　27, 28, 95, 97, 113, 178
DA VINCI Study　109
Davis 分類　17, 226
DC-3000　208
DCCT　42, 50, 132, 228, 233
deafness　214
delayed fluorescein staining　141
denervation supersensitivity　218
Descemet 膜皺襞　153, 158
DI　214
Diabetes Control and Complications Trail　42, 50, 132, 228, 233
diabetes insipidus　214
diabetes mellitus　214
diabetic macular edema　27, 28, 109, 119, 125
diabetic maculopathy　33, 103
diabetic papillopathy　212
diabetic retinal pigment epitheliopathy　95
diabetic retinopathy　2, 10, 224, 238
Diabetic Retinopathy Candesartan Trials　44, 230
Diabetic Retinopathy Clinical Research Network　126
Diabetic Retinopathy Study　91, 92
DIDMOAD　214
diet-reversal　175
diffuse macular edema　112
DIRECT　44, 230
direct laser　116
disc at risk　212
disc neovascularization　21
DM　214
DME　27, 28, 109, 119
double ring サイン　214
DR　10, 224, 238
DRCR.net-1　125, 126, 128
DRS　91, 92
Durezol®　110
early proliferative diabetic retinopathy　56
Early Treatment Diabetic Retinopathy Study　42, 52, 56, 90, 92, 98, 113, 234

ECUM　235
EDIC　50, 229
electroretinogram　37, 41, 165
ELM　31, 100
Elschnig pearls 型混濁　184
endoplasmic reticulum intermembrane small protein　214
epicenter　33, 71
Epidemiology of Diabetes Interventions and Complications　50, 229
epiretinal membrane　31, 120
epithelial crack line　147, 150
ERG　37, 41, 165
ERIS　214
ERM　31, 120
Escherichia coli　163
ETDRS　17, 42, 52, 56, 90, 92, 98, 113, 234, 236
EUCLID　230
EURODIAB Controlled Trial of Lisinopril in Insulin-Dependent Diabetes Mellitus　230
European Medicines Agency　130
external limiting membrane　31, 100
extracorporeal ultrafiltration method　235

F-J

FA　26, 197
fenestration　10
Fenofibrate Intervention and Event Lowering in Diabetes　46, 235
FGA　191
fibrovascular membrane　73, 76
fibrovascular proliferation　72
FIELD　46, 235
fluorescein angiography　26, 197
Fluorescein Gonioangiography　191
focal laser　116
focal macular edema　111
Frank Hoyt　214
Fuchs 虹彩異色性虹彩毛様体炎　162
FVM　73, 76
FVP　72
gap junction　11
GDD　208
glaucoma drainage devices　208
goblet cell　137
Golgi 装置　10
H_2O_2　170, 173
hard exudate　18, 29, 95
HbA_{1c}　6, 42, 127, 132, 159, 165, 168, 228
HbA_{1c} 値　168, 233
HD　235
Heidelberg Retina Angiograph 2　197
hemodialysis　235
Henle 層　99, 102
herpes simplex virus　161
hexagonality　153

high-risk characteristics	91	
HLA-B27関連ぶどう膜炎	159	
HO	170, 173	
Hockadayによる分類	95	
HRA2	197	
HSV	161	
Humphreyグレースケール	211	
IA	26, 197	
ICAM-1	25	
IGF	194	
IgG$_1$	109	
ILM	121	
indocyanine green angiography	26, 197	
inner blood retinal barrier	26	
insulin-like growth factor	194	
intercelluler adhesion molecule	25	
internal limiting membrane	121	
International Society for Electro-physiology of Vision	37	
intraretinal microvascular abnor-malities	14, 19, 27, 31, 32, 52, 57	
intravenous hyperalimentation	165	
intravitreal bevacizumab	106	
intravitreal injecton of bevacizmab	87	
intrinsically photosensitive retinal ganglion cell	218, 221	
IOL	77	
ION	210	
ipRGC	218, 221	
iris bombé	81	
IRMA	14, 19, 27, 31, 32, 52, 57	
IS/OS	31	
ISCEV	37	
ischemic maculopathy	30, 95	
ischemic optic neuropathy	210	
Ivanisevicによる分類	95	
IVB	87, 106	
IVH	165	
Japan Diabetes Complications Study	42, 50, 132, 228	
JDCS	42, 50, 132, 228	

K-O

Klebsiella pneumoniae	163
Kuhnt中間グリア組織	212
Kumamoto	228
Kumamoto Study	43, 50, 131
L-錐体	38
lacy vacuolation	220
Laser-ranibizumab-triamcinolone for diabetic macular edema	126
LDL吸着療法	212
LDL値	234
lens sparing 25G-MIVS	77
light-near dissociation	220
light projection	84
Los Angeles Latino Eye Study	5
M-錐体	38
MA	18, 119
macular deposit	95
macular edema	95
macular ischemia	95
macular thickness map	111
Maillard反応	171
Mariotte盲点	212, 213, 214
MC-500 Vixi	68
Meyer-Schwickerath	54
microaneurysm	18, 27, 119
microincision vitrectomy surgery	77
mild diabetic macular edema	98
mild or moderate nonproliferative diabetic retinopathy	57
mild-to-severe nonproliferative diabetic retinopathy	56
MIT	132
MIVS	77
MMC	205, 206
MNREAD-J	239
moderate diabetic macular edema	98
multiple insulin injection therapy	132
multiplex PCR法	165
Müller細胞	38, 199
Na$^+$/K$^+$-ATPase	155
naked vessels	33
National Eye Institute	90
negative ERG	37, 39
NEI-VFQ-25	238
neovascular glaucoma	77, 190, 194, 203
neovascularization	32
neovascularization at the disc	32
neovascularization elsewhere	20, 32
nerve fiber bundle defect	214
nerve fiber layer defect	214
NFBD	213, 214
NFLD	214
non perfusion area	52
non-proliferative diabetic retinopa-thy	17, 27
nonrecordable ERG	39
NPA	52
NPDR	17, 27
NSAID	110
NV	32
NVD	21, 32
NVE	20, 32
NVG	77, 190, 203
OA	214
OCT	94, 180
OcuLight SLx	208
optical coherence tomograph	94, 180
optic atrophy	214
Ozurdex®	110

P-T

palisades of Vogt	149, 150
panretinal photocoagulation	92, 111, 204, 222
PAS	190, 206
PASCAL®	59, 65, 68, 82, 205
PASCAL® Streamline Yellow	67
pattern scanning laser	205
PCX	80
PD	235
PDR	17, 20, 32, 50, 76
PED	147
perfluorocarbon liquid	79
perifoveal capillary network	30
peripheral anterior synechia	191, 206
peritoneal dialysis	235
persistent epithelial defect	147
PFCL	79
pigmented-membrane	188
PKCβ	51
PMMA	178
polymethylmethacrylate	178
Posner-Schlossman症候群	162
posterior capsulotomy	80
POV	150
PPDR	17, 19, 31, 50
precapillary arteriole	23
pre-proliferative diabetic retinopathy	17, 19, 31, 50
pre-proliferative retinopathy	17
Preterax and Diamicron Modified Release Controlled Evaluation	230
pretrabecular form	190
PRN	109
proliferative diabetic retinopathy	17, 20, 32, 50, 64, 76
pro re nata	109
protein kinase Cβ	51
PRP	111, 204, 222, 235
pupillary sparing	218, 220
Quigley	217
RAAS	230
Ranibizumab for Edema of the mAcula in Diabetes	126
Ranibizumab in Diabetic Macular Edema	126
Ranibizumab Injection in Safety Effi-cacy	126
Ranibizumab monotherapy or combined with laser versus laser monotherapy for diabetic macular edema	126
RAPD	211
RAS	48, 230
READ-2	125, 128
receiver operating characteristic	8
Reiter病	159
relative afferent pupillary defect	211
relative ratio	216
Renin-angiotensin-aldosterone system study	230
reninangiotensin system	48
RESOLVE	125
RESPOND	130
RESTORE	125, 128
RESTORE Study	109

RETAIN	130	
retinal hemorrhage	27	
retinal pigment epithelium	26	
REVEAL	130	
RIDE	125, 127	
RISE	125, 127	
RNFLT	215	
ROC	8	
RR	216	
rubeosis iridis	32	
Safety and efficacy of ranibizumab in diabetic macular edema	126	
scatter photocoagulation	92	
Scheimpflug カメラ	185	
Schlemm 管	206	
SDR	18, 50	
secondary open-angle glaucoma	190	
selective laser trabeculoplasty	104	
serous retinal detachment	27, 28	
severe diabetic macular edema	98	
short ciliary nerve	222	
simple background retinopathy	17	
simple diabetic retinopathy	18, 50	
simple macular edema	28, 95	
simple retinopathy	17	
Singapore Malay Eye Study	5	
siRNA	110	
SLT	104	
SME	28	
soft exudate	19	
spectral-domain OCT	100	
SPK	139	
SRD	27, 28	
SSOH	210, 214	
Stargardt–黄色斑眼底	102	

Stargardt–黄色斑眼底群	41	
Starling の法則	232	
Steno-2 研究	231	
SU 薬	43	
subnormal ERG	39	
superficial punctate kratopathy	139	
superior segmental optic hypoplasia	210, 214	
supernormal ERG	39	
Super Quad®	114, 118	
TA	77	
terminal dUTP nick end labeling	216	
the 25-item National Eye Institute Visual Function Questionnaire	238	
The Action in Diabetes and Vascular Disease	230	
tight junction	10, 15, 18	
time-domain OCT	94	
Topless disc	214	
tortuosity	140	
traction retinal detachment	70, 76	
TransEquator®	114, 118	
TRD	70, 76	
Tube Versus Trabeculectomy Study	208	
TUNEL	216	
TVT study	208	

U–Z

UKPDS	43, 50, 229	
United Kingdom Prospective Diabetes Study	43, 50, 229, 234	
varicella zoster virus	161	

vascular endothelial growth factor	12, 20, 45, 47, 52, 55, 64, 70, 83, 87, 97, 103, 109, 120, 133, 182, 194, 199, 203, 212	
vascular hyperpermeability	28	
VEGF	12, 20, 45, 47, 52, 55, 64, 70, 83, 84, 87, 97, 103, 109, 117, 120, 121, 123, 125, 133, 194, 199, 203, 212	
$VEGF_{121}$	87	
$VEGF_{165}$	87	
VEGF Trap-Eye	109	
very severe non-proliferative diabetic retinopathy	57	
very severe non-proliferative diabetic retinopathy	57	
vesicle	10	
Vision Evaluation Research	5	
Vogt-小柳-原田病	162	
von Willebrand factor	11	
VZV	161	
Warrian	240	
Weibel-Palade 小体	10	
WESDR	48	
WFS1	214	
WFS2	214	
window defect	101	
Wisconsin 州	168	
Wisconsin Epidemiologic Study of Diabetic Retinopathy	48, 233	
Wolfram 症候群	210, 214	
Wolframin	214	
XYZ 仮説	147	
YAG レーザー	183	
yttrium aluminum garnet	183	
Zinn 小帯	177	

専門医のための眼科診療クオリファイ　16
糖尿病眼合併症の新展開

2013年2月26日　初版第1刷発行 ©〔検印省略〕

シリーズ総編集……大鹿哲郎
　　　　　　　　　大橋裕一

編集………………白神史雄

発行者……………平田　直

発行所……………株式会社 中山書店
　　　　　　　　　〒113-8666 東京都文京区白山1-25-14
　　　　　　　　　TEL 03-3813-1100（代表）　振替 00130-5-196565
　　　　　　　　　http://www.nakayamashoten.co.jp/

本文デザイン・装丁……藤岡雅史（プロジェクト・エス）

印刷・製本…………中央印刷株式会社

ISBN978-4-521-73474-3
Published by Nakayama Shoten Co., Ltd.　　　　　　　　　Printed in Japan
落丁・乱丁の場合はお取り替えいたします

・本書の複製権・上映権・譲渡権・公衆送信権（送信可能化権を含む）は株式会社中山書店が保有します．

・JCOPY ＜(社)出版者著作権管理機構 委託出版物＞
本書の無断複写は著作権法上での例外を除き禁じられています．複写される場合は，そのつど事前に，(株)日本著作出版権管理システム（電話 03-3817-5670，FAX 03-3815-8199，e-mail: info@jcls.co.jp）の許諾を得てください．

本書をスキャン・デジタルデータ化するなどの複製を無許諾で行う行為は，著作権法上での限られた例外（「私的使用のための複製」など）を除き著作権法違反となります．なお，大学・病院・企業などにおいて，内部的に業務上使用する目的で上記の行為を行うことは，私的使用には該当せず違法です．また私的使用のためであっても，代行業者等の第三者に依頼して使用する本人以外の者が上記の行為を行うことは違法です．

■東京都眼科医会監修■
インフォームドコンセント支援システム

iCeye
アイシーアイ

白内障・緑内障・加齢黄斑変性

標準価格 ￥79,800
WindowsXP/Vista/7対応

「何度も同じ説明をするのが大変」
「いくら説明してもわかってもらえない」

── ☞ 病気説明の負担を軽減する3つのツール

病気解説ツール
患者様の待ち時間を利用して
病気を知っていただく解説動画

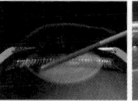

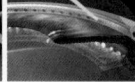

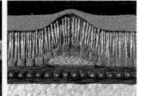

超音波乳化吸引術　レーザー線維柱帯形成術　滲出型加齢黄斑変性

眼球描画ツール
患部説明の書き込みが可能な
3次元CG眼球模型

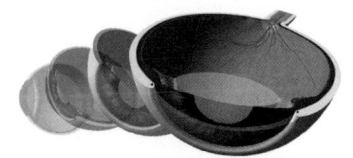

CG描画ツール
書き込み可能なCG動画で
資料作成の時間短縮

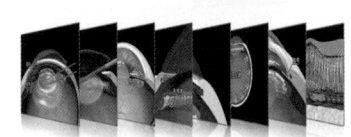

ご注文・お問合せ　Mimir Sun-Bow　有限会社ミミル山房

TEL 042-577-3299
（平日 10:00 〜 20:00）

FAX　042-577-3705
E-mail　iceye@mimir.ne.jp
Web　http://iceye.mimir.ne.jp

〒186-0004
東京都国立市中1-9-4 国立ビル506

iCeyeはミミル山房の登録商標です。

詳細はWebで　http://iceye.mimir.ne.jp　　デモ版無料貸出　※製品の全内容をご確認の上ご購入いただけます

IRxMedicine
海外処方医薬品個人輸入サービス

www.irxmedicine.com

アイアールエックス・メディシンは
1997年に海外処方医薬品個人輸入サポートサイト
として開設、大きく発展してきました。
以来、多くのお医者様により海外の最新医薬品調達の
お手伝いをさせていただいております。

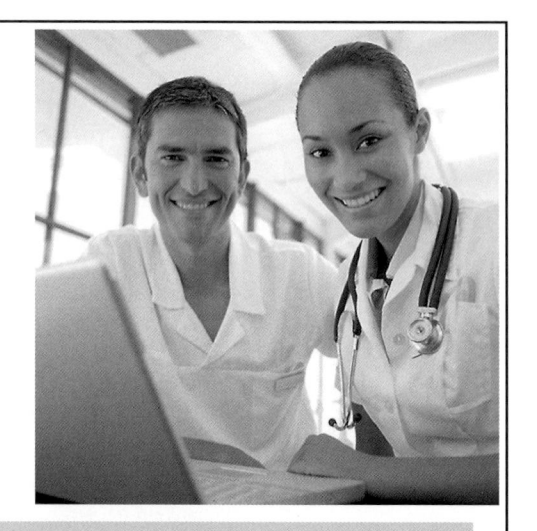

- ■ 便利なインターネットからのオンライン注文
- ■ 煩雑な書類作成や申請のお手続きもすべて代行致します
- ■ ご都合に合わせたお支払い方法にてご対応致します

アイアールエックス・メディシン
www.irxmedicine.com

〒102-0083 東京都千代田区麹町4-5 KSビル6F
株式会社オズ・インターナショナル内
E-mail：irx@ozinter.co.jp　TEL：03-5213-3310　FAX：03-4496-4987

眼科診療のコツと落とし穴

創意にみちたクリニカルガイド

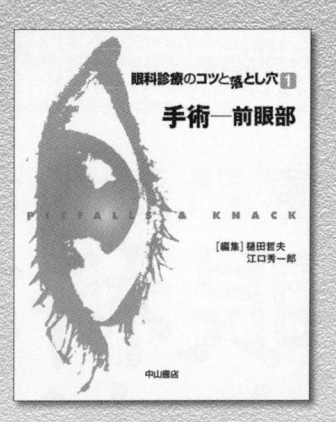

AB判／並製／平均240頁

編集●樋田哲夫（杏林大学前教授）　江口秀一郎（江口眼科病院院長）

眼科臨床の最前線で活躍する医師らが，めざましく進歩する診療技術を日常臨床のなかでいかに取り入れ，どのように工夫しているか，そのコツと落とし穴を開示．

① 手術―前眼部

CONTENTS
- 1章 手術器具・材料
- 2章 眼瞼
- 3章 結膜・角膜・強膜
- 4章 白内障
- 5章 緑内障
- 6章 屈折

AB判／並製／236頁
定価**10,500**円（本体10,000円+税）　ISBN978-4-521-73053-0

③ 検査・診断

CONTENTS
- 1章 眼瞼
- 2章 結膜・角膜・強膜
- 3章 虹彩・毛様体
- 4章 白内障
- 5章 緑内障
- 6章 網膜・脈絡膜・硝子体
- 7章 眼腫瘍・眼窩・外傷
- 8章 斜視・弱視
- 9章 神経眼科
- 10章 遺伝性疾患
- 11章 屈折
- 12章 その他

AB判／並製／280頁
定価**11,550**円（本体11,000円+税）　ISBN978-4-521-73069-1

② 手術―後眼部・眼窩・付属器

CONTENTS
- 1章 手術器具・材料
- 2章 網膜・硝子体
- 3章 レーザー
- 4章 眼窩
- 5章 付属器（斜視）
- 6章 付属器（涙道）
- 7章 その他

AB判／並製／236頁
定価**10,500**円（本体10,000円+税）　ISBN978-4-521-73068-4

④ 薬物療法

CONTENTS
- 1章 結膜・角膜・強膜疾患
- 2章 白内障
- 3章 緑内障
- 4章 ぶどう膜疾患
- 5章 網膜・脈絡膜・硝子体疾患
- 6章 眼精疲労
- 7章 その他

AB判／並製／184頁
定価**9,450**円（本体9,000円+税）　ISBN978-4-521-73062-2

中山書店　〒113-8666　東京都文京区白山1-25-14　TEL 03-3813-1100　FAX 03-3816-1015
http://www.nakayamashoten.co.jp/

**専門医認定をめざす, 専門医の資格を更新する眼科医必携!
変化の速い眼科領域の知見をプラクティカルに解説**

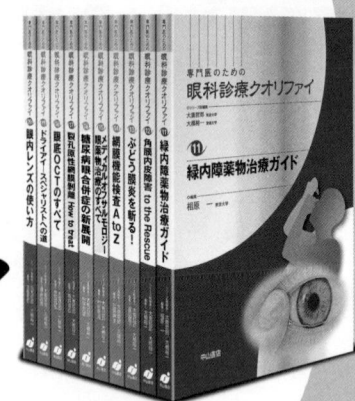

専門医のための
眼科診療クオリファイ

● B5判／各巻約250頁／並製

第II期（全10冊）好評刊行中!!

● シリーズ総編集
  大鹿哲郎（筑波大学）
  大橋裕一（愛媛大学）

● 編集陣（五十音順）
  相原　一（東京大学）
  飯田知弘（東京女子医科大学）
  瓶井資弘（大阪大学）
  近藤峰生（三重大学）
  白神史雄（香川大学）
  園田康平（山口大学）
  村田敏規（信州大学）
  横井則彦（京都府立医科大学）

■ 本シリーズの特色

眼科医が日常臨床において頻繁に遭遇する疾患・検査・治療などのテーマを取りあげ，写真・図表を多用し，ビジュアルな誌面で解説．生涯学習にも最適!

日本眼科学会による第18回（2006年）以降の専門医認定試験の過去問題から，その分野の内容にあった問題を抽出し，解説する**"カコモン読解"**を掲載．（各巻平均30問掲載）

診断や治療を進めていくうえでの疑問や悩みについて，解決や決断に至るまでの考え方，アドバイスを解説する**"クリニカル・クエスチョン"**を掲載．

関連する大規模臨床試験について，これまでの経過や最新の結果報告を解説する**"エビデンスの扉"**を掲載．

● 各巻の構成と編集

巻	タイトル	編集	定価
⑪	緑内障薬物治療ガイド	相原　一（東京大学）	定価（本体14,000円+税）
⑫	角膜内皮障害 to the Rescue	大橋裕一（愛媛大学）	定価（本体14,500円+税）
⑬	ぶどう膜炎を斬る!	園田康平（山口大学）	定価（本体14,500円+税）
⑭	網膜機能検査 A to Z	近藤峰生（三重大学）	定価（本体14,500円+税）
⑮	メディカルオフサルモロジー 眼薬物治療のすべて	村田敏規（信州大学）	定価（本体21,000円+税）
⑯	糖尿病眼合併症の新展開	白神史雄（香川大学）	定価（本体14,000円+税）
17	裂孔原性網膜剝離―How to treat	瓶井資弘（大阪大学）	本体予価 13,500円
18	眼底OCTのすべて	飯田知弘（東京女子医科大学）	本体予価 13,500円
19	ドライアイ・スペシャリストへの道	横井則彦（京都府立医科大学）	本体予価 13,500円
20	眼内レンズの使い方	大鹿哲郎（筑波大学）	本体予価 13,500円

パンフレットございます!

前金制　お得で確実な定期購読を!!

第II期（全10冊）合計
~~146,500円+税~~
26,500円おトク!!
定期購読料金
→ **120,000円+税**

※送料サービス
※お申し込みはお出入りの書店または直接中山書店までお願いします

※配本順，タイトルなど諸事情により変更する場合がございます．
※白抜き数字は既刊．

第III期（21～30巻）2013年9月刊行開始予定

中山書店 〒113-8666 東京都文京区白山1-25-14　TEL 03-3813-1100　FAX 03-3816-1015
http://www.nakayamashoten.co.jp/